JN238309

〈第2回 OECD保健大臣会合背景文書〉

OECD
医療政策白書

費用対効果を考慮した質の高い医療をめざして

OECD 編著　小林大高／坂巻弘之 訳

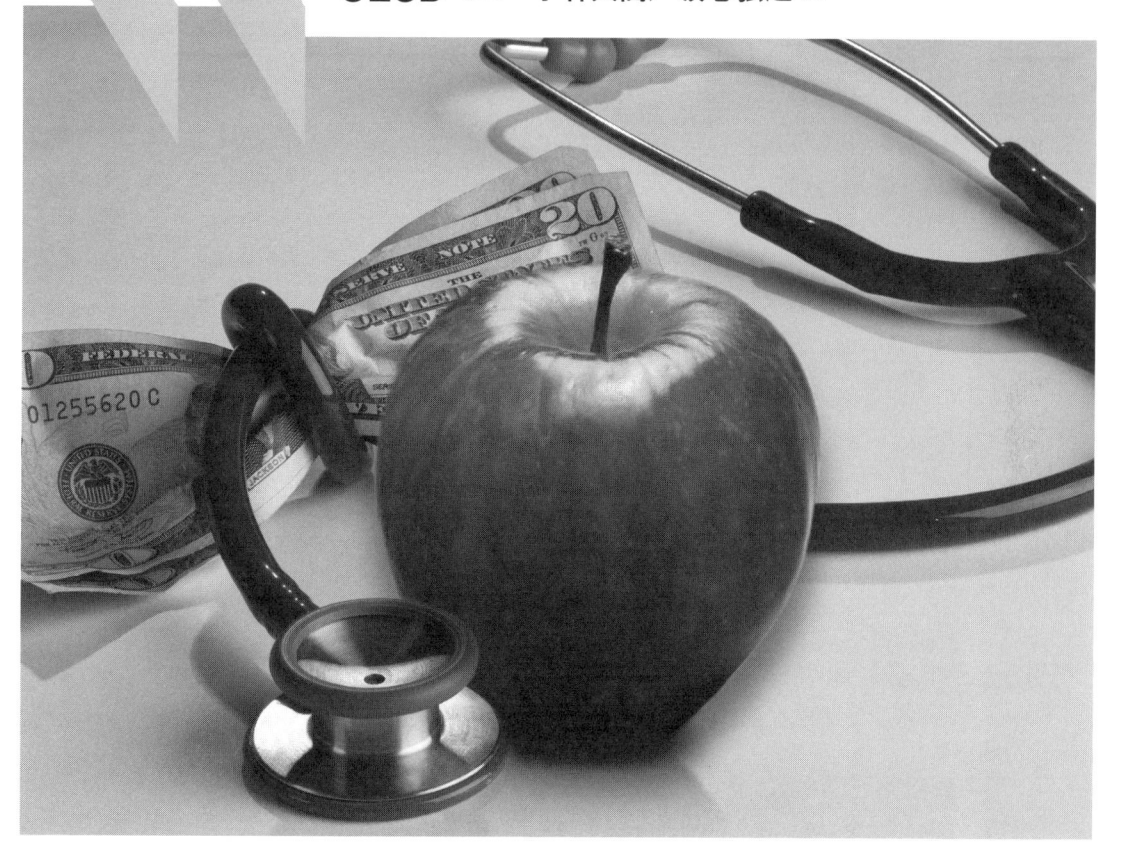

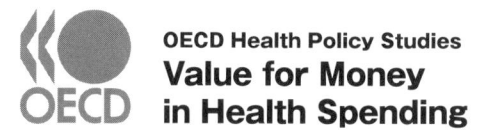

OECD Health Policy Studies
Value for Money in Health Spending

明石書店

経済協力開発機構（OECD）

　経済協力開発機構（Organisation for Economic Co-operation and Development, OECD）は、民主主義を原則とする34か国の先進諸国が集まる唯一の国際機関であり、グローバル化の時代にあって経済、社会、環境の諸問題に取り組んでいる。OECDはまた、コーポレート・ガバナンスや情報経済、高齢化等の新しい課題に先頭になって取り組み、各国政府のこれらの新たな状況への対応を支援している。OECDは各国政府がこれまでの政策を相互に比較し、共通の課題に対する解決策を模索し、優れた実績を明らかにし、国内及び国際政策の調和を実現する場を提供している。

　OECD加盟国は、オーストラリア、オーストリア、ベルギー、カナダ、チリ、チェコ、デンマーク、エストニア、フィンランド、フランス、ドイツ、ギリシャ、ハンガリー、アイスランド、アイルランド、イスラエル、イタリア、日本、韓国、ルクセンブルク、メキシコ、オランダ、ニュージーランド、ノルウェー、ポーランド、ポルトガル、スロバキア、スロベニア、スペイン、スウェーデン、スイス、トルコ、英国、米国である。欧州委員会もOECDの活動に参加している。

　OECDが収集した統計や、経済、社会、環境の諸問題に関する研究成果は、加盟各国の合意に基づく協定、指針、標準と同様にOECD出版物として広く公開されている。

　本書はOECDの事務総長の責任の下で発行されている。本書で表明されている意見や主張は必ずしもOECDまたはその加盟国政府の公式見解を反映するものではない。

Originally Published in English and French under the titles:

"OECD Health Policy Studies - Value for Money in Health Spending"

"Études de l'OCDE sur les politiques de santé - Optimiser les dépenses de santé"

© OECD, 2010
© OECD医療政策白書：費用対効果を考慮した質の高い医療をめざして＜第2回OECD保健大臣会合背景文書＞, Japanese language edition, Organisation for Economic Co-operation and Development, Paris, and Akashi Shoten Co., Ltd., Tokyo 2011

Photo credits: Cover © skodonnell/Istockphoto／© Scott Hales/Shutterstock.com.
The quality of the Japanese translation and its coherence with the original text is the responsibility of Akashi Shoten Co., Ltd.

　イスラエルの統計データは、イスラエル政府関係当局により、その責任の下で提供されている。OECDにおける当該データの使用は、ゴラン高原、東エルサレム、及びヨルダン川西岸地区のイスラエル入植地の国際法上の地位を害するものではない。

序　文

　2010年10月7日から8日にかけてOECD保健大臣会合がパリで開催され、各国国民の健康に大幅な改善がみられていることが確認された。健康改善は、医療制度改革によるところが少なくない。一方で、今後もたどらなければならない困難な道程についても討議がおこなわれた。各国は、保健医療分野において増加し続ける多額の投資から、より多くの価値を実現させることが求められている。このことは、経済危機以降、多くの国が直面している困難な財政状況を考えると、一層困難でありかつ緊急の課題といえる。

　OECD加盟国では、この数十年において国民の健康状態の改善が大きく進んだ。平均寿命は、1960年から2008年までに平均で約10年延びている。ほぼすべての国において、病気のリスクや高額の医療費に備えるための公的または民間保険が整備されており、基本的な医療へのアクセスも改善した。しかし、こうした成果の実現には多額の投資を要した。過去数十年、各国は医療費の増加に一貫して直面してきた。将来にわたり、OECD加盟国は、人口変動、医療技術革新、患者および有権者一般の期待の上昇など、多くの要因によって、継続的に医療費上昇の圧力に直面することになろう。各国がその支出から最大限の価値を引き出しつつ、国民が期待している質とアクセスを維持するためにできることは何であろうか。本報告書は、各国が医療への投資から得られる価値を向上させるために利用できるさまざまなツールを検討したものである。

　本報告書には、OECD内外の協力者からの貢献が反映されている。Michael Borowitzは報告書作成のコーディネートを担当した。第1章はDavid Morganが担当し、Eva Oroszが支援した。第2章はHoward Oxleyが担当した。第3章はValérie Parisが担当した。第4章はMichael Borowitz、Richard Scheffler教授、Brent Fulton（カリフォルニア大学バークレー校）が担当した。第5章はMichael BorowitzとMaria M. Hofmarcher（Gesundheit Österreich GmbH）が担当した。第6章はValérie Parisが担当し、Rita Fariaが支援した。第7章はMichael BorowitzとElettra Ronchiが担当した。Marion Devauxはいくつかの章で統計上の支援をおこなった。出版に向けた校正はIsabelle VallardとJudy Zinnemannがおこなった。著者一同は、Raphaëlle Bisiauxの支援とTracey StrangeとMarlène Mohierがおこなってくれた編集作業に感謝したい。OECD保健医療部の多くのメンバーそれぞれからは、ひとつまたは複数の章に関してコメントを頂いた。OECD保健医療部長のMark Pearsonは報告書の作成を統括するとともに、完成までのさまざまな段階で有益なコメントを提示してくれた。各国の専門家とOECD保健委員会の各国代表は、対処が必要な問題についてとくに積極的に提案をおこなうとともに、各国の政策や評価に関する情報を提供してくれた。

OECD医療政策白書

費用対効果を考慮した質の高い医療をめざして
＜第2回 OECD 保健大臣会合背景文書＞

●

目 次

目 次

序 文 3
略語集 13
各章の要旨 17

第1章　保健医療支出の財政的持続可能性：医療における費用に見合う価値 25
第1節　序論 26
第2節　保健医療支出：ここ数十年間の展開 30
2.1　総保健医療支出の伸び 30
2.2　国ごとの重要な相違 30
2.3　経時的支出と追い上げ 33
第3節　医療サービスの要素別支出 35
第4節　医療支出の増加要因 37
第5節　財政的持続可能性は将来的に問題になるだろうか 38
第6節　財政的持続可能性は現在において問題があるか 41
6.1　医療支出の抑制圧力はどこでもっとも強くなるか 42
第7節　どうすれば医療制度の経済的持続可能性を確保することができるか ... 44
第8節　結論 45

第2章　財政逼迫時の保健医療政策：費用対効果を高める政策 51
第1節　序論 52
第2節　政策選択の概観 55
第3節　保健医療支出を抑え、費用対効果を高めることを目的とした供給サイドの政策 ... 57
3.1　各国間の差異と効率向上の余地 58
3.2　保健医療へのインプット供給量の調整 62
3.3　価格と賃金の統制 65
3.4　予算上限と制約 69
3.5　供給サイドの業績を改善するためのインセンティブの活用 72
3.6　保険および提供者市場における競争 77
3.7　医療の質を向上するためのデータシステムと情報転送の改善 78
第4節　需要サイドの問題と政策 79
4.1　総保健医療支出に占める一般家庭の負担割合の増加 81
4.2　健康増進と疾病予防を通じた医療の必要性の低減 83
4.3　患者と医療提供者のコミュニケーションの向上は役に立つ可能性がある ... 84

  4.4 医療連携の向上とゲートキーピングは高価な治療の必要性を軽減する可能性がある 84
 第5節 結論 86

第3章　医療における合理的な意思決定：エビデンスに基づく医療と医療技術評価 95

 第1節 序論 96
 第2節 効率向上の可能性 96
  2.1 マクロ経済的調査は多くの諸国における潜在的な効率向上を示唆する 97
  2.2 医療行為の国際間の差異は疫学や新技術の導入によって完全に説明できるわけではない 97
  2.3 医療行為の地域的差異は医療提供の有効性と効率向上への可能性を示唆する 99
  2.4 エビデンスに基づく医学研究は診療が効果的治療から多く逸脱していることを明示している
     101
  2.5 患者の選好は必ずしも考慮されるわけではない 102
 第3節 エビデンスに基づく医療と医療技術評価は医療提供を合理化する機会を提供する 102
  3.1 エビデンスに基づく医療 102
 第4節 医療技術評価 103
 第5節 OECD加盟国における医療技術評価の現状 105
  5.1 医療技術評価機関：地位、権限、活動の範囲 106
  5.2 保険適用の決定を伝えるための医療技術評価の使用 106
  5.3 臨床ガイドラインを策定するための医療技術評価の使用 109
  5.4 経済評価の役割と手法 110
  5.5 医療技術評価結果の普及 112
  5.6 医療技術評価の導入の監視 112
 第6節 医療技術評価の影響 113
  6.1 意思決定への医療技術評価の影響 113
  6.2 医療技術評価に基づくガイドラインは医療行為の変化の一因となるか 113
  6.3 医療技術評価は必ずしもコストを削減するとはかぎらない 114
 第7節 医療技術評価の将来 114
  7.1 医療技術評価および経済評価の利用に対する三つの反対論を検討する 114
  7.2 医療技術評価をうまく実施し有効に活用するための原則 116
 第8節 結論 118

第4章　医療の質の改善に向けた支払方法：ペイ・フォー・パフォーマンス 123

- 第1節　序論 124
- 第2節　医療の質を定義し測定する際の困難 125
- 第3節　ペイ・フォー・パフォーマンス：新しいパラダイム 126
- 第4節　ペイ・フォー・パフォーマンスの適切なデザインを考える：複数代理人の問題 127
- 第5節　ペイ・フォー・パフォーマンスの定義 129
- 第6節　ペイ・フォー・パフォーマンス・プログラムの設計枠組み 130
- 第7節　医療提供者への報酬 131
- 第8節　OECD加盟国におけるペイ・フォー・パフォーマンス 133
  - 8.1　米国：カリフォルニア州ペイ・フォー・パフォーマンス・プログラム 135
  - 8.2　米国：メディケア 136
  - 8.3　英国：医療の質とアウトカムに基づく報酬体系 136
  - 8.4　ニュージーランド：業績に基づくマネジメント 138
  - 8.5　オーストラリア 138
  - 8.6　ブラジル 139
  - 8.7　韓国 140
- 第9節　結論 142

第5章　効果的な医療連携：慢性疾患の管理と統合型医療 147

- 第1節　序論 148
- 第2節　OECD加盟国における疾病負担の変化 151
- 第3節　医療制度を慢性疾患患者のニーズを満たすよう最適化する 151
  - 3.1　どのような基本的要素が効果的な医療連携モデルの一部として必要なのかについてのコンセンサス 151
  - 3.2　エビデンスが示す、保健医療制度のほとんどが依然として困難に直面している医療連携プログラムの運営 151
- 第4節　OECD医療連携調査 152
- 第5節　医療連携モデル 155
  - 5.1　カイザー・パーマネンテ：支払制度とサービス提供（プライマリケア医の外来診療と専門医の入院診療）を統合する疾病管理モデル 156
  - 5.2　統合型医療 157
  - 5.3　慢性疾患治療 158
  - 5.4　入院管理 158
  - 5.5　ICTの利用 159

第 6 節　疾病管理：費用曲線をシフトするためのいまだ実証されないツール 160
　6.1　「コストを回避するためのコストは、よくても回避されたコストにほぼ等しい」 160
　6.2　米国メディケアにおける疾病管理の経験：
　　　コスト削減とならず、医療の質に限定的な効果しかない 161
　6.3　慢性疾患を出来高払いのプライマリケアに組み込む経験：ドイツ、オーストリア 163
　6.4　その他の諸国 167
　6.5　学んだ教訓：グッドプラクティスは何か 168
第 7 節　疾病管理の費用対効果の改善 168
　7.1　予測モデル 168
　7.2　医療連携モデル：メンタルヘルスからの教訓 170
　7.3　疼痛緩和治療（緩和ケア） 172
　7.4　医療連携と HIV/AIDS 173
第 8 節　医療連携から優れた効果をあげる 174
　8.1　インセンティブ 174
　8.2　ICT の普及と障壁 175
　8.3　供給サイドの制約：労働力 175
　8.4　介護への移行 175
第 9 節　結論 176

第 6 章　医薬品の償還と価格政策：市場競争と技術革新の促進 183

第 1 節　序論 184
第 2 節　OECD 加盟国における医薬品支出 184
第 3 節　OECD 加盟国における償還と価格政策 188
　3.1　すべての OECD 加盟国は少なくとも一部の市場セグメントに関して
　　　何らかの形の価格規制を用いている 190
　3.2　海外ベンチマーキング 192
　3.3　治療ベンチマーキング：内部または治療上の価格参照 194
　3.4　薬剤経済学的評価 195
　3.5　価格規制および価格水準 196
第 4 節　新医薬品の償還と価格政策における最近の展開 197
　4.1　経済評価および費用対効果の低い医薬品 198
　4.2　製品固有の価格設定協定 201
第 5 節　ジェネリック市場を開拓する努力 205
　5.1　ジェネリック市場における契約、入札、調達、競争 210
第 6 節　結論 212

第 7 章　情報通信技術の効果的な活用：医療制度の再設計 217

第 1 節　序論 218
第 2 節　ICT は医療のために何ができ、何ができないか 219
第 3 節　いかにして ICT は医療の費用に見合う価値を向上させることができるか 221
 3.1　患者の安全の向上 221
 3.2　僻地集団のための遠隔医療 222
 3.3　効率性向上 222
 3.4　ICT の高額な先行費用は便益発生に時間がかかる 224
第 4 節　電子健康記録の利用は一部の例外を除き低調である 227
第 5 節　ICT が広範に採用されるにはいくつかの課題を克服しなければならない 228
 5.1　インセンティブを調整し、便益と費用を平等に分配する必要がある 228
 5.2　ICT の目的を医療制度の目的と一致させるためのより広範なガバナンスの課題 229
 5.3　ICT の将来的な成功の秘訣は最初に個人情報保護と秘密保持の問題を解決することである 231
第 6 節　ICT は医療制度の業績改善のための幅広い取り組みの基盤である 232
第 7 節　結論 233

訳者あとがき 237

Box
Box3.1　エビデンスに基づく医療、比較効果研究、医療技術評価：実用的定義 104
Box3.2　スウェーデンにおける医療技術評価 108
Box3.3　リソース配分の決定に関する医療技術評価実施の改善のための基本方針 117
Box4.1　ペイ・フォー・パフォーマンス評価の限界を克服する：ルワンダの驚くべき事例 143
Box5.1　OECD 医療連携アンケート調査 154
Box5.2　英国における統合型医療の試み 158
Box6.1　最近の医薬品価格政策の展開の事例 189
Box6.2　薬剤費保険負担に関する多元的制度のある諸国 193
Box6.3　米国の民間保険会社が高価な医薬品に対応するために用いる戦略 198
Box6.4　社会的価値および経済評価 200
Box6.5　英国における患者アクセス制度 204
Box7.1　医療における ICT 220
Box7.2　カナダのブリティッシュコロンビア州における慢性疾患の疾病管理ツール 224
Box7.3　ICT 普及の段階 226
Box7.4　相互運用性とレガシーシステム 230

表

表1.1	医療と介護に関する公的支出のOECD予測と各国予測、2005～2050年	40
表2.1	予算抑制期間中の支出抑制に関する政策	56
表2.2	人口1000人あたりの医師数の推移（1980～2000年）	58
表2.3	人口1000人あたりの看護師数の推移（1980～2000年）	59
表2.4	医療労働力に対する規制	63
表2.5	病院・ハイテク設備・活動に対する規制	64
表2.6	医療提供者が請求する費用／価格に対する規制	66
表2.7	補償のある病院サービス価格に対する規制	68
表2.8	厳格な予算抑制	70
表2.9	病院治療の量的管理に関する政策	76
表2.10	雇用主負担払いからの控除	82
表2.11	ゲートキーピング機能	85
表3.1	OECD諸国における医療技術評価の利用状況	107
表4.1	ペイ・フォー・パフォーマンス（P4P）の定義	129
表4.2	OECD諸国におけるペイ・フォー・パフォーマンス（P4P）プログラムとその測定	134
表5.1	医療連携における問題点：慢性疾患治療における各国比較	153
表5.2	米国メディケア疾患管理イニシアティブの評価：期待はずれの調査結果	162
表6.1	ジェネリック医薬品利用促進政策	206
表7.1	ICTイニシアティブのための最新の予算：米国、カナダ、オーストラリア	225
表7.2	政府が割り当てる予算の総額：カナダ、英国	225
表7.3	データ利用の相互運用性の欠如に対する各国の取り組み	231

図

図1.1	国内総生産（GDP）に占める保健医療支出の割合の推移（1970～2008年）、OECD加盟国平均	31
図1.2	1人あたりの保健医療支出の年間増加率（1993～2008年）	31
図1.3	総保健医療支出とGDPの増加率の推移（1993～2008年）、OECD加盟国平均	32
図1.4	総保健医療支出およびGDPの増加率との関係（1993～2008年）	32
図1.5	1人あたりの総保健医療支出（1993年）および年間増加率（1993～2008年）との関係	34
図1.6	公的保健医療支出の増加に対する民間支出の割合（1993～2008年）	34
図1.7	保健機能別分類ごとの保健医療費増加に対する寄与（2003～2008年）	36
図1.8	医療と介護に関する公的支出の予測（2005～2050年）	39
図1.9	GDPに占める政府総債務と一般政府財政バランス（2011年予測）	43
図1.10	一般政府総支出に占める公的保健医療支出の割合、2008年	43
図2.1	保健医療支出の抑制シナリオ：改革の潜在的影響	53

図 2.2	人口 1000 人あたりの医療従事者数（2008 年）	60
図 2.3	人口 1000 人あたりの急性期病床数（1995 年、2008 年）	61
図 2.4	医師数に対する看護師数の比（1995 年、2008 年）	62
図 2.5	保健医療支出における財とサービスの相対価格（2005 年）	65
図 2.6	総保健医療支出に占める入院支出の割合（1980 年、1990 年、2000 年、2008 年）	74
図 2.7	機能分類別の保健医療支出、2008 年（または直近年）	75
図 2.8	人口あたりの医師診察回数と臨床医師数の相関（2008 年）	79
図 2.9	人口あたりの退院数と急性期病床数の相関（2008 年）	80
図 2.10	総保健医療支出に占める窓口負担割合（1990 年、2000 年、2008 年）	83
図 3.1a	医療行為における国際間の相違：冠動脈形成術	98
図 3.1b	医療行為における国際間の相違：抗コレステロール薬使用量	98
図 3.1c	医療行為における国際間の相違：MRI 検査実施数	99
図 3.2	地域による医療提供の相違	100
図 4.1	ペイ・フォー・パフォーマンス（P4P）：枠組み	131
図 4.2	ペイ・フォー・パフォーマンス（P4P）：モデルおよび実施	132
図 4.3	価値インセンティブプログラムの仕組み：韓国の事例	141
図 4.4	急性心筋梗塞の総合質点数：韓国の事例	141
図 5.1	慢性疾患のアウトカムの改善	152
図 5.2	慢性疾患治療における治療・ケースマネジメントを超えたポピュレーションマネジメント：カイザートライアングル	157
図 5.3	ドイツにおける疾病管理プログラム	164
図 5.4	II 型糖尿病の疾病管理プログラムによる病院コストの削減：ドイツ	165
図 5.5	II 型糖尿病の疾病管理プログラムへの地域別参加状況：オーストリア 2010 年 5 月	165
図 5.6	プライマリケアにおけるうつ病：医療連携モデルの費用対効果	171
図 6.1	総保健医療支出および GDP に占める医薬品支出の割合（2008 年）	185
図 6.2	1 人あたりの医薬品支出（2008 年）	185
図 6.3	財源別の医薬品支出（2007 年）	186
図 6.4	医薬品支出の増加率（2003 〜 2008 年）	187
図 6.5	製品固有の補償の類型論と価格設定協定	202
図 6.6	ジェネリック市場の割合（2008 年）	207
図 7.1	遠隔医療の効果：カナダ	223
図 7.2	電子健康記録の利用（2007 年）：フィンランド、ノルウェー、米国	228

略語集

ADR	薬物有害反応（Adverse Drug Reaction）
AHRQ	医療研究・質調査機構（Agency for Healthcare Research and Quality）
AIDS	後天性免疫不全症候群（Acquired Immune Deficiency Syndrome）
AIHW	オーストラリア健康福祉研究所（Australian Institute of Health and Welfare）
AMI	急性心筋梗塞（Acute Myocardial Infarction）
BIA	予算影響分析（Budget Impact Analysis）
BMI	体格（肥満度）指数（Body Mass Index）
CAD	カナダドル（Canadian dollars）
CAPI	個別診療の改善に関する契約（Contract for Improvement of Individual Practice）
CCM	慢性疾患ケアモデル（Chronic Care Model）
CDI	感染症情報機関（Communicable Diseases Intelligence）
CDM	慢性疾患疾病管理（Chronic Disease Management）
CEA	費用-効果分析（Cost-effectiveness Analysis）
CED	エビデンス構築による保険給付（Coverage with Evidence Development）
CER	比較効果研究（Comparative Effectiveness Research）
CHD	冠動脈性心疾患（Coronary Heart Disease）
CHF	スイスフラン（Swiss franc）
CMS	メディケア・メディケイドサービスセンター（Centers for Medicare and Medicaid Services）
CPOE	医師の電子処方オーダー（Computerised Physician Order Entry）
DDD	1日服用量（Defined Daily Doses）
DFID	国際開発省（Department for International Development）
DIMDI	ドイツ医学文書情報研究所（German Institute for Medical Information and Documentation）
DMP	疾病管理プログラム（Disease Management Programme）
DOQ	診療所の質（Doctor's Office Quality）
DRG	診断群分類（Diagnostic-Related Groups）
EBM	エビデンスに基づく医療（Evidence-based Medicine）
EGA	欧州ジェネリック医薬品協会（European Generic Medicines Association）
EHR	電子健康記録（Electronic Health Records）

略語集

EMR	電子診療記録／電子カルテ（Electronic Medical Records）
EUR	ユーロ（Euro）
FFS	出来高払い（Fee-for-Service）
G-BA	疾病金庫・病院・医師連邦共同委員会（ドイツ）（Federal Joint Committee of Health Insurance Funds, Hospitals and Physicians）
GBP	英国ポンド（Pound Sterling）
GDP	国内総生産（Gross Domestic Product）
GP	一般開業医（General Practitioner）
GPII	一般開業医予防接種奨励制度（オーストラリア）（General Practice Immunisation Incentive Scheme）
HAS	高等医療局（フランス）（Haute Autorité de Santé）
HEDIS	医療保険・雇用主データ・情報セット（米国メディケア）（Health Plan Employer Data and Information Set）
HIRA	健康保険審査評価院（韓国）（Health Insurance Review Agency）
HIV	ヒト免疫不全ウイルス（Human Immunodeficiency Virus）
HMO	管理型医療保険組織（米国）（Health Maintenance Organisation）
HTA	医療技術評価（Health Technology Assessment）
ICD	植え込み型除細動器（Implantable Cardioverter Defibrillator）
ICER	増分費用効果比（Incremental Cost-effectiveness Ratio）
ICO	統合型医療機関（Integrated Care Organisations）
ICT	情報通信技術（Information and Communication Technologies）
IMS	アイ・エム・エス（英国に本社をおく医薬品関係市場調査社）（Intercontinental Medical Statistics）
INAHTA	医療技術評価機関国際ネットワーク（International Network of Agencies for Health Technology Assessment）
INN	国際一般名（International Non-proprietary Names）
IOM	米国医学研究所（Institute of Medicine）
IQWiG	医療の質・効率研究所（ドイツ）（Institute for Quality and Efficiency in Health Care）
LDL	低比重リポ蛋白コレステロール（Low Density Lipoprotein）
LFN	薬剤給付委員会（スウェーデン）（Pharmaceutical Benefits Board）
MCCD	メディケア連携医療実証事業（Medicare Co-ordinated Care Demonstration）
MPV	治療差異（Medical Practice Variations）
MRI	磁気共鳴映像法（Magnetic Resonance Imaging）

MRP	最高償還価格	(Maximum Reimbursement Price)
NAO	会計検査院（英国）	(National Audit Office)
NEHEN	ニューイングランド医療情報交換ネットワーク	(New England Healthcare Electronic Data Interchange Network)
NHA	国民保健計算	(National Health Account)
NHS	国民健康保険（英国）	(National Health Service)
NICE	英国医療技術評価機構	(UK National Institute for Health and Clinical Excellence)
NZD	ニュージーランドドル	(New Zealand dollar)
OTC	一般用医薬品	(Over the Counter)
P4P	ペイ・フォー・パフォーマンス（成果に基づく支払い）	(Pay-for-Performance)
PACS	画像保管通信システム	(Picture Archiving and Communications Systems)
PAS	患者アクセス制度	(Patient Access Scheme)
PBM	業績に基づくマネジメント	(Performance-based Management)
PBS	薬剤給付制度（オーストラリア）	(Pharmaceutical Benefits Scheme)
PCI	経皮的冠動脈形成術	(Percutaneous Coronary Intervention)
PEA	薬剤経済学的評価	(Pharmaco-economic Assessment)
PGP	グループ診療	(Physician Group Practice)
PHO	一次医療機関	(Primary Health Organisations)
PIP	医療奨励プログラム	(Practice Incentives Program)
PMPRB	処方薬価格レビュー委員会（カナダ）	(Patented Medicine Prices Review Board)
PPP	購買力平価	(Purchasing Power Parity)
PPRI	医薬品価格・償還情報	(Pharmaceutical Pricing and Reimbursement Information)
PPRS	医薬品価格規制制度（英国）	(Pharmaceutical Pricing Regulation Scheme)
PROM	患者報告アウトカム評価	(Patient Reported Outcomes Measurement)
QALY	質調整生存年	(Quality-Adjusted Life Year)
QOF	医療の質とアウトカムに基づく報酬体系（英国）	(Quality and Outcomes Framework)
R&D	研究開発	(Research and Development)
RBF	成果主義型資金拠出	(Results-based Financing)
RBRVS	資源準拠相対評価尺度	(Resource-based Relative Value Scale)
RCT	ランダム化比較試験	(Randomised Controlled Trials)
SBU	スウェーデン医療技術評価協議会	(Swedish National Agency for Health Technology Assessment)

SVR	医療発展評価審議会（ドイツ）（Council on the Assessment of Developments in Health Care）
THE	総保健医療支出（Total Health Expenditure）
USAID	米国国際開発庁（United States Agency for International Development）
USD	米ドル（US dollar）
VAT	付加価値税（Value Added Tax）
VIP	付加価値奨励プログラム（Value Incentive Programme）
WADP	加重平均公表価格（Weighted Average Disclosed Price）
WHO	世界保健機関（World Health Organisation）

各章の要旨

はじめに

　OECD加盟国はここ数十年にわたって公衆衛生の改善において驚異的な前進を遂げた。出生時平均寿命は上昇しており、1960年から2008年の期間に平均して10歳延びている。現在では、65歳の女性は1960年の同年齢女性と比べて20年長生きすることが期待でき、男性は17年間寿命が延びている。また、健康状態や医療を受ける機会における社会経済的不平等は依然としてあるものの、乳幼児の死亡率の低下および公衆衛生の進歩は引き続き着実に改善している。このような成果はひとつには所得の増加と教育水準の向上によるものと考えられる。だが、これらの利益のかなりの部分は医療そのものの改善——とくに、技術革新とエビデンスに基づいた治療——によるものである。

　医療制度はいまだかつてないほど効果的で質が高くなっている。治療を受ける機会も引き続き改善している。メキシコおよびトルコは最近、貧困層や無保険者に医療給付する改革を実施した。米国はほぼすべての国民に健康保険サービスの加入を義務づける法案を可決したところである。OECD加盟国は、基本サービスについて皆保険またはほぼ皆保険制度の達成に従来にも増して近づいている。そのような改革は、健康不安への費用を生み出すのが難しくなるにつれて、一部の世帯で所得が減少しはじめる景気後退期にはとくに重要である。

　経済危機は国家財政に対する圧力増加につながった。医療費の最大比率が国家予算で賄われていることを考えれば、国庫の財政的制約により、政府が医療費に関してコストを管理し、費用に見合う価値（value for money）を見出し、それを改善する必要性が高くなる。しかし、このような短期的目標は、より長期的な（医療環境の）動向と関連して生じるものである。たとえば（長期な動向として）、技術革新、寿命の延長や高齢化社会が医療費増加への容赦のない圧力となるであろう。

　各国政府はコスト管理のためのさまざまな政策手段を利用できる。短期的な「指揮統制」型政策は、一時的に支出を抑制させることができるが、長期的には好ましくない結果をもたらすことが多い。加えて、中長期的に医療費を押し上げる根本的圧力を和らげるのにほとんど効果がないか、まったく効果がない。費用に見合う価値は、とくに医療の質を、評価し改善することによって、長期的に医療費を抑制する有望な道筋となる。さらに、こうした潜在的な成果を獲得するために、新たな先行投資が必要となることが多い。したがって、多くの国は、「短期政策と長期政策の優先事項が場合によっては方向性が異なる」というジレンマに直面することとなる。

　本書は、どうすれば投資から最高の結果を得ることができる医療政策を構築できるのかという主

各章の要旨

題に取り組み、短期および長期双方の医療費に見合う価値を改善するための政策的な選択肢と医療費の収支パターンに関して徹底した分析をおこなっている。また、健康に対する「費用に見合う価値」を改善するために、有望で新たな分野のいくつかについて検討している。

第1章——OECD諸国における医療費の状況

医療費の4分の3が国家予算で賄われていることから、財源の配分と歳出の効率性に関する懸念は最重要の課題であり、資金が逼迫し政府が公共部門の赤字の補填で困難に直面している場合にはとくにそうである。第1章では、医療費がOECD諸国の経済活動の9%（2008年）に及ぶことを示している。また、米国、フランス、スイス、オーストリア、ドイツ、カナダ、ベルギーのOECD加盟7か国では、医療費が10%を超えている。医療費の増加率は2003年から2008年の期間に減速したが、医療費の伸びは、過去15年間、ほぼすべてのOECD加盟国で依然として経済成長の伸びを上回っている。医療費への上昇圧力を加速させる要因（技術革新、寿命延長、所得増加、また各国で程度は異なるが、高齢化社会の到来など）は、今後も医療費の増加を牽引しつづけるだろう。OECDの予測によれば、公的医療費は、想定条件にもよるが、2050年までに50～90%上昇する可能性がある。

第2章——OECD加盟国は財政逼迫に直面して、何をおこない、つぎに何をおこなうべきか

本報告書は、史上もっとも深刻な不況のひとつに見舞われている状況で編纂された。OECD加盟国においても、医療の質を確保しながら、医療へのアクセスを引き続き保証するために、各国の医療制度の効果と効率をどのように高めていくのかに関心が集まっているところである。第2章では、各国政府が医療制度における財政の持続可能性に取り組むために利用可能な選択肢を考察し、その見込まれる影響を評価している。

ほとんどのOECD加盟国において政府は、医療における財政投入とその価格を厳しく管理している。財政投入の管理、予算上限の設定、価格凍結といった手段は、大幅なコスト削減を導きうるし、医療費の伸び率も軽減しうる。こうした手段は、世界各地で期間や度合いが異なるものの、広く用いられている。ほとんどのOECD加盟国は、医療費の上限を設けており、とくに病院診療部門においてこれは顕著である。医療費に上限を設ける政策は、とくに単一支払者制度や統合医療財源制度が実施されている諸国においてもっとも成功している。

賃金統制——概して公共部門への広範な支払制限に関連して生じる——は、統合医療財源制度が導入されている国や、医療従事者に向けの給与表に基づいた報酬制度が導入されている国（たとえ

ば、病院についてはデンマーク、英国およびアイルランドに加え、フィンランド、スペインおよびスウェーデンなど）において、より一般的に実施されている。出来高払いの環境下にあるOECD加盟国では、価格設定への監視を厳しく維持したり、あるいは、日本、韓国などのように行政が価格を設定管理したり、オーストラリア、ベルギー、カナダ、フランス、ルクセンブルクなどのように、医療提供者との交渉が決裂した場合に行政が価格を設定するようなこともある。

　需要側面に取り組む政策手段もまた広く使われている。たとえば、医療給付の基本内容の範囲や深度を制限することは、公共支出に対する圧力を軽減できる。これには給付内容についての政府決定（何が対象に含まれ、何が含まれないか）だけでなく、患者による費用負担の増加も含まれる。しかし、医療費の自己負担の増加は、貧困層にもっとも重くのしかかり、医療へのアクセスを妨げるかもしれない。もっとも経済的に脆弱である社会的弱者層の保護を支援するために、対象を絞った社会的プログラムが必要となるかもしれない。

　過去の不況を経て、医療費を即時的に削減した諸国の経験が示すのは、拙速な医療費削減による影響は長続きしないことである。短期的にコストを制限するためにとられた方法が、かえって長期的支出を増加させかねないことは十分に考えられることである。たとえば、必要な投資が延期され、望ましい予防策が実施されない場合などがこれに該当する。短期的な政策の多くは、医療サービスへのアクセス低下、不公平なサービスの提供、効果のない治療、質の低下、望まれる新技術へのアクセスの遅延などの結果をもたらす可能性がある。

第3章——医療：その効果と価値について

　患者、医療サービスの提供者および支払側にとって、医療制度が資源を浪費しないように確認することは共通の関心事である。多くの研究調査で、疫学的にみた需要の多様性というだけでは十分に説明できない医療行為における大幅なばらつきが国内あるいは国境を越えて観察された。米国医学研究所（IOM）によれば、医療サービスの半数は、依然として有効性について何のエビデンスもないままに提供されている。さらに、有効性についての確固たるエビデンスがある場合でも、患者に対し適切にその治療が施されているとはかぎらない。たとえば、ランド研究所は、急性および慢性の30の疾患について、米国の成人が受けた医療の半数以上がエビデンスに基づく医療（EBM）が提唱する治療勧奨と一致していなかったと2001年に発表している。

　第3章では、合理的な意思決定が診療に導入されるようになれば、大幅な効率向上が達成される可能性を示唆している。エビデンスに基づく医療（EBM）および医療技術評価（HTA）は、患者レベル（臨床ガイドライン）、または、システムレベル（適用範囲の決定公知）で意思決定を伝えるのに使用される。EBMとHTAは「その治療は効果的であるのか、あるいは受ける価値があるのか」という医療サービスに関する二つの基本的な問いに答えるうえで有用である。

各国はそのような問題に多大な注意を払ってきたが、多くの国が、EBMとHTAのもつ最大の可能性をいまだに理解していない。医師および患者レベルで意思決定を伝える臨床ガイドラインを作成し、積極的に普及させているのは、ほんの数か国のみである。HTAを専門とする高等教育機関や実務者を有する国においてさえ、臨床勧告は必ずしも効果的に普及しているとはいえず、医師レベルでも患者レベルでも十分に勧告が遵守されているとはいえない。多くのOECD加盟国では、医薬品や高価な新技術の償還範囲に関して購入者が十分な情報を得たうえで決断を下せるように支援するプロセスあるいは明確なシステムが採用されているが、ほかの種類の医療サービスについてはほとんど検討されていない。EBMとHTAは、意思決定の透明性を高めてきた。また、新たな投資がコストに見合うことを確認するのにも役立ってきた。しかしさらに役立つ余地があるといえる。

第4章——インセンティブは業績と効率を高めることができるか

第4章では、医療の質を改善する目的で、医療提供者および患者への新たな支払い方法（しばしば「ペイ・フォー・パフォーマンス（P4P）」または「成果に基づく支払い」として知られる）を試みているOECD諸国について言及している。質への報償をおこなう新たなモデルとして検討されているP4Pスキームは増加傾向にある。具体的には、OECD加盟国であれば、米国、英国、ドイツなどであり、ブラジル、中国、インドなどの中所得国、さらにはルワンダなどの低所得国でもこうしたスキームがみられるようになった。これらのP4Pスキームでは、保健医療制度における「費用に見合う価値」を好転させ、診療の質の向上を示す質の総合的な評価尺度を用いている医療提供者（病院、プライマリケア、疾病管理プログラム）への新たな支払い方法が妥当かどうかを検証している最中である。

P4PプログラムはOECD加盟国全体で広く導入されているものの、P4Pを評価する研究デザインは、医療の質とコストに関するP4Pプログラムの影響について明確な回答を示すには不十分なことが多い。皮肉にも、最高の評価を受けたP4Pスキームは、世界銀行により支援され、健康結果イノベーション信託基金（Health Results Innovation Trust Fund, HRITF）によって実施された低所得国におけるものである。エビデンスは、がん検診のような公衆衛生における最重要事項である治療介入にインセンティブを与えることを提言している。また、P4Pは、糖尿病や心臓血管疾患などの慢性疾患に関するエビデンスに基づく臨床ガイドラインにしたがうように医師に働きかけるという意味で有望と思われる。しかし、ここでも依然として計測の困難さと設計の問題がある。

第 5 章——医療の効果的な連携は違いをもたらすことができるか

　第 5 章では、支払者である公的保険と民間保険の複雑な組み合わせ、広範な医療施設、多様化する医療提供者などの観点から、OECD 加盟国において医療制度が複雑さを増してきていることに言及する。多様な医療提供者、治療プロトコルの不遵守、診療報酬の無節操さ、医療記録の不一致などの問題は、ほとんどの OECD 加盟国の医療制度で旧態依然としている。慢性疾患に対して多様な医療提供者から治療を受ける患者が増えるにしたがって、医療制度の内部における分断化の問題が高まっている。これは、効果がなく危険な治療に関連するような医療提供者の粗末な患者経験という問題につながる。

　医療制度が対処しなければならない健康問題も発生している。心臓血管疾患、がん、呼吸器系疾患、糖尿病や精神疾患などの慢性疾患は、疾病負担のなかでも最大の分野となっており、また医療費の大部分も占めている。WHO は世界の死亡者の 60％が慢性疾患（HIV/AIDS を除く）によるもので、欧州地域の死亡者においては 86％を占めると推定している。寿命を延ばしてきた経済の発展と医学の進歩は、糖尿病、心臓疾患やがんなどの慢性疾患の進行の一因となる生活様式の変化にともなって生じたものである。基本的に医療は、かつて、またごく最近まで、人々を死に至らしめる可能性があった疾病をもつ者を延命させるのに長けていた。

　これまでのところ、資金調達の流れの複雑さと、ある医療提供者から別の医療提供者への電子診療記録の伝達の難しさが、医療連携を密にするための障壁となっていることが判明している。また、病院やプライマリケア施設が相互に連携するための適切なインセンティブを提供するのも困難かもしれない。このような障壁を克服するために、プライマリケアと病院による医療連携、医師がより効果的に治療するために連携した場合の報酬など、多くの革新的スキームが試みられてきた。ただし、結果はさまざまであった。コストをやや削減した事例もあったが、より一般的に確認されたのは、治療における質の向上（ひいては費用に見合う価値を見出しそれを向上させた）であった。

　とくに、うつ病や統合失調症に関するメンタルヘルスケア（精神的健康の管理）や複合障害に苦しむ患者向けの疼痛緩和治療などの特定領域では、医療連携が有望であるように思われる。これらの領域において機能するモデルには、プライマリケアと専門医療による治療を結びつける多軸型チーム、医療コーディネータおよび患者のエンパワメントの向上が含まれる。また、恩恵を受ける可能性がもっとも高いと思われるグループ向けの疾病管理プログラムに対象を絞るために「予測モデル」の手法を利用することで、これらのプログラムの費用対効果を向上することができる。医療のほかの分野でコスト削減を達成できないのは、ひとつには医療連携自体に費用がかかること、また、深刻な合併症をもつ患者を治療する場合にコスト削減を期待するのが非現実的であるということを反映しているのである。

治療プロセスにおける患者の役割も最近でははるかに大きい重要性をもつようになってきた。しかし、患者を自分自身の治療に関与させるための最善の方法を決定するのは、とくに、情報、助言や治療ガイドラインに対する反応が人それぞれで大きく異なるので非常に困難である。

第6章——どうすれば医薬品支出から最大限の利益を引き出せるか

第6章では、OECD加盟国の医薬品政策における最新事情を総括し、「患者にとって医薬品を利用しやすく、手頃なものにする」「公共支出の伸びを抑制する」「将来の革新にインセンティブを提供する」という三つの広大な目標の最大公約数的な実現を試みているという実情をまとめている。

医薬品支出は、総保健医療支出のわずか8%（ノルウェー）から32%（ハンガリー）までさまざまで、OECD加盟国において平均で総保健医療支出の17%を占めている。従来、医薬品支出は総保健医療支出より早いペースで増加してきたが、この傾向は現在逆転している。2003年から2008年において、実質医薬品支出はOECD加盟国で平均して年間3.1%増加したが、総保健医療支出は4.5%増加している。この期間に、医薬品支出の伸びが総保健医療支出の伸びを上回ったのはOECD加盟国ではわずか9か国であった。

政策立案者は、特定の製品をターゲットとする政策（製品リベートを通じてなど）、コストの使用者負担比率を引き上げる政策をはじめとして、価格と量の統制を組み合わせることによって医薬品支出の伸びを抑制しようとしてきた。最近、償還医薬品の価格の引き下げが一部の諸国（アイルランド、ギリシャなど）において発表された。

政策立案者の現在の主な懸念事項は、現行の医薬品の価格設定と償還価格が必ずしもその価値に見合ってはいないということである。たとえば、一部の諸国は、特許切れの医薬品市場の可能性を最大限に利用できていない。2008年、医薬品市場に占めるジェネリックの比率はアイルランドの15%の低比率からポーランドの75%の高比率まで幅広い範囲に及んでいる。OECD加盟国は、ジェネリックの使用を促す政策を実施している。医師は、国際一般名（INN）で処方する機会を与えられており、ほぼすべての国において、ブランド医薬品の代わりにジェネリックに代替調剤する権限を薬剤師に与えている。しかし、ジェネリックの浸透率が低いOECD加盟国では、ジェネリックの使用を促進するために医療提供者と患者に一層強力なインセンティブが必要といえなくもない。より成熟した一部のジェネリック市場では、ジェネリック医薬品メーカーの薬剤師への割引が表に出てこないので、価格競争が必ずしも消費者と支払者の利益になるとはかぎらない。一部の諸国は入札手続き（ドイツ、オランダなど）または市場の力学を反映した償還価格の定期的な改正（オーストラリアなど）を通じてこの問題に対処しようと努めている。

また当然ではあるが、政策決定者は非常に高額で臨床効果が低いか不明確な新薬の導入について一層の懸念を示している。そのような医薬品は将来の革新にとって重要かもしれないが、一般の支

払者はコストパフォーマンスが低いか、効き目が不確実な医薬品に支払うのに意欲的ではないと考えられる。一方で、新しい治療法を補償対象とするための世論の圧力は強いことが多い。このジレンマへの対応として、一般の支払者は現在、革新的な支払方法を利用している。すなわち、製造者と（否定的な臨床反応の）リスクを分担するか公的支出に上限を設ける製品固有の契約の締結である。これらの契約は有望であるが、厳格かつ公の評価にしたがうべきである。

第7章——コストと価値の観点から情報技術が医療に貢献できること

　情報通信技術（ICT）は、医療におけるコストパフォーマンスを高める大きな潜在力を秘めているが、保健医療分野はICTが生み出す利益の活用においてその他の経済分野に大きく遅れをとっている。第7章は、ICTがいかに医療の提供を大幅に改善することができるか——医療過誤の削減、エビデンスに基づく臨床ガイドラインの遵守を通じた臨床ケアの改善、複雑なケアパス（治療経路）の重複と非効率の阻止——を示している。また、プライバシーの問題やシステム全体の共通基準および連携の欠如など、ICTから最大限の利益を獲得することへの障害に加え、電子カルテの導入が大半の国において低調な理由を検討する。

　近々でもっとも前途有望なアプリケーションは、医療従事者が複雑な疾病を管理する情報を共有することで、慢性疾患を管理するための治療の連携を改善し、患者が自分自身の治療にもっと関わりをもつことを可能にするものである。

　ICTから利益を享受する者からその費用を負担しなければならない者へ資金を配分するようなICTの新しいビジネスモデルが必要である。現在の環境では、医療サービスの提供者は費用の全部ではないが大半を負担しているにもかかわらず、わずかな恩恵（主に患者のアウトカムの改善や救急治療費の減少）しか享受していない。

　ICTのガバナンスには弱点もある。複雑なプロジェクトの管理は困難なことで知られており、各国の厚生省はこの点においてあまり実績をあげていない。医療が提供される方法を変えるという究極の目的は技術的設計の困難さに直面して忘れられている。政府は医療提供者間のコミュニケーションを確保するために、一般に定義され一貫して実施される基準を定める必要がある。健康管理組織は増えつづける多くのIT製品を利用できるが、それらのシステムは相互に通信し合うことができないことが多いため、情報共有の利益を阻んでいる。情報共有の「連携」は依然として深刻な問題である。電子カルテシステムは、システム間および同一ソフトウェアのバージョン間の双方で、相互運用が可能でなければならず、臨床情報は送信された時点ですでに有効に活用できるものでなければならない。また、二次分析が効果的に実施される場合には、情報を一貫して収集する必要もある。情報が広範に共有される場合にかぎり、ICTはより低コストで患者のアウトカムを改善するという、より広範な利益を達成することができる。

結論

　国家財政の状態を考えると、一部の諸国は医療費を今すぐ制限する必要があり、過去の経験から、これは実施可能であることがわかっている。また医療費の制限は、うまく実施されず、重要な健康政策の目標を損なうだけでなく、単に医療費を将来に繰り延べるだけになりうることもわかっている。医療費削減という緊急課題に短期的にどのように取り組むかを決定する場合には、各国は長期的課題を見失ってはならない。

　このような長期的課題は実際には急場の財政状態よりもはるかに厄介である。医療費の大幅な増加は不可避である。健康関連の政策立案者は、このような増加により真のコストパフォーマンスが達成されることを確保しなければならない。これは自然とそうなるわけではない。つまり医療制度は、経済の「ノーマル（典型的）」な分野ではないのである。この分野においては、市場動向は、理にかなった範囲で、革新、反応性、費用対効果および質を押し上げる役割を果たすと考えられる。医療制度が引き続き合理的な費用で医療効果の改善をもたらすのを確保するためには、政府は医療の基本的枠組みが適切であるようにしなければならず、これは医療制度がどのように機能するかについて、ある大きな変化を必要とする。本報告書で検討したように、このような変化の一部は将来におけるより大きな効率の利益を受けるために、現在において一層の支出を必要とする。政策立案者が直面するジレンマのなかでも、とりわけ重要なのは、医療費が逼迫しているときにこのような将来のための利益をいかに実現するかである。

第1章

保健医療支出の財政的持続可能性：
医療における費用に見合う価値

　本章は、主に過去15年間に直面してきた保健医療支出とその内容についての最新動向を考察することからはじめる。つぎに、保健医療支出増加の背後にある主要な推進要因を検討し、これに基づき、将来起こりうる支出圧力を明らかにする。さらに、本章では、OECD加盟各国の財政状況に関する最新予測を参照し、各国が直面している現在のマクロ経済的状況の簡単な評価をおこなう。そのうえで、資源利用の効率性を最善化することによって、財政的または経済的持続可能性に対応する余地があることを示し、最後に、医療制度の非効率の度合いに関する最近のエビデンスについて論じる。

第1章 保健医療支出の財政的持続可能性：医療における費用に見合う価値

第1節　序論

　OECD加盟国はここ数十年にわたって公衆衛生の改善において驚異的な前進を遂げた。出生時平均寿命は上昇しており、1960年から2008年の間に平均して10歳延びている。高齢者の寿命の延びはさらに劇的である。現在の65歳は、女性であればさらに20年、男性であれば17年長生きすることが期待できる。また、健康状態や医療を受ける機会における社会経済的不平等は依然として現存するものの、小児の死亡率の低下および公衆衛生の進歩は過去数十年にわたって引き続き着実に改善している（OECD, 2009a）。また、罹患率も低下し、現在の乳幼児死亡率は1960年に比べて5倍も低い数値を示している。

　このような成果は、ひとつには所得の増加と教育水準の向上によるものと考えられる。しかし、かなりの部分は医療そのものの改善によるものである。技術の進歩はよりよい治療をもたらし、より多くの人々が恩恵を得ている。たとえば、麻酔技術の向上は低侵襲的手術とあいまって、従来より痛みが少なく回復の早い方法での手術を可能とした。ここ数年においても、脳卒中や心臓疾患の治療に劇的な改善がみられ、これらの疾病による死亡率が激減した。感染症の拡大を抑制してきた予防接種の水準の上昇にともない公衆衛生もまた向上している。

　医療制度もそれにつれてまた進化しており、たとえば、ほぼすべての加盟国で健康不安へのリスクや高額な療養費を負担する何らかの形の公的または民間保険があり、質の高い医療へのアクセスもまた好転していることがあげられる。発展途上国においてもこの領域は前進の一途をたどっている。たとえば、OECD加盟国のメキシコとトルコは、最貧困層のための保険適用を増やしている。米国における歴史的な医療改革は、より広範な国民に健康保険の適用を義務づける道を開いている。そして、妥当性のない医療サービスの提供を減らし、医療の質的な欠陥に取り組むなどの努力とともに、診療基準の質的向上が重ねられてきた。

　OECD諸国の医療制度は、かつてないほど効果的で、より質の高い治療を提供しており、より多くの市民に医療へのアクセスを提供している。しかし、このような成果は安上がりに実現してきたわけでない。各国は、ここ数十年にわたって医療支出の絶え間ない増加に直面してきた。総保健医療支出はOECD平均で現在GDPの9%に達しており、また、10%を超えるのは5年前にはわずか3か国であったのに対し、現在では7か国（米国、フランス、スイス、オーストリア、ドイツ、カナダ、ベルギー）になっている。医療に関してどの程度、また何に対して消費しているのかは、国ごとに大幅に異なり、これは医療支出の伸び率と同様、結果として生じる医療効果が異なるためである。

　OECD加盟国は将来においても、人口構造の変化、医療技術の発達および患者や有権者全般からの高まる期待など、多くの要因から医療支出への上昇圧力に引き続き直面するだろう。大半の諸

国では医療関連支出の大部分を国庫が賄っているので、医療サービスへのこうした需要の高まりは、国家財政が一層抑制されるという現在の状況とあわせて考慮する必要がある。

これは結局のところ、医療制度における永遠の課題ともいえる。つまり、医療費を支払う者は、支払った金額に見合う価値を得ていると確信することができるのかという疑問である。

医療支出における「費用に見合う価値」について語ることは、支出の「削減」を暗示しているとみなされることがある。しかしながらそれは、本報告書の意図するところではない。むしろ、支出による便益がその費用を上回るかどうかという意味で用いている。たしかに、支出の削減からコストパフォーマンス（「費用に見合う価値」）が向上するかもしれないが、同様に、医療制度において価値があると判断されることをより多くおこなうことからもコストパフォーマンスを向上させることが可能である。

医療制度の便益や目的を考察する枠組みは、同様のテーマ[1]を調査研究するアナリストが複数いるので多種多様であるが、実際のところはすべてよく似ている。そこでOECDは、以下の重視すべき4つの目的に基づいて医療制度を分析している。

- 第一の目的は、医療制度が、大多数の住民に医療費のための適切な保険制度と医療サービスへの幅広いアクセスを公平に提供できるかどうかである。
- 第二の目的は、提供された治療の質が高いかどうか、また、医療提供者が患者／消費者のニーズに対応しているかどうかと関連している。
- 第三の目的は、国の財源規模や教育予算などのほかの国庫に要求される予算項目との兼ね合いなどから課される政治的制約や選択の幅など考察し、医療制度にかかる費用を長期間にわたって維持することが可能かどうかを検討するものである。
- 第四の目的は、治療が効率的かつ効果的な方法で提供されるかどうかである。

最初の二つの目的は、医療制度が医療サービスの提供の観点からいかにうまく機能しているか、また、医療サービスの提供の質が高く患者のニーズに適応しているかどうかと関係している。第三と第四の目的における判断基準は、財源が、適切で使い勝手が良いように準備されているかどうかを検討するものである。

さらに、医療制度の目的としてほとんどの場合に言及されていないが、医療産業が、経済活動における重要な産業部門のひとつであり、通常、何らかの形で公的支配下にある部門であることも確かである。これは、医療制度が、政府によって、広範な経済政策のひとつの手段として利用されることもありうることを意味している。たとえば、健康に対する支出が雇用の増大を生み出すことから、近年の不況でほかの産業部門の大半で雇用が縮小しているこの時期に、医療制度は経済に対する安定装置（ビルト・イン・スタビライザー）の機能を果たしている。

各国政府による医療政策の目標について強調すべき点は、時代性や国家間の違いなどによりその

重要性が変化していく可能性があるということである。各国は、自国の社会的優先事項や社会的ニーズを反映させ、自国における最優先項目を選定する自由がある。また、この優先項目は、経済環境の変化、医療ニーズ、寿命の延長や医学の進歩に対応し、経時的に変化することもある。実際には、効率性の改善を同時に求める一方で、充足されていないニーズに継続的に取り組み、新技術によってもたらされた機会から利益を得るために、支出を純増させ医療制度を強化することは、最善の二元的アプローチとみなされるかもしれない。

医療分野に投入される財源水準と各国が利用できる財源の効率性や有効性は、依然として各国ごとで大きく異なっている。さらに、保健医療に注がれる財源水準とほとんど関連がないと思われる医療アウトカムにおいても大きな相違がある。想像ではあるが、他国と比べて、自国の医療支出に比して「費用に見合う価値」をより多く得ている国もあるだろう。理論上、全体的により多く支出しようとするより、より賢明に支出することは、パフォーマンスの低い医療制度をもつ諸国にとって適切な政策対応といえる。しかし実際には、効率の悪い支出を特定することはきわめて困難である。医療制度には複雑で複合的な目的があり、また情報が不十分なことも多い。

医療制度のパフォーマンスの低い部門から財源を再配分することが困難な場合、医療への新たな要求に対応するには新たな財源が必要となる。しかし、そのような支出が妥当であるかどうかを政策立案者はどのように判断すべきだろうか。医療にどの程度の公的財源を費やすべきかを判断することは、「持続可能性」に関する二つの異なる尺度によって決まる（Thomson *et al.*, 2009）。

- 保健医療制度が生み出す価値が、機会費用（すなわち、同額を、別の分野に支出した場合に獲得された可能性のある価値）を超えている間は、医療支出の伸びは経済的に持続可能であると考えられる。この費用が高くなりすぎ、また、より多くの利得が、何か別の費用支出（民間あるいは公共支出の別分野の構成要素であるかは問わない）によって得られる可能性があるとすれば、医療支出は経済的に持続不可能となる。
- 政府が財源の対価を支払うに十分な歳入を生み出す能力も意思もないために、既存の財源水準を維持することができない場合、あるいは政府がほかの形態の財政支出である「クラウディングアウト（締め出し）」を許容できない（または許容しない）場合には、財政的持続可能性が問題となる。

当然、医療支出の伸びが経済的に持続可能でありながら、一方で財政的には持続可能でないことが起こりうる。一部の国では、「費用に見合う価値」の達成が医療制度の持続可能性を確保するのに十分ではないことを認識する必要がある。財政制約が緊迫している場合には、医療制度は新たな財源——それらの大半にはそれ自身に欠点がある——を見つけなければならない。さもなければ、費用を上回る便益をもたらす何かほかの医療支出を繰り延べしなければならなくなるだろう。しかし現在、問題に直面している諸国のいくつかは、医療制度に金銭を賢く支出していないからではな

く、単に経済状況によって十分な資金を調達できていない。多くの OECD 加盟国もこの状況に陥っている可能性がある。

本報告書は、業績のよい医療制度を達成させるために関連しうるすべての問題を取り上げようとしているわけではない。また、医療を賄う別の形態や医療サービスの提供体制における競争の適切な役割を詳細に考察するのも目的とはしていない。むしろ、各国が「費用に見合う価値」を高めるために採用している政治的イニシアティブのうちもっとも期待できるものは何かについて考察している。

この序章をつかさどる第1章は、この15年間に重点を置きつつ、保健医療支出とその内訳について最近の傾向に言及することからはじめる。この議論では、各国間に共通してみられる特徴を引き出すように努めるために、OECD の平均的な背景を探求している。つぎに、保健医療支出の増加の背後にある主な推進要因を議論し、この議論をベースにして、将来起こりうる支出圧力について考察する。さらに OECD 加盟国の財政状況に関する最新の予測を利用して、各国が直面している現在のマクロ経済的状況の簡単な評価をおこない、財源利用の効率性を最善に高めることによって、財政的または経済的な持続可能性に対応する余地があることを示し、医療制度の非効率の度合いに関する最近のエビデンスを論じることで締めくくる。

第2章は、短期的効果をもつことを目的としたものや、医療制度が組織され運営される方法の変更を通じて支出の長期的道筋を変えることをめざすものなど、医療費、医療便益または両者の関係に影響を及ぼす可能性のある政策選択と政策手段の範囲を考察する。

第3章から第7章では、どのイニシアティブが同一の治療をより少額の費用で実現できるか、または妥当な費用で質の高い医療サービスへの容易なアクセスをもたらすことができるかについて詳細に検討する。

- 医療給付内容を決定し、新技術の対価を賄い、エビデンスに基づく医療を適用する際に、系統的で合理的な意思決定の役割（第3章）。
- より質の高い治療と分析を提供することによって費用に見合う価値を高める医療提供者のための「ペイ・フォー・パフォーマンス（P4P）」の役割（第4章）。
- 医療提供者によるより効果的な連携を通じて治療への需要を縮小し、医療支出における費用に見合う価値を高める努力（第5章）。
- 医薬品支出から最大限の便益を引き出すために用いることのできる政策（第6章）。
- 医療 ICT への一層の投資が医療へのアクセスを増やし、医療費を削減し、医療の質を高めるかどうかに関するエビデンス（第7章）。

第2節　保健医療支出：ここ数十年間の展開

2.1　総保健医療支出の伸び

先述したように、医療支出はここ数十年間にほぼ絶え間なく上昇しており、2008年にはGDPの9％に達している（図1.1）。ここ15年間を見てみると、1人あたりの実質医療支出はOECD平均3.9％の年間成長率で増加している（図1.2）。これに対しGDPの年間成長率は約2.6％であった。平均経済成長率が相対的に当該期間を通じて安定していたのに対し、医療支出の伸びはより変動が大きかった（図1.3）。1990年代中頃、一部のOECD加盟国の政府は、その10年間の初めに生じた医療支出の急激な伸びを受けて費用抑制策を講じた。こうした政策は、GDP平均成長率と比較して概ね同じ程度の医療支出の伸びにとどまらせた（Huber and Orosz, 2003）。しかし、こうしてもたらされた減速は一時的なものにすぎなかった。多くのOECD加盟国においてそれまでの医療費抑制策が原因となって生じた圧力を和らげるために周到な政策が導入されたことが示しているように、1990年代の終わり頃から再び急激に上昇しはじめた（カナダ、英国、アイルランドなど）。これらの諸国で採用されたより厳格な予算統制は、治療できる容量と医療活動水準の双方を抑制することとなった。米国では、1990年代に散見されたより制限的な形態のマネージドケアに対する反動として、ある程度の費用緩和と費用の急激な増加が同時に観察された（Colombo and Morgan, 2006）。

2.2　国ごとの重要な相違

OECD加盟各国は、どのくらい医療に支出しているのか、また、どのくらい支出の伸び率があるのかという点についてはきわめて多様である。GDPに占める保健医療支出の割合の伸びは、保健医療支出そのものの成長率と同様にGDPの成長率にも影響を受けている（図1.4）。その複合的な効果は、GDPと保健医療支出の成長率がOECD加盟国間である程度集中していたことを示唆している。同期間における経済と医療支出のいくつかの成長パターンに基づいてOECD加盟国を分類すると、以下の点が観察された。

- カナダや一部の北欧諸国など、多くの高所得国では年2％を超える安定した経済成長がみられたが、大部分が公的資金で賄われる医療制度の成長は抑制された。カナダとフィンランドでは高まる公共財政赤字に対応するために、州政府や市政府がそれぞれ支出制限を実施したが、これは1990年代初期の不況と関連していた。しかし、1990年代後半から保健医療支出は両国に

図1.1 国内総生産（GDP）に占める保健医療支出の割合の推移（1970〜2008年）、OECD加盟国平均

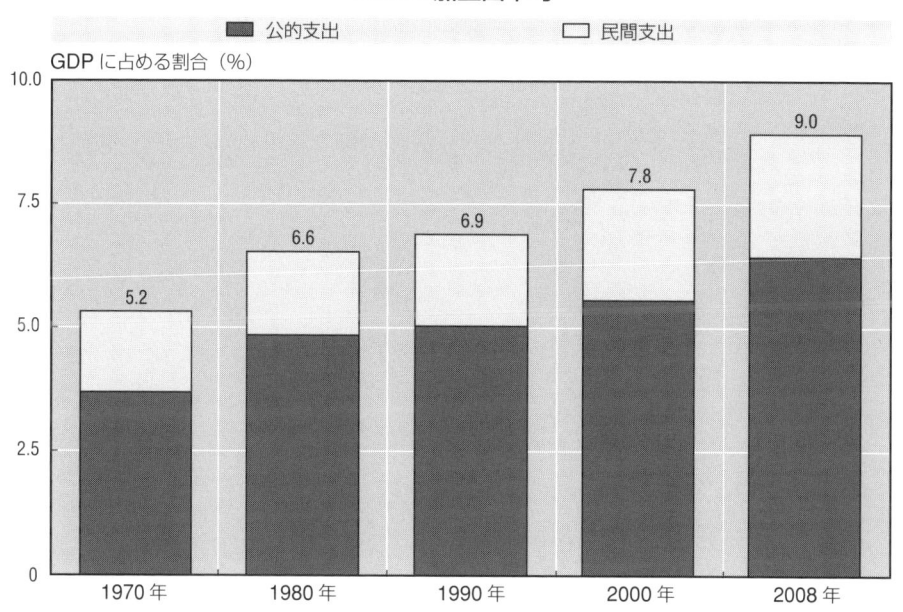

■ 公的支出　□ 民間支出

GDPに占める割合（%）

年	合計
1970年	5.2
1980年	6.6
1990年	6.9
2000年	7.8
2008年	9.0

出典：OECD（2010a）。

StatLink：http://dx.doi.org/10.1787/888932319098

図1.2 1人あたりの保健医療支出の年間増加率（1993〜2008年）

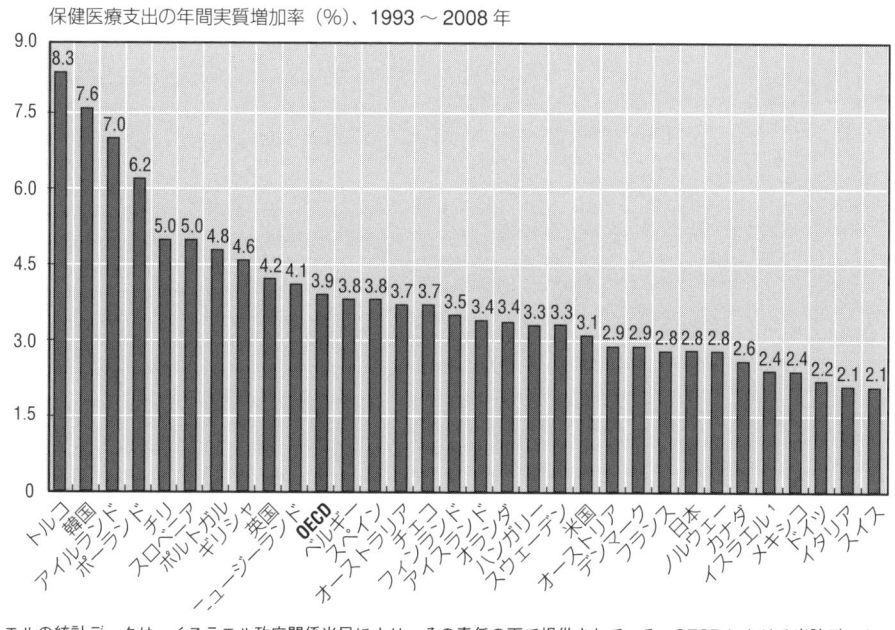

保健医療支出の年間実質増加率（%）、1993〜2008年

国	%
トルコ	8.3
韓国	7.6
アイルランド	7.0
ポーランド	6.2
チリ	5.0
スロベニア	5.0
ポルトガル	4.8
ギリシャ	4.6
英国	4.2
ニュージーランド	4.1
OECD	3.9
ベルギー	3.8
スペイン	3.8
オーストラリア	3.7
チェコ	3.7
フィンランド	3.5
アイスランド	3.4
オランダ	3.4
ハンガリー	3.3
スウェーデン	3.3
米国	3.1
オーストリア	2.9
デンマーク	2.9
フランス	2.8
日本	2.8
ノルウェー	2.8
カナダ	2.6
イスラエル	2.4
メキシコ	2.4
ドイツ	2.2
イタリア	2.1
スイス	2.1

1. イスラエルの統計データは、イスラエル政府関係当局により、その責任の下で提供されている。OECDにおける当該データの使用は、ゴラン高原、東エルサレム、及びヨルダン川西岸地区のイスラエル入植地の国際法上の地位を害するものではない。

出典：OECD（2010a）。

StatLink：http://dx.doi.org/10.1787/888932319117

第1章　保健医療支出の財政的持続可能性：医療における費用に見合う価値

図 1.3　総保健医療支出と GDP の増加率の推移（1993 ～ 2008 年）、OECD 加盟国平均

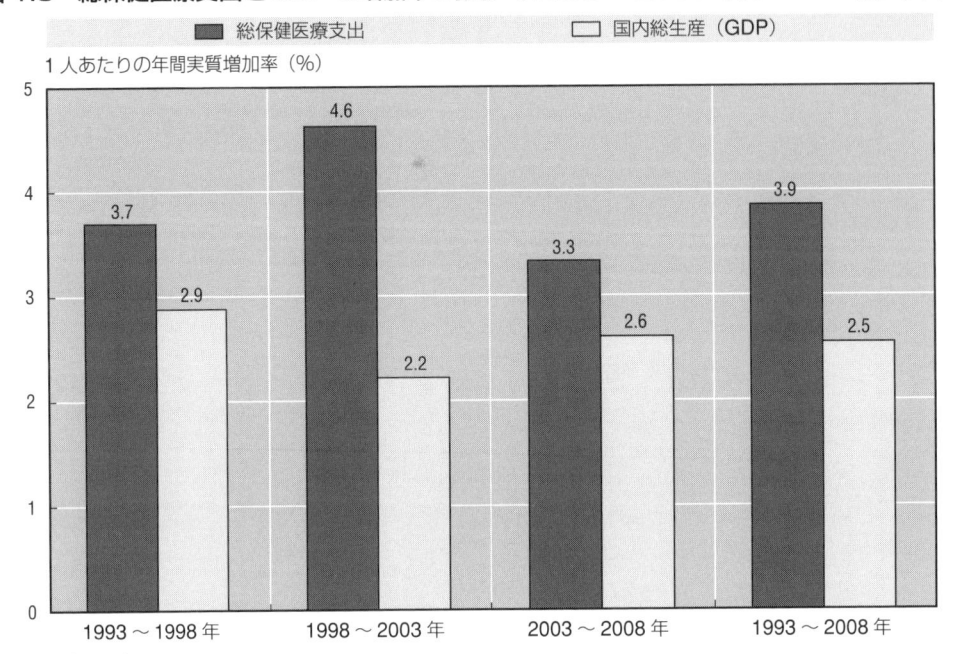

■ 総保健医療支出　　□ 国内総生産（GDP）

1人あたりの年間実質増加率（%）

- 1993 ～ 1998 年：3.7／2.9
- 1998 ～ 2003 年：4.6／2.2
- 2003 ～ 2008 年：3.3／2.6
- 1993 ～ 2008 年：3.9／2.5

出典：OECD（2010a）。

StatLink：http://dx.doi.org/10.1787/888932319136

図 1.4　総保健医療支出および GDP の増加率との関係（1993 ～ 2008 年）

1人あたりの保健医療支出の年間実質増加率（%）、1993 ～ 2008 年

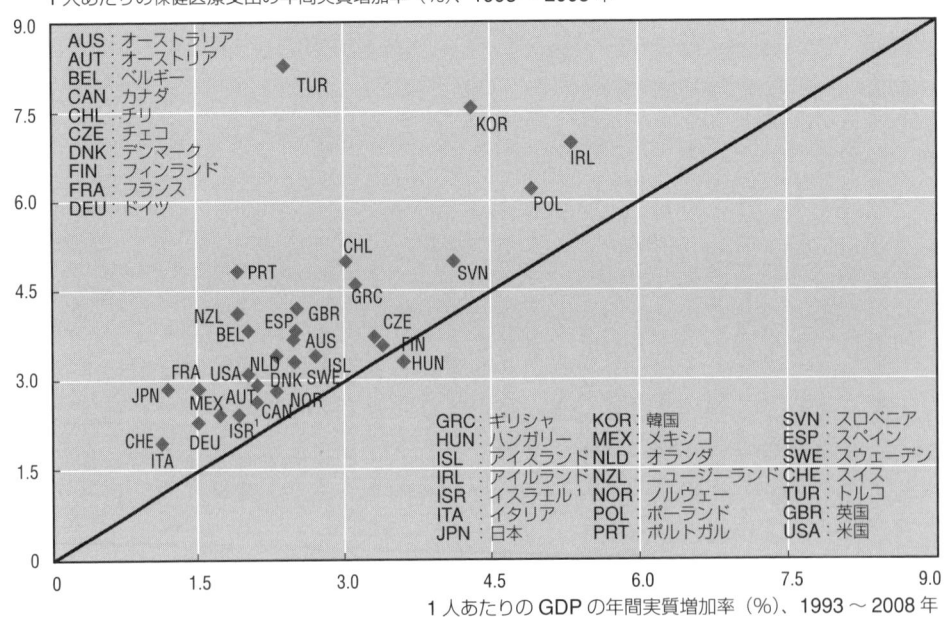

AUS：オーストラリア
AUT：オーストリア
BEL：ベルギー
CAN：カナダ
CHL：チリ
CZE：チェコ
DNK：デンマーク
FIN：フィンランド
FRA：フランス
DEU：ドイツ

GRC：ギリシャ　　KOR：韓国　　　　SVN：スロベニア
HUN：ハンガリー　MEX：メキシコ　　ESP：スペイン
ISL：アイスランド　NLD：オランダ　　SWE：スウェーデン
IRL：アイルランド　NZL：ニュージーランド　CHE：スイス
ISR：イスラエル¹　NOR：ノルウェー　TUR：トルコ
ITA：イタリア　　　POL：ポーランド　GBR：英国
JPN：日本　　　　PRT：ポルトガル　USA：米国

1人あたりの GDP の年間実質増加率（%）、1993 ～ 2008 年

1．イスラエルの統計データは、イスラエル政府関係当局により、その責任の下で提供されている。OECD における当該データの使用は、ゴラン高原、東エルサレム、及びヨルダン川西岸地区のイスラエル入植地の国際法上の地位を害するものではない。
出典：OECD（2010a）。

StatLink：http://dx.doi.org/10.1787/888932319155

- おいてGDPの伸びをはるかに上回っている。
- 英国とオーストラリア（いずれも同期間に中程度から好調な経済成長があった）では、一般に保健医療支出の伸びが経済成長の伸びを上回っていた。費用抑制への圧力はそれほどひどいものではなく、また、英国の場合1990年代末を前に、熟慮したうえで医療に割り当てる追加の公的資金が政策として採用されている。
- ドイツやイタリアにおける低い経済成長は、医療支出の抑制に寄与した可能性があり、それゆえに医療支出の対GDP比の大幅な増加を制限させた。1人あたりの保健医療支出は、両国において平均して実質年2％増加した。一方、日本、フランス、ベルギーなど、低い経済成長を経験したほかの諸国では、依然として、全体的な保健医療支出の伸びがGDPの伸びを大きく上回り、保健医療支出の対GDP比の増加につながった。
- より低所得のOECD加盟国の一部では、比較的好調な長期的な経済成長があり、それに見合う相当な保健医療支出における増加よりも大きなものとなった。この事例はアイルランド、韓国、ポーランド、トルコで観察された。チェコやスロベニアなど、その他の諸国も比較的高い経済成長を経験したが、上記の諸国とは対照的に、保健医療支出の伸びは高かったものの、全体的な経済の伸びを大幅には上回らず、保健医療支出の対GDP比の増加は中程度にとどまった。ハンガリーについては、実際、同期間中に保健医療支出の対GDP比が低下した。
- 最後に、ポルトガル（および程度は劣るが、メキシコ）などの諸国は、経済成長が依然として低いものの、比較的高い保健医療支出の伸びとなった。それらの諸国の相対的な経済状態——OECDのほかの諸国と比較した1人あたりのGDP——は改善せず、実際には弱まったが、医療制度に投入された財源は大幅に増加した。

2.3 経時的支出と追い上げ

1人あたりの保健医療支出の伸びに焦点を絞りながらも、上述したOECD加盟国間におけるまったく異なるパターンが、経済や政策の展開が異なった結果として生じた。主にOECD加盟の一部の低所得国は、自国の医療制度を治療とアクセスに関するOECD基準に到達させるために、医療制度の拡大と改善に資金投入する意図的な政策選択をおこなった。たとえば、韓国とトルコでは、国民の医療の保険適用を拡大する重大な改革がみられた。また、東欧諸国の一部においても医療支出の急増がみられた。

その他のOECD加盟国、主に高所得国においては、コスト抑制を目標とし、かつこれに成功してきた。1人あたり実質年間医療支出の伸びは、イタリア、ドイツ、スイスにおける約2％からアイルランド、韓国、トルコでの6％をはるかに上回る数値までさまざまであった（図1.5）。このことは、ある程度の「追い上げ」をもたらし、あるいは、各国における現在の総医療費の収束につながった。

第1章　保健医療支出の財政的持続可能性：医療における費用に見合う価値

図1.5　1人あたりの総保健医療支出（1993年）および年間増加率（1993～2008年）との関係

1人あたりの総保健医療支出の年間実質増加率（％）、1993～2008年

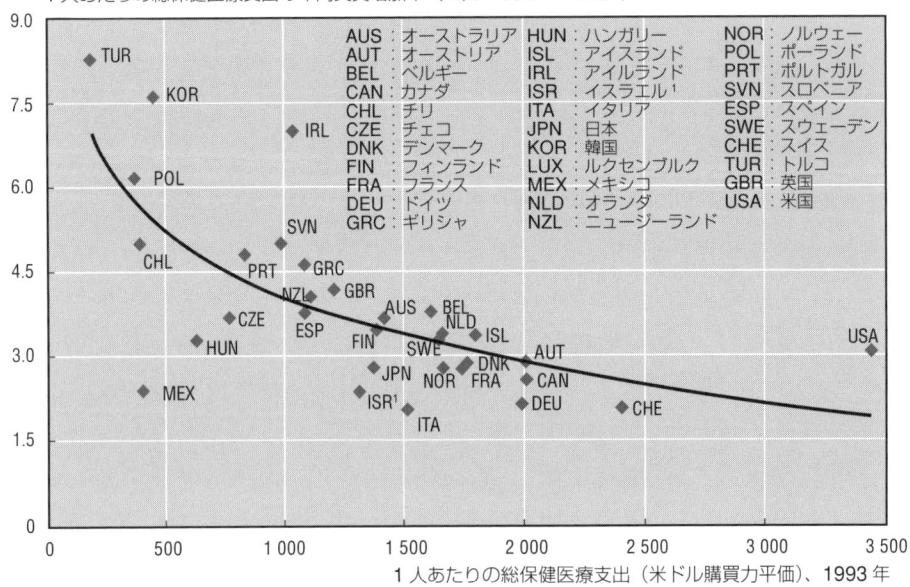

略号	国名	略号	国名	略号	国名
AUS	オーストラリア	HUN	ハンガリー	NOR	ノルウェー
AUT	オーストリア	ISL	アイスランド	POL	ポーランド
BEL	ベルギー	IRL	アイルランド	PRT	ポルトガル
CAN	カナダ	ISR	イスラエル[1]	SVN	スロベニア
CHL	チリ	ITA	イタリア	ESP	スペイン
CZE	チェコ	JPN	日本	SWE	スウェーデン
DNK	デンマーク	KOR	韓国	CHE	スイス
FIN	フィンランド	LUX	ルクセンブルク	TUR	トルコ
FRA	フランス	MEX	メキシコ	GBR	英国
DEU	ドイツ	NLD	オランダ	USA	米国
GRC	ギリシャ	NZL	ニュージーランド		

1人あたりの総保健医療支出（米ドル購買力平価）、1993年

1. イスラエルの統計データは、イスラエル政府関係当局により、その責任の下で提供されている。OECDにおける当該データの使用は、ゴラン高原、東エルサレム、及びヨルダン川西岸地区のイスラエル入植地の国際法上の地位を害するものではない。

出典：OECD（2010a）。

StatLink：http://dx.doi.org/10.1787/888932319174

図1.6　公的保健医療支出の増加に対する民間支出の割合（1993～2008年）

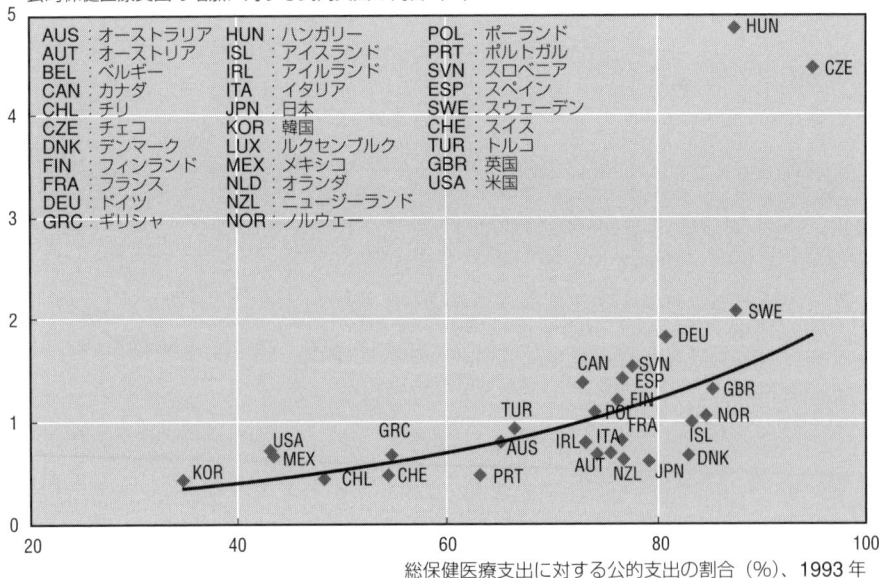

公的保健医療支出の増加に対する民間支出の割合（％）、1993～2008年

総保健医療支出に対する公的支出の割合（％）、1993年

出典：OECD（2010a）。

StatLink：http://dx.doi.org/10.1787/888932319193

総保健医療支出に占める公的支出の割合は、1990年代初頭以降、OECD加盟国全体で平均して比較的安定している。しかしながら、各国間で医療に対する公的支出と民間支出の相対的重要性が変化し、その重要性の幅が狭まりつつある（図1.6）。つまり、1990年代初頭において医療支出に占める公的支出が比較的高く、民間保険市場がより限定されていた諸国、あるいは費用の共同負担契約制度を有していた諸国（チェコ、ポーランド、ハンガリーなど）では、その後に、民間支出の一層の急増がみられた。それとは対照的に、1990年代初頭に公的医療支出の比率が比較的低い諸国は、医療に対する公的支出を医療支出の全体的な成長の主要な推進要因とみなす傾向があった。たとえば、この事例は、韓国、ポルトガル、アイルランドにおいてあてはまり、これらの諸国では、先にみたように、保険適用を拡大するか医療制度に大量に資産投入する政策が意図的におこなわれた[2]。

第3節　医療サービスの要素別支出

　医療に関するさまざまな種類のサービスや財に対する支出の配分は、財源供給や新技術または費用のかかる技術へのアクセスといった要因から、各国の疾病への苦しみの度合いと同様に、医療供給への財政上および制度上の取り決めといった要因までの広範な要因によって影響を受ける可能性がある。OECDのデータは、医療支出を、個別の医療サービス（入院診療、外来診療、医薬品など）に分類すると同時に、公衆衛生や健康管理などのような地域社会の全体または一部の利益となるサービス細目に分類している。

　入院診療（主に病院で提供される）および外来診療は、それらの両方で医療支出の約60%を占めている[3]。入院診療が、きわめて労働集約型で高価であるため、先進的な医療制度を備えた高所得国は、日帰り手術、外来診療、在宅ケアへ積極的にシフトさせることによって、病院における支出割合の引き下げに努めている。そのようなサービスは医療供給における重要なイノベーションのひとつであり、可能であれば、病院に一泊するよりも患者から好まれることが多い。たとえば、日帰りベースでの選択的治療は、カナダの医療支出の伸びがわずか4%であったのに比べ、米国では、2003年から2006年の医療支出の伸びの4分の1を占めた[4]。2003年から2006年に開業医が実施した日帰り手術に関する支出を推定したところ、この支出が、同じ期間中に提供された医療においてもっとも急速に成長している分野であることが示された（McKinsey Global Institute, 2008）。また、フランスでは、デイケア（日帰り治療）に関する支出は現在、診療支出の約11%を占めている。これとは対照的に、公立病院での日帰り手術が1990年代後半まで禁じられていたドイツ（Castoro et al, 2007）は、デイケアとしては診療支出のわずか2%であったと報告されている[5]。より一般的には、自国の医療制度に投資し、これを拡大しようとしている低所得国は、概して病院での入院診療の伸びが支出のほかの分野を上回り、全体的な医療支出の伸びの主要原因となってい

第1章　保健医療支出の財政的持続可能性：医療における費用に見合う価値

図 1.7　保健機能別分類ごとの保健医療費増加に対する寄与（2003～2008年）

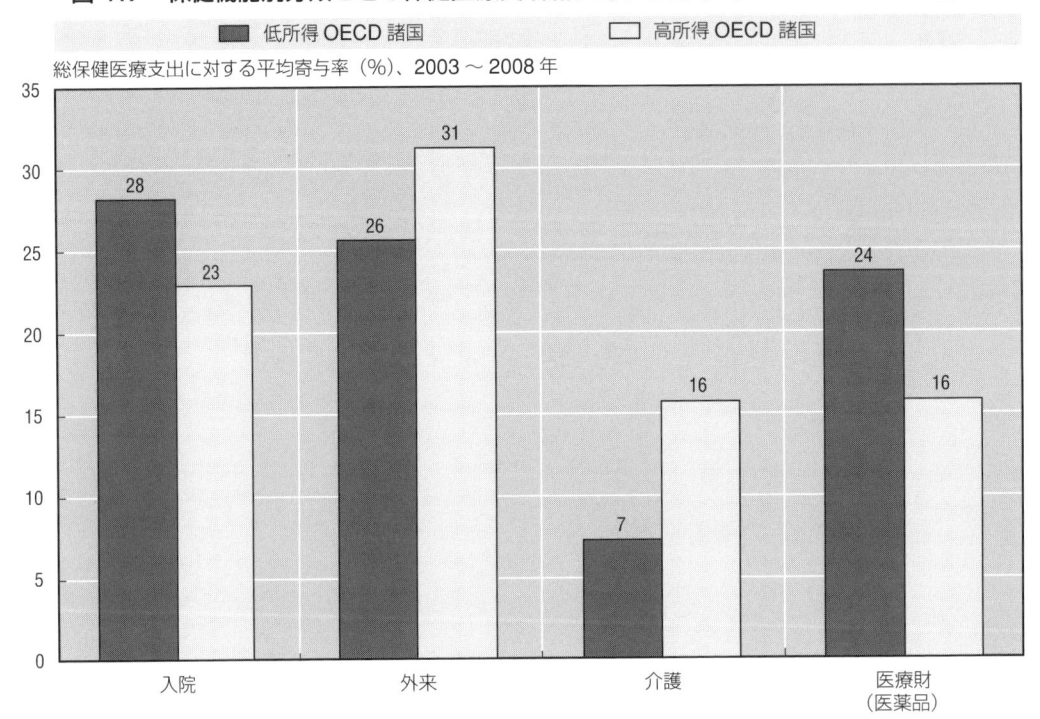

凡例：■ 低所得OECD諸国　□ 高所得OECD諸国

総保健医療支出に対する平均寄与率（%）、2003～2008年

区分	低所得OECD諸国	高所得OECD諸国
入院	28	23
外来	26	31
介護	7	16
医療財（医薬品）	24	16

出典：OECD（2010a）。

StatLink：http://dx.doi.org/10.1787/888932319212

ることが観察されている（図1.7）。

　高齢化社会により医療需要が増加するため、介護に関する支出が、OECD加盟国全体で大幅に増加している。介護に関する支出は、施設介護または在宅介護ベースであるかに関係なく、現在、平均して総保健医療支出の12％以上に及んでおり、また、すでにかなり多くの高齢者人口を抱える諸国では、その数値も当然に高いものとなっている。ドイツと日本の両国は、2008年時点で65歳以上が人口の20％以上を占めており、それぞれ1995/96年度と2000年度に介護費用を賄うために社会保険制度の範囲を拡大した。

　結果として、OECD諸国の政策立案者は引き続き医療支出の容赦のない上昇圧力に直面し、高齢化社会、所得成長、技術革新が、今後数十年にわたってこうした局面が継続するのに寄与するであろう。それでもなお、大幅な公共部門の赤字や急激に上昇する公債の負担は、政府が医療サービスの給付についてさらなる増加を賄うことに将来的に消極的になる可能性があることを示唆している。医療制度は、政府が責任をもつほかの領域と同様に、財源カットに直面する可能性がある。最近のOECD調査では、多くの諸国が景気循環の先を読み取り将来の圧力を緩和するために利用可能な余剰生産能力を十分に温存していることを示唆している。このことは、第2章で提起する「医

療支出の増加に歯止めをかける政策」についての広範な質問を提起する。

　医療財に関する支出（主に医薬品）も、大部分のOECD加盟国で急激に増加しており、医療支出全体のなかでその比率をますます高める傾向にある。1993年以来、総保健医療支出の伸びが年間3.9％であるのに対し、医薬品支出の伸びは平均して約4.5％であった。2008年には、医薬品支出は総保健医療支出の約17％（GDP比1.5％）を占めた。医療財の消費は、平均すると、入院や外来診療と比べて、医療支出に占める比率が小さいため、医療支出の全体的な伸びへの寄与も小さく、概して総医療支出の伸びの約5分の1程度である。

　これについてもやはり、国によって多くの違いがある。医薬品支出の伸びは低所得国において比較的高い傾向があるものの、入院や外来診療の伸びを下回る傾向がある。したがって、全体的な医療支出に占める医薬品支出の比率は低下する傾向が認められる。たとえば、カナダなど一部の高支出国では、医療財は、医療支出増加の主たる推進要因であり、医療支出全体の伸びのほぼ3分の1にもなる。米国、オーストリア、フランスも、医薬品支出の伸びが比較的高いことが観察されている。これは日本やドイツとは対照的である。両国では価格規制がより厳しく、また、ジェネリック処方を推進する動きが大きな影響を与えている。

第4節　医療支出の増加要因

　医療支出の伸びの推進要因を特定し、それらの個々の影響を数値化しようとする調査は数多くおこなわれている（Newhouse, 1992; OECD, 2006; Dormont *et al.*, 2006; Smith *et al.*, 2009）[6]。これらの決定因子のうち、とくに、高齢化社会、国民所得の増加、相対的な医薬品価格、技術革新が注目されている。医療サプライと「予防的医療」の役割は、とくに米国で検討されているが、取るに足りないものと考えられている。調査の大半は、成長会計分析のフレームワークを用いている（Denison, 1962参照）。この広範なフレームワークのなかで、ニューハウス（Newhouse, 1992）は1940年から1990年の間の医療支出の伸びに対する既知の因子による寄与を推定し、説明のつかない残差の大半が医療技術の変化に起因していると仮定している。ニューハウスやほかの研究者による最近のデータを利用した先行研究による推定を見直した最新の研究は、医療支出の増加の4分の1から2分の1が技術革新に起因する可能性があることを示している（Smith *et al.*, 2009）。

　この研究によれば、過去の医療支出の伸びに対する高齢化要因の影響はささやかなものと思われる。高齢化による医療支出の増加は、1960年から1990年までの期間の総保健医療支出における増加分の6.5％から9％に及んでいるが、結果は推計方針、データの種類、調査対象の国および期間に左右される（OECD, 2006; Dormont *et al.*, 2006; Smith *et al.*, 2009）[7]。所得変動はすべての調査において医療支出の伸びに大きく寄与すると考えられており、医療支出の所得弾力性（一般に、0.6から1.0の間で評価される[8]）に関するデータや仮定に応じて28％から58％に及んでいる。

医療財に関する物価上昇は、測定上の問題により、必ずしも調査モデルに含まれるとはかぎらない。しかし、スミス他（Smith et al., 2009）は、医療の生産性上昇に関する二つの代替的仮定に基づき、支出の伸びに対する医療財価格の影響は5％から18％に及ぶと推測している。技術進歩による寄与は、ほかの要因が示すそれぞれの寄与がすでに推測されている場合に、残差として測定されることが多い。ニューハウス（Newhouse, 1992）による初期の推定では、医療支出の伸びの50％から75％が技術進歩に起因していた。1960年から2007年にわたる米国のデータに基づくより最近の推定では、技術進歩による医療支出の伸びは、選択的な作業仮説に応じて27.4％から48.3％に及んでいる（Smith et al., 2009）。ドルモン他（Dormont et al., 2006）は、マイクロデータ（個票データ）を検討し、ある一定の罹患率という条件ではあるが、「医療行為の変化」が1992年から2000年にフランスにおける医療支出の伸びの約4分の1を説明できるとしている。

疫学的パターンの変化も医療支出の増加の考えられる寄与要因と指摘されてきた。従来、治療不可能であるかうまく治療できない疾患の長期治療への可能性ともあいまって、感染症を予防することが、結果的に慢性疾患が医療支出でより高い比率を占めるようになった。しかし、人口動態学的効果や技術・診療を通じてもたらされたサービス量を調整する場合には、全体的な効果はごくわずかと考えられる。実際、2003年から2033年のオーストラリアにおける医療支出の予測は、予想される年齢調整後の罹患率の変化が心臓血管疾患やがんなどの疾病分野において実際に好ましい効果があったものの、糖尿病の劇的な増加により相殺されたことを示唆した（AIHW, 2008）。

第5節　財政的持続可能性は将来的に問題になるだろうか

医療と介護に関する公的支出は2007年に平均してGDPの約7％に達した。上述したように、医療支出が費用を上回る便益をもたらすことによって費用に見合う十分な価値を与えることを示すだけでは十分ではない。財政状況が、支出を賄うのに十分な資金を調達できないような場合には、社会的に望ましい支出は削減されることになるだろう。本節では、公的支出における長期予測を検討し、次節で、どの程度の財政状況が多くの諸国をこの不幸な状態にしているのかを検討する。

最新のOECD予測は、医療と介護について起こりうる傾向をある程度示している。二つの要素を牽引する要因がいくぶん異なることから、予測はこれらの要素のどちらについても別個におこなわれた。その結果、医療と介護に関する公的支出がほぼ現在の水準の2倍に上昇する可能性があることを示唆している（図1.8）。この予測では、残差（技術進歩と称されることが多い）の伸び[9]が変化しないと仮定した場合、2005年のGDPの約7％から2050年の約13％にまでに上昇する。また、政府が「残差」の規模を予測期間中に半分に減らすことに成功した場合でも、公的な医療と介護の支出は、GDPにおいて3.5パーセントポイントの増加を示し、約10％に達すると予想される。

これまで論じてきたように、このような増加にはいくつかの原因がある。人口の年齢構造変化に

図 1.8　医療と介護に関する公的支出の予測（2005～2050年）

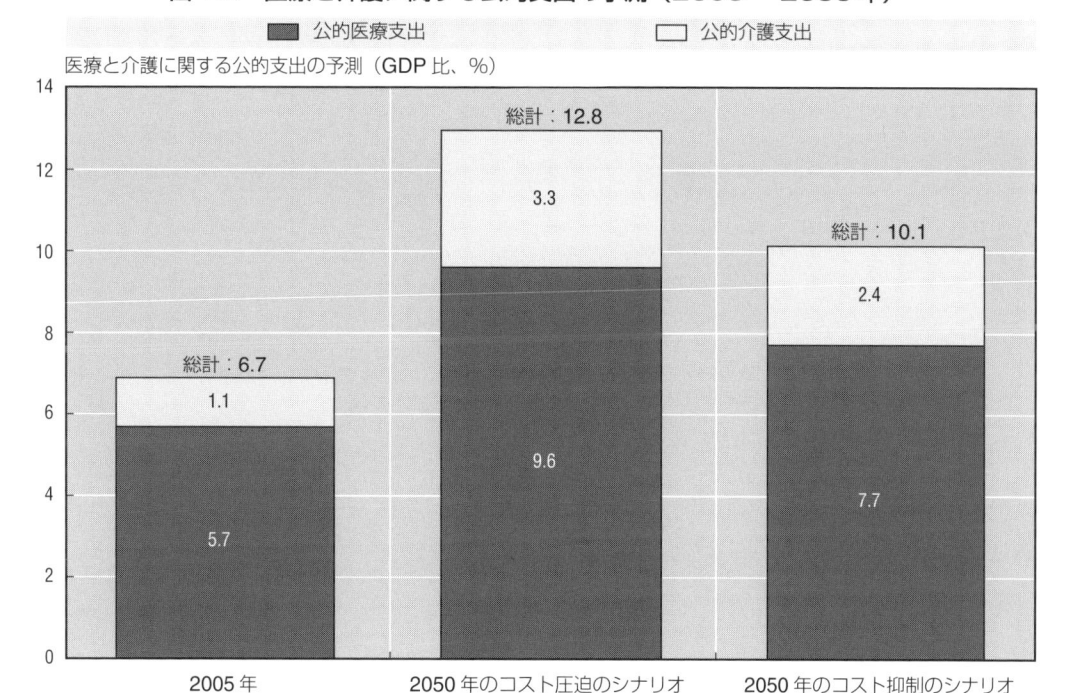

■ 公的医療支出　　□ 公的介護支出

医療と介護に関する公的支出の予測（GDP比、％）

- 2005年：総計 6.7（公的医療支出 5.7、公的介護支出 1.1）
- 2050年のコスト圧迫のシナリオ：総計 12.8（公的医療支出 9.6、公的介護支出 3.3）
- 2050年のコスト抑制のシナリオ：総計 10.1（公的医療支出 7.7、公的介護支出 2.4）

出典：OECD（2010a）。

StatLink：http://dx.doi.org/10.1787/888932319231

ついては、医療費が加齢にともなって上昇することから、人口に占める高齢者の比率の上昇は費用への上昇圧力となる。しかし、高齢者層における個人ごとの平均費用は二つの理由により時間とともに減少するだろう。第一に、予測は寿命の延長を前提としているため、死亡直前の期間における高い費用を将来に先送りする。第二に、寿命の延長が健全なものであると仮定するため、人口高齢化による影響も引き下げられる。

　高齢化にともなう影響は介護に関して大きなものとなる。介護への依存は人口に占める高齢者の比率が上昇するのにつれて増加する傾向がある。この影響は、「健全な高齢化」という仮定に基づいて寿命が延長するので、高齢者層に占める被介護者の比率が低下するという可能性によっていくぶん緩和される。人口動態学的要因によらない付加的な影響もある。支出は起こりうる「費用のかかる病（cost disease）」効果――介護サービスの生産性上昇の余地が一層限定されるため、介護の相対価格が経済の平均生産性上昇率に呼応して増加する――によって押し上げられる可能性が高い。

　これらの平均的結果は各国間の著しい違いを覆い隠す。費用抑制シナリオでは、あるグループの諸国は、2005年から2050年の期間においてGDPの4％かこれを上回る医療・介護支出の増加を示し、突出したグループとなる。このグループには高齢化が急速に進んでいる諸国（イタリア、日本、スペイン）、人口構成の劇的な変化に直面する諸国（韓国、メキシコ、スロバキア）、現在、労

第1章　保健医療支出の財政的持続可能性：医療における費用に見合う価値

表1.1　医療と介護に関する公的支出のOECD予測と各国予測、2005〜2050年

		各国予測					OECD予測（2006年）		
	情報源	セクター	参考年	対GDP比（参考年）	予測年	対GDP比（予測年）	セクター	対GDP比（2005年）	対GDP比（2050年予測）[1]
オーストラリア	Treasurer of Common-wealth of Australia	公的医療	2009-10	4.0%	2049-50	7.1%	公的医療	5.6%	7.9%／9.7%
		すべての高齢者に対する公的介護		0.8%		1.8%	公的介護	0.9%	2.0%／2.9%
ベルギー	Conseil Superieur des Finances – CEV	公的医療	2008	6.1%	2050	8.6%	公的医療	5.7%	7.2%／9.0%
		公的介護		1.2%		2.5%	公的介護	1.5%	2.6%／3.4%
カナダ	Parliamentary Budget Officer	公的医療	2007	6.8%	2050-51	10.9%	公的医療	7.0%	8.4%／10.2%
							公的介護	1.2%	2.4%／3.2%
フランス	Le Sénat	すべての人々の健康	2000	9.3%	2050	17.4%／19.4%	公的医療	7.0%	8.7%／10.6%
	DREES	すべての人々の健康	2004	10.4%		14.9%／22.3%	公的介護	1.1%	2.0%／2.8%
ドイツ	Federal Ministry of Finance	法定健康保険	2006	6.3%	2050	7.8%／8.5%	公的医療	7.8%	9.6%／11.4%
		介護保険		0.8%		1.7%／2.3%	公的介護	1.0%	2.2%／2.9%
イタリア	Ministero dell'Economia e Delle Finanze	公的医療	2008	-7.0%	2050	9.0%	公的医療	6.5%	7.9%／9.7%
							公的介護	0.6%	2.8%／3.5%
日本	厚生労働省	公的医療	2004	7.1%	2025	11.2%	公的医療	6.0%	8.5%／10.3%
		公的介護		1.4%		3.6%	公的介護	0.9%	2.4%／3.1%
韓国	Yonsei Uni./Gachon Uni.	公的医療	2005	3.1%	2050	4.9%	公的医療	3.0%	6.0%／7.8%
							公的介護	0.3%	3.1%／4.1%
オランダ	Ministry of Health, Welfare and Sport	公的医療・公的介護	2009	9.7%	2050	26.1%	公的医療	5.1%	7.0%／8.9%
							公的介護	1.7%	2.9%／3.7%
スイス	Federal Finance Administration FFA	公的医療	2005	4.4%	2050	5.8%	公的医療	6.2%	7.8%／9.6%
		公的介護		0.5%		1.4%	公的介護	1.2%	1.9%／2.6%
英国	HM Treasury	公的医療	2009-10	-8.1%	2049-50	-10.2%	公的医療	6.1%	7.9%／9.7%
		公的介護		-1.3%		-2.1%	公的介護	1.1%	2.1%／3.0%
米国	CBO	メディケア・メディケイド	2009	5.0%	2035 (2080)	10% (17%)	公的医療	6.3%	7.9%／9.7%
							公的介護	0.9%	1.8%／2.7%

1. 二種類のシナリオ（「コスト圧迫」および「コスト抑制」）に基づいて、GDPに占めると予測される割合（％）。

出典：オーストラリア："Intergenerational Report. Australia to 2050: Future Challenges", Treasurer of the Commonwealth of Australia. January 2010。ベルギー：Rapport Annuel, Comité d'Étude sur le Vieillissement, Conseil Supérieur des Finances, June 2009。カナダ："Fiscal Sustainability Report", Office of the Parliamentary Budget Officer, February 2010。フランス："Les déterminants macroéconomiques des dépenses de santé : comparaison entre quelques pays", annexe au rapport Vasselle : Rapport du Sénat sur l'assurance maladie, 2004。ドイツ："Second Report on the Sustainability of Public Finances", Federal Ministry of Finance, June 2008。イタリア："Le tendenze di medio-lungo periodo del sistema pensionistico e socio-sanitario – aggiornamento 2008", Ministero dell'Economia e Delle Finanze – Ragioneria Generale dello Stato, 2008。韓国："Forecasting Future Public Health Expenditures in Consideration of Population Ageing", 2009。日本：「社会保障の給付と負担の見通し」（厚生労働省2004年4月）("Future Prospect of Social Security Expenditure and Contributions", MHLW, May 2004)。オランダ：Ministry of Health, Welfare and Sport / Youth and Families, 2010。スイス：Switzerland: "Long-term Sustainability of Public Finances in Switzerland", Federal Finance Administration, April 2008。英国："Long-term Public Finance Report: An Analysis of Fiscal Sustainability", HM Treasury, December 2009。米国："The Long-term Budget Outlook", Congressional Budget Office, June 2009。OECD予測："Projecting OECD Health and Long-term Care Expenditures: What Are the Main Drivers?", OECD Economics Department Working Paper No. 477, February 2006。

働力参加が低く公的な介護サービスの需要が大幅な増加に直面する可能性のある諸国（イタリア、アイルランド、スペイン）が含まれている。それとは対照的に、高齢化プロセスが成熟期にあり、すでに医療・介護支出が GDP に対して比較的高い割合を占めているスウェーデンでは、もっとも低い水準にある GDP の 2％を下回る伸びにとどまっている。

感度分析は不確実性をともなうにもかかわらず、主要な点においては非常に頑健な結果を示す。たとえば、「健全な高齢化」を仮定すると、寿命の変化は支出にわずかな影響しか及ぼさない。しかし、高い労働力参加が「非公式（無償）の」介護能力を引き下げるにつれて、介護の支出予測は、労働年齢人口の労働市場への将来的な展望に敏感になるだろう。現在は、労働市場への参加率が低い諸国において、参加率の高い諸国の水準へ集約するようなシナリオでは、平均して GDP の 1％から 2％（一部の諸国においてはそれ以上）の介護支出が上昇することになる。

本調査結果を多くの国家の公的支出の長期予測と比較対照することは興味深い[10]。表 1.1 は、いくつかの OECD 諸国についての OECD による調査結果と併記して、最近の国家予測の結果を示したものである。この表は、OECD による調査と同様に、モデルの大半は異なった前提に基づくさまざまなシナリオを示している。たとえばドイツの場合は、財政の持続可能性に関して、比較的有利な条件と不利な条件とに基づき二つの予測結果が示されている。表に掲載されている予測は主としてベースラインのシナリオである。医療と介護の支出総計は定義と出発点において OECD 調査とは異なる可能性があり、そのため、直接比較できない可能性があることにも留意しておく必要がある。医療支出に関する国家予測は、人口構成、労働力および生産性の変化についてのさまざまな前提に加え、さまざまな保健や政策計画も考慮に入れる可能性がある。

各国の結果から明確にわかることは、GDP に占める医療費の比率の伸びに関する長期予測の範囲がフランスやオランダによる予測では大幅に高かったのに対し、ドイツ、イタリア、韓国、スイスおよび英国などの諸国においては、2％以下であったことである。大多数の OECD 諸国についても、GDP に占める医療費の長期予測は OECD 調査による予測範囲とそれほど違わないようである。

第 6 節　財政的持続可能性は現在において問題があるか

将来の政府の政策が医療に関する財政支出にどのような影響を及ぼす可能性があるかを判断する場合には、総財政支出に占める医療費の比率の高まりを考慮に入れなければならない。現在の景気低迷期までの数年間において、財政支出の対 GDP 比は 1995 年の約 46％から 2007 年の 41％にまで大幅に低下した（詳細については、Joumard *et al.*, 2010 を参照）。これは総財政支出の収縮というより、同じ期間中に財政支出を上回るペースで増加した GDP 総計に起因する可能性がある（OECD, 2009b）。ポルトガルと韓国の 2 か国においてのみ、財政支出の対 GDP 比の増加がみられた。同じ期間中に、医療に割り当てられた財政支出の比率は平均して総財政支出の約 12％から 16

％にまで上昇しており、比率に変化がなかったのはハンガリーだけであった。

幅広い視点から見て、2008年にはじまった現在の景気低迷は、規模とタイミングの双方において世界的規模であったという点で、近年のほかの不況とは明らかに異なっている。ほぼすべてのOECD加盟国がこの不況による影響を受けている。最新の『OECD経済アウトルック（*OECD Economic Outlook*）』（OECD, 2010b）は、2009年にはOECD諸国のGDPが3.3％低下したと記述しており、2010年についても大半の諸国について低成長であるとしか予測していない。

2010年を通した不況からの回復の大部分は、新たな基礎となる消費者需要の誘発よりも脆弱な経済を支える目的で多くのOECD加盟国政府によって導入された先例のない緊急経済対策によって牽引されてきたものである。そのような大規模な政府施策の結果は、不況による自動的な効果（主に歳入に対する）とともに、大部分のOECD加盟国の財政状態が2009年の政府赤字の急増によって大幅に悪化したことを示した。これらの赤字は依然として2010年のOECD諸国全体のGDPの約8％を占めると予測されており、2011年にわずかに改善が予測されるのみである。OECD諸国全体に関するGDPに対する政府債務残高の比率は、金融危機前の2007年における70％を少し上回る比率から、2011年には100％まで上昇することが見込まれている。

政府債務残高の高さは予算環境と財政的持続可能性に関する懸念をもたらしており、各国政府が刺激策主導の回復を弱体化させることなく、債務残高水準の引き下げに着手するための代替戦略を慎重に検討する必要があることを示している。そのため、中期的には、長年練られてきた改革、つまり効率改善策または実際に支出削減の実施を組み合わせることによって公的支出に対する圧力が高まる可能性が高い。

過去の不況からの教訓は、長期間にわたる経済全体の「緊縮」が債務整理によって不況の開始から数年間続き、また、経済が再び成長を開始するのでその後も成長が継続する可能性が高いことを示している（Mckinsey Global Institute, 2010）。したがって、現在の景気低迷における政府債務残高の高い比率は、デレバレッジング（借入依存度の低減）の開始を遅延させ、最初の数年間のGDPに占める医療費の比率の急増を招き、より長期にわたる債務削減が続く可能性がある。

6.1　医療支出の抑制圧力はどこでもっとも強くなるか

以下の二つの基準は、公的医療支出の抑制圧力がどこでもっとも強くなる可能性があるかを特定するのに役立つ。

- 第一に、債務水準が高いか公的部門の赤字が全体的に大きい諸国は、債務水準が低くGDPに占める債務比率が小さい諸国と比べ、公共支出と財政的持続可能性についてより関心が強くなる可能性が高い。
- 第二に、医療支出が総財政支出の大きな部分を占めるか、一般財政支出がGDPの大きな比率

保健医療支出の財政的持続可能性：医療における費用に見合う価値　第1章

図 1.9　GDP に占める政府総債務と一般政府財政バランス（2011 年予測）

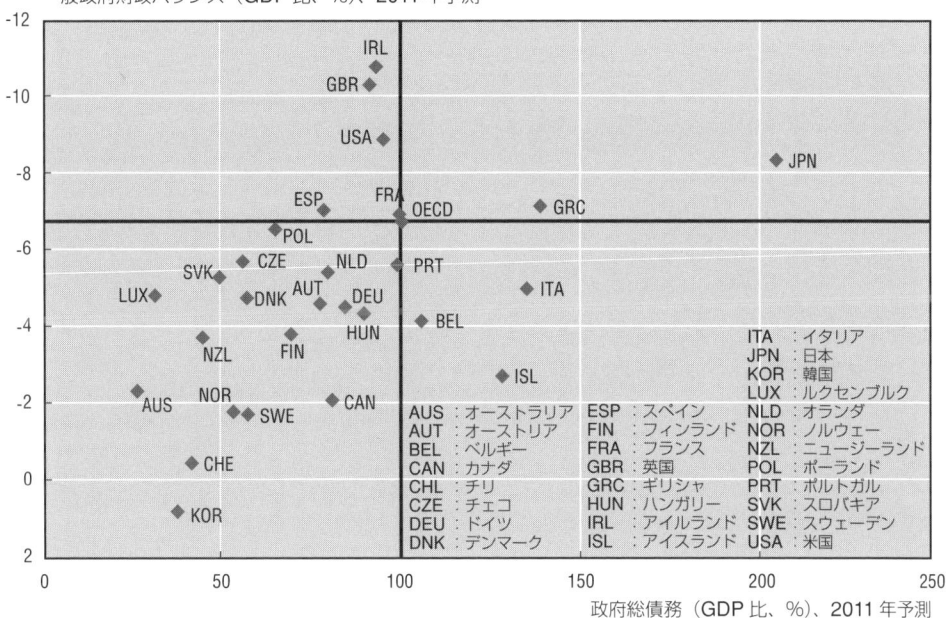

一般政府財政バランス（GDP 比、%）、2011 年予測

（散布図：横軸　政府総債務（GDP 比、%）、2011 年予測）

AUS	オーストラリア
AUT	オーストリア
BEL	ベルギー
CAN	カナダ
CHL	チリ
CZE	チェコ
DEU	ドイツ
DNK	デンマーク
ESP	スペイン
FIN	フィンランド
FRA	フランス
GBR	英国
GRC	ギリシャ
HUN	ハンガリー
IRL	アイルランド
ISL	アイスランド
ITA	イタリア
JPN	日本
KOR	韓国
LUX	ルクセンブルク
NLD	オランダ
NOR	ノルウェー
NZL	ニュージーランド
POL	ポーランド
PRT	ポルトガル
SVK	スロバキア
SWE	スウェーデン
USA	米国

出典：OECD（2010b）。

StatLink：http://dx.doi.org/10.1787/888932319250

図 1.10　一般政府総支出に占める公的保健医療支出の割合、2008 年

一般政府総支出に占める公的保健医療支出の割合（%）、2008 年

（散布図：横軸　GDP に占める一般政府総支出の割合（%）、2008 年）

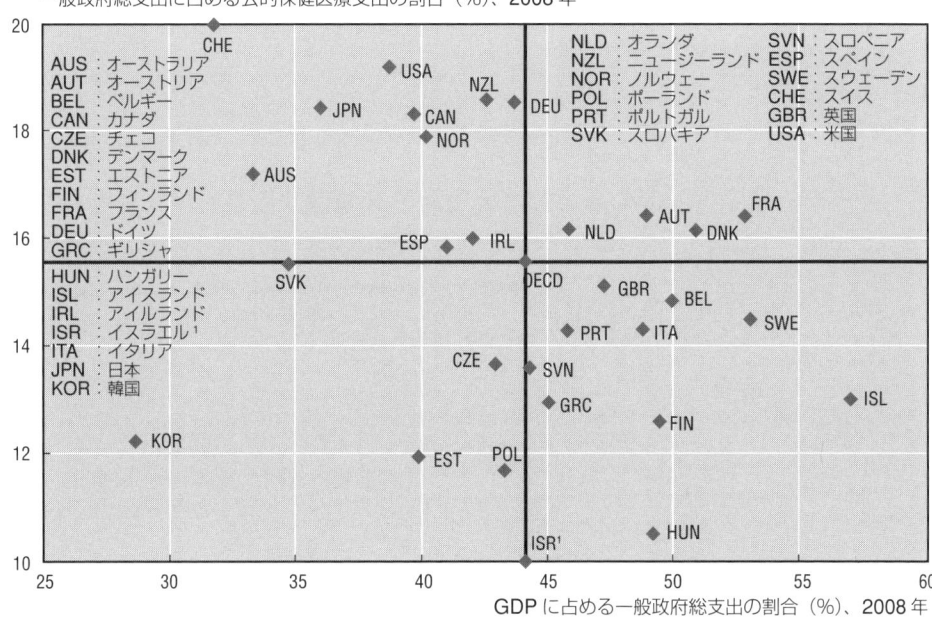

1. イスラエルの統計データは、イスラエル政府関係当局により、その責任の下で提供されている。OECD における当該データの使用は、ゴラン高原、東エルサレム、及びヨルダン川西岸地区のイスラエル入植地の国際法上の地位を害するものではない。

出典：OECD（2010a）。

StatLink：http://dx.doi.org/10.1787/888932319269

を占める諸国。

最近の出来事は、第一の基準が、上述の通り、財政的持続可能性の問題に関連しているため、より緊急の重要性がありうることを示している。債務水準が高く赤字が大きい諸国は支出増加を賄うのに大きな困難に直面する可能性がある（図1.10の右上部分）。

第二の基準は、経済的持続可能性の基準に基づき公的医療支出のさらなる増加の範囲を判断するうえで非常に重要である。経済における公的支出の全体水準と医療支出に配分される比率の両方を考慮に入れると、図1.10の右上部分に該当する諸国のほうが、左下部分にある諸国と比べて、医療支出に関する懸念があるといえる（すでに多くの支出をおこなっている諸国において歳入を高めることは一層困難であること、また、医療に関する公的支出の比率が大きいほど、医療は公的支出の制限によって影響を受ける可能性が高いという仮定に基づく）。この主張は課税・公的支出に対する姿勢や、医療が公共政策において有している政治的優先権など、ほかの多くの要因によって修正することができる。

財政状況がとくに脆弱な諸国（すなわち、OECD平均以上）は、英国、アイルランド、米国、ギリシャ、フランス、日本、また程度は劣るものの、ポルトガル、イタリア、スペインである（図1.9参照）。公的医療支出がGDPの大きな比率を占める諸国（すなわち、対GDP比で平均公共支出を上回り、対総公的支出比で平均医療支出を上回る）は、より強力な圧力に直面する可能性がある（オーストリア、デンマーク、フランス、ドイツ、オランダ）。さらに、医療支出がすでに総公的支出のかなりの比率を占める諸国は、医療の提供全般を一層強化するためにまったく別の課題に直面する可能性がある。

第7節　どうすれば医療制度の経済的持続可能性を確保することができるか

本章の序論において指摘したように、医療制度の持続可能性と効率に関する目標は密接に関連している。医療制度をより効率的で効果的にすることは、医療サービスに対して高まる需要と公的資金の制限を調整する数少ない方法のひとつである。最近のOECDの調査は、OECD諸国の医療制度の非効率の程度と生産性上昇の範囲を調査している（Jourmard *et al.*, 2008, 2010）。医療支出の効率性の程度の予測は、医療支出によってもたらされる考えられる健康状態の向上として定義される健康アウトカムに基づいている。交絡変数を考慮して一定の水準の医療支出に関してより長い平均寿命を達成した国は、他国より効率的であると判断される。

その結果が示すのは、OECD諸国の医療制度全体にわたって効率向上の相当な余地があることである。実際、各国が最善の効率達成国と同じくらい効率が向上すれば、出生時平均寿命は平均して2年以上引き上げられる可能性がある。比較として、医療支出がさらに10％増加した場合、平

均寿命は3〜4か月しか延びず、測定される非効率の程度は変わらない。マクロレベルのアプローチにつきものの制約にかかわらず、結果は仕様および推定法の変化に対して頑健であるといえる。

制度全体の（アウトカムに基づく）効率予測と、病院で用いられることが多い（アウトプットに基づく）効率性指標（平均入院期間や病院の救急用病床の稼働率など）の間の相関は、きわめて低い。これは、医療アウトプットは、一部の下位部門では非常に効率よく産出されているが、公衆の健康状態には依然としてほとんど影響がないことを示している。また、そのような結果は、入院診療部門における高い業績が医療制度のほかの下位部門における非効率性によって相殺されること、または調整問題が下位部門全体に存在することを示唆する可能性がある。

より詳細な調査によれば、各国に関する医療制度全体の効率性が医療の質に関する指標（入院診療部門における回避可能な入院率など）とよりよく関連していることを示している。医療の質に関する指標は依然として国全体に広く適用されていないものの、生産効率が高い諸国は、医療の質が高い傾向がある。

最後に、OECDの調査は、より高く測定された効率性が厳選された制度的取り決めと関連していたかどうかを検討した。調査のこの局面において、OECD事務局による最近の研究（Joumard et al., 2010）は個々の国に帰属する制度的特徴を確認し、同様の制度的取り決めおよび市場や規制上のインセンティブをもつ諸国のグループを識別するのにつながった（Paris et al., 2009）。

その結果、一貫して効率性が良好であったサブグループはなかったことが示されている。実際、多くの場合においてグループ内の差異はグループ間の差異より大きいと思われる。そのため、公衆の健康状態を費用対効果の高い方法で改善するうえで、別の種類の医療制度と比べて系統的にうまく機能する単一の種類の医療制度はないと考えられる。実際、OECD加盟国は、市場を対象とした規制とそれ以外の規制といったまったく異なる組み合わせを採用しており、すべての医療制度に影響を及ぼす市場の失敗を修正するためのさまざまな政策を必要としている。別の言い方をすれば、政策立案者にとって重要なのは、医療制度の種類というより医療制度がどのように運営されるかということである。

第8節　結論

医療支出の便益が費用を上回る場合、医療制度は経済的に持続可能であるといえる。しかし、財政的制約が拘束力をもつことがあるため、便益と費用という観点のみでは医療制度の全体的な持続可能性を確保するには必ずしも十分ではない。本章は、医療支出がここ数年、多くのOECD加盟国（ただし、すべてではない）において急速に上昇してきたことを示している。このことは、医療制度が経済的に持続不可能となったことを意味するのだろうか。本章はこの質問を系統立った方法で評価する試みをおこなわないものの、「おそらくそうではない」がもっとも適切な答えであると

考える。医療制度は、医療支出から判断する主要な側面（アクセス、質、反応性など）の多くにおいて、健康の真の改善を実現しつつある。医療制度が引き続きそのような改善を達成していくかぎり、一層の支出に対する将来の需要を満たすことは経済的に望ましいことであろう。しかし短期的には、国家財政の著しい悪化は、財政の持続可能性が一部の諸国において問題であることを意味している。第2章では、今後、各国が医療制度において費用に見合う価値を達成するのに利用できる政策の選択肢だけでなく、短期的に財務面の理由から支出を管理する必要のある諸国にどのような選択肢が利用できるかについても評価する。

注記

1. 明確な目標（有効性）の達成水準を定義すること、または医療制度や目標（効率）の達成のために投資された財源ごとの関連性を測定することによって、いくつかの代替的な枠組みが医療制度の機能を評価するために構築されてきた（WHO, 2000; Roberts et al., 2004）。これらの枠組みは、医療制度自体に関して、または医療政策に関して、さまざまな目標を提案しているが、すべては同じ政策課題を広く反映したものである。
2. 実際には、公的および民間支出は密接に関連している。たとえば、医療費の共同負担契約の仕組みを有する諸国では、医療に対する公的支出の増加は、それにともなって民間支出の上昇にもつながる。各国間の経時的な医療支出の傾向とパターンを適切に理解するためには、支出の公的要素と民間要素を同時に検討する必要があるかもしれない。つまり、「民間」支出を公的支出と何らかの形で根本的に異なるものとして扱うのは、広範な各国間の分析の目的上、誤解を招きかねない。
3. 先に述べた、一部の諸国における外来支出の増加や、慢性疾患患者数の増加により外来診療を改善する必要性があるにもかかわらず、それぞれ、外来および入院診療に割り当てられる支出の平均的比率が過去10年間、概して変わっていないことは注目に値する（Hofmarcher et al., 2007）。
4. しかし、このようなシフトは規制問題を反映していると思われる。米国における公的支出は主にメディケア関連であり、価格は厳格に管理されている。したがって、治療介入の価格の統制がなく、民間保険会社の価格の上昇がかなり反映される外来診療へと患者をシフトするのは病院のためである。
5. 医療支出の伸びと支出構造の間の関係は複雑なことがある。入院診療から外来診療への移行は治療の平均費用を引き下げることが見込まれる一方、1992年から2007年の世界全体の総保健医療支出に占める入院診療に関する医療支出の比率の変化と、同じ時期の総（および公的）医療支出の1人あたりの実質成長率の間には有意な相関がない。
6. 使用されたデータは、米国（Newhouse, 1992; Smith et al., 2009）とフランス（Dormont et al., 2006）に関するものである。予測の基礎となるデータの期間は、ニューハウス（Newhouse, 1992）については1960年から1990年、スミス他（Smith et al., 2009）については1960年から2007年、ドルモン他（Dormont et al., 2006）については1992年から2000年である。これらの期間にわたり、人口の相対的な高齢化はほとんどなかった。
7. 米国に重点を置いた調査に関して、これは調査対象の早期のほとんどにおいて、ベビーブーム世代が米国人口の平均年齢の低下につながったという事実を反映している可能性がある。

8. スミス他（Smith et al., 2009）は、1人あたりの実質医療支出と1人あたりの実質GDP間の未加工または未調整の弾力性が1.4から1.7でより高いことを説明する。しかし、この「支出弾力性」は純粋な所得効果だけでなく、技術、保険や医薬品価格など、1人あたりの実質GDPと相関性がある医療支出に影響を及ぼすほかの要因も反映している。純粋な所得効果の推定を導き出すために用いられたモデルは、1960年から2007年に関して1.0という残りの（部分的な）支出弾力性をもたらす。医薬品価格の上昇（富裕諸国ではさらに高くなると考えられる）を考慮に入れると、所得弾力性は医薬品価格の上昇に関する仮定に応じて0.6から0.9の範囲にさらに引き下げられる。
9. 医療支出の推進要因に関する第4節を参照。二つの主要なシナリオはコスト圧力シナリオとコスト抑制シナリオと称される。
10. 『2009年高齢化レポート：EU27か国に関する経済および予算予測（2008年～2060年）(*2009 Ageing Report: Economic and Budgetary Projections for the EU-27 Member States, 2008-2060*)』（European Commission, 2009）は、公的医療支出を予測する場合の人口構造の変化、健康状態および国民所得に関する需要重視の影響を検討した。OECD予測で用いられた仮定に基づく技術進歩の検討は、純粋な人口学的シナリオに重大な影響を及ぼし、OECDの結果と同様の予測を生み出している。

参考文献

AIHW（2008）, "Australia's Health 2008", Australian Institute of Health and Welfare.

Castoro, C., L. Bertinato, U. Baccaglini, C.A. Drace and M. McKee（2007）, "Policy Brief – Day Surgery: Making it Happen", World Health Organisation on behalf of the European Observatory on Health Systems and Policies, Copenhagen.

Colombo, F. and D. Morgan（2006）, "Evolution of Health Expenditure in OECD Countries", *Revue française des affaires sociales*, April-September.

Congressional Budget Office（2009）, *The Long-term Budget Outlook*, United States.

Conseil Supérieur des Finances（2009）, "Comité d'Étude sur le Vieillissement", Rapport Annuel, Belgium.

Denison, E.F.（1962）, "The Sources of Economic Growth in the United States and the Alternatives Before Us", Committee for Economic Development, New York.

Dormont B., Grignon M. and H. Huber（2006）, "Health Expenditure Growth: Reassessing the Threat of Ageing", *Health Economics*, Vol. 15, pp. 947-963.

European Commission（2009）, "2009 Ageing Report: Economic and Budgetary Projections for the EU-27 Member States（2008-2060）", Joint Report prepared by the European Commission（DG ECFIN）and the Economic Policy Committee（AWG）.

Federal Finance Administration（2008）, "Long-term Sustainability of Public Finances in Switzerland", Switzerland.

Federal Ministry of Finance（2008）, "Second Report on the Sustainability of Public Finances", Germany.

HM Treasury（2009）, "Long-term Public Finance Report: An Analysis of Fiscal Sustainability", United Kingdom.

Hofmarcher, M.M., H. Oxley, and Elena Rusitcelli（2007）, "Improved Health System Performance Through Better Care Coordination", OECD Health Working Paper, No. 30, OECD Publishing, Paris.

Huber, M. and E. Orosz（2003）, "Health Expenditure Trends in OECD Countries, 1990-2001", *Health Care*

Financing Review, Vol. 25, pp. 1-22.

Joumard, I., C. André, C. Nicq and O. Chatal (2008), "Health Status Determinants: Lifestyle, Environment, Health Care Resources and Efficiency", OECD Economics Department Working Paper, No. 627, OECD Publishing, Paris.

Joumard, I., C. André, C. Nicq and O. Chatal (2010), "Health Care Systems: Efficiency and Institutions", OECD Economics Department Working Paper, No. 769, OECD Publishing, Paris.

McKinsey Global Institute (2008), "Accounting for the Cost of U.S. Health Care: A New Look at Why Americans Spend More", MGI report.

McKinsey Global Institute (2010), "Debt and Deleveraging: The Global Credit Bubble and its Economic Consequences".

MHLW (2004), "Future Prospect of Social Security Expenditure and Contributions", Japan.

Ministero dell'Economia e Delle Finanze (2008), "Le tendenze di medio-lungo periodo del sistema pensionistico e socio-sanitario – aggiornamento 2008", Ragioneria Generale dello Stato, Italy.

Ministry of Health (2010), "Welfare and Sport/Youth and Families", the Netherlands.

Newhouse, J.P. (1992), "Medical Care Costs: How Much Welfare Loss?", *Journal of Economic Perspectives*, Vol. 6, pp. 3-21.

OECD (2006), "Projecting OECD Health and Long-term Care Expenditures: What Are the Main Drivers?", OECD Economics Department Working Paper, No. 477, OECD Publishing, Paris.

OECD (2009a), *Health at Glance – OECD Indicators*, OECD Publishing, Paris.(『図表でみる世界の保健医療OECDインディケータ（2009年版）』OECD編著、鐘ヶ江葉子訳、明石書店、2010年）

OECD (2009b), *Government at a Glance 2009*, OECD Publishing, Paris.(『図表でみる世界の行政改革：政府・公共ガバナンスの国際比較』OECD編著、平井文三訳、明石書店、2010年）

OECD (2010a), *OECD Health Data 2010 – Statistics and Indicators for 30 Countries*, OECD Publishing, Paris.

OECD (2010b), *OECD Economic Outlook*, No. 87, OECD Publishing, Paris, June.

Office of the Parliamentary Budget Officer (2010), "Fiscal Sustainability Report", Canada.

Paris, V., M. Devaux and L. Wei (2009), "Health Systems Institutional Characteristics: A Survey of 29 OECD Countries", OECD Health Working Paper, No. 50, OECD Publishing, Paris.

Rapport du Sénat sur l'assurance maladie (2004), "Les déterminants macroéconomiques des dépenses de santé : comparaison entre quelques pays", annexe au rapport Vasselle, France.

Roberts, M. *et al.* (2004), *Getting Health Reform Right: A Guide to Improving Performance and Equity*, Oxford University Press, New York.（『医療改革をどう実現すべきか：実践ガイド』マーク・ロバーツ，ウィリアム・シャオ，ピーター・バーマン，マイケル・ライシュ著、中村安秀，丸井英二監訳、ハーバード大学卒業生翻訳チーム訳、日本経済新聞出版社、2010年）

Seong, M.K. (2009), "Forecasting Future Public Health Expenditures in Consideration of Population Ageing", *Korean Journal of Health Economics and Policy*, Vol. 15 No. 2, pp. 1-20.

Smith, S., J. Newhouse and M. Freeland (2009), "Income, Insurance and Technology: Why Does Health Spending Outpace Economic Growth?", *Health Affairs*, pp. 1276-1284.

Thomson, S. *et al.* (2009), "Addressing Financial Sustainability in Health Systems", Policy summary for the Czech European Union Presidency Ministerial Conference on the Financial Sustainability of Health Systems in Europe, Copenhagen, WHO Regional Office for Europe on behalf of the European Observatory on Health Systems and Policies.

Treasurer of the Commonwealth of Australia (2010), "Intergenerational Report, Australia to 2050: Future Challenges".

WHO (2000), *The World Health Report 2000 – Health Systems: Improving Performance*, World Health Organisation, Geneva.

第 2 章

財政逼迫時の保健医療政策：
費用対効果を高める政策

　本章は、OECD 加盟国が、保健医療支出や医療制度の達成すべき目標に対する保健医療支出の影響を管理するために用いてきた政策を検討する。医療サービスの供給面では、資金投入やその対価を管理するためにマクロ経済政策が広く用いられている。また、効率性の向上を意図とした医療提供者へのインセンティブの導入も増加している。一方、需要面では、保健医療政策はまず、費用を民間部門へシフトすることに重点を置いてきた。しかし、現在は、疾病予防や情報管理を通じて医療への需要を減らし、より効果的な医療連携を促進しようとしている。本章では、「効率性を重視した長期利得」と「拙速な経費削減策」を対比して、そのリスクとトレードオフ関係を調査し検討する。

第1節　序論

　第1章では、保健医療制度にかかる費用に対する容赦のない重圧が結論として示された。しかし、第1章は同時に、利用可能で大きな影響を与えることのできる予備的生産能力があることも証明している。たとえば、各国間の保健医療支出における大きな相違が、医療アウトカムという意味で、それに相当するような成果として現れるというわけではない。そこで本章では、保健医療支出を制限する一方で、他方では（財源のより効率的な運用によって）医療サービスの量的な制限を緩和してきた厳選された政策のいくつかを詳細に調査し検討する。この調査は、歴史上もっとも深刻な景気後退の状況下で実施されたものである。財政状態は、多くの諸国で悪化している。また、OECD加盟各国政府は、現在、財政の持続可能性に関する課題により焦点を絞り込んでいる。いいかえれば、保健医療支出の起こりうる削減にどのようにして備えるのか、あるいはまた、医療へのアクセスと医療の質という目標を引き続き達成するために、保健医療制度における効率性と有効性をどのように向上するのかという課題である（第1章 Box1.1）。

　財政緊縮のための方法や効率性と有効性の改善に向けての方法についての本論の背景として、OECD事務局は改革が実施された場合の支出に関して予想される三つの経路の概要を示している（図2.1）。これらは、導入された政策とその成果に応じた経時的な保健医療支出の水準を示している。図2.1の点線が、改革を導入する前の基本シナリオを示し、実線は、三つのシナリオそれぞれの条件下における現実の支出を示している。

- 第一のシナリオでは、各国が主として一時的な支出削減政策（賃金・物価凍結または投資の遅延など）を実施すると仮定する。これらの政策は、支出が以前と同じ経路に戻ることによって比較的短期間で解除されると推定される。
- 第二のシナリオでは、同じ事例を用いながら、政府官庁は、たとえば、総賃金（aggregate wages）や物価を低水準に維持しながらも、政策変更以前と同じ傾向で成長率が増加し続ける。
- 第三のシナリオでは、たとえば、新たなコスト削減政策の導入を通じて長期的支出の伸びを抑制することを目的とするような「新たな施策」への投資が、当初は支出の増加をもたらす可能性があることを前提としている。しかし、保健医療支出の根本的な増加傾向を医療制度の効率性と有効性が高められる段階まで低下させる可能性がある。

　第一のシナリオと第二のシナリオは保健医療支出の水準に影響を及ぼすが、この影響の程度が医療制度の持続可能性に大きな影響を与える。このような種類の政策がもっとも一般的であり、また、支出を抑制するのが困難である理由を部分的に説明できるかもしれない。しかし現在の状況では、

図 2.1 保健医療支出の抑制シナリオ：改革の潜在的影響

シナリオ 1：短期的コスト抑制

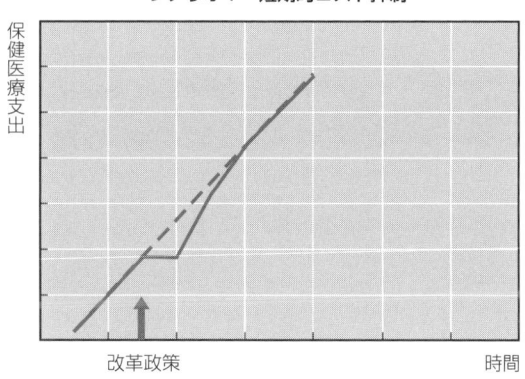

シナリオ 2：長期的コスト抑制

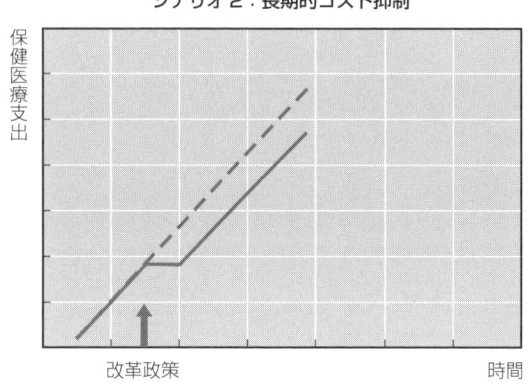

シナリオ 3：費用曲線をシフトする

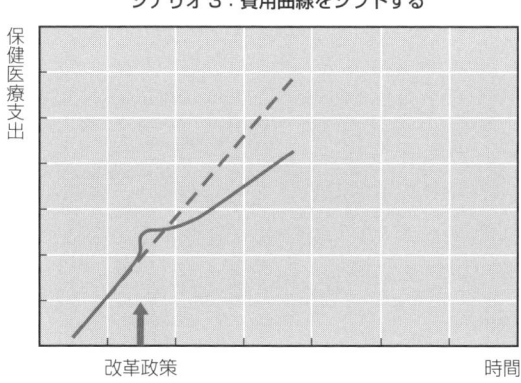

出典：OECD 事務局。

StatLink：http://dx.doi.org/10.1787/888932319668

各国は、費用曲線をシフトすると言われている「第三のシナリオ」を目標とすべきである。このような政策は、ゆっくり時間をかけて保健医療支出のより緩慢な伸びが見込まれるため、医療政策立

案者にとってもっとも魅力的な目標となる（Schoen, 2007; Shortell, 2009）。しかしながら、この第三のシナリオは少なくとも以下の4つの理由から達成するのがもっとも困難なシナリオでもある。

- 第1章で検討したように、高齢化と寿命の延長が保健医療支出への上昇圧力となる。
- 保健医療支出の増加は、かなりの部分において、技術革新の結果によってもたらされたものである。したがって、より緩慢な成長パスへ移行するためには、新たな医療技術の導入や使用を制限することや、コスト削減技術の開発者が十分に報われるように保証することが必要とされる[1]。
- 患者が受ける医療サービスの大部分を大幅に支援するかぎりでは（無料でない場合）、政府は医療サービスの過剰需要や過剰供給を回避するために適切なインセンティブを見出さねばならない。
- 政府は、保健医療産業における生産効率の継続的向上を達成する必要が求められるであろう。

本章では以下の節において、OECD諸国の保健当局が、これらの困難に対処するのに役立つ可能性のある主要政策のいくつかについて検討する。ただし、これらの政策をグループ化したり、分類したりする簡単な方法はない。しかし、これまでの保健医療政策に関する調査では、ここ数十年をふりかえると、4つの連続性のある改革の流れを確認できる（Mossialos and Le Grand, 1999; Docteur and Oxley, 2004）。

より効率的な保健医療産業へのニーズに応えるために、各国当局は、保健医療制度で計上されるインプット価格と使用量の制限をめざした政策に重点を絞った。つぎに、たとえば、予算に上限を設定することによって、医療提供者が利用可能な財源を制限する措置に進み、そして最終的には、費用負担の増加または基礎的公的保険で適用対象となるサービスの縮小などの措置によって、保健医療支出における患者の負担割合を引き上げる。これらの政策は、議論の対象となることが多いものの、導入することが技術的に容易であったため広く実施されてきた。

その後、各国は、購入者、提供者および患者のインセンティブを高めることを通じて、既存のリソースを徹底的に活用し、供給面でのミクロ効率性を重視する姿勢へと転向してきた。しかし、このような政策は、全面的に導入される前に幅広い議論と試行錯誤をもたらすような徹底した医療制度改革を必要とすることが多かった。

以下に示し、本章で検討している政策は、概ねそれらが導入された順に検討している。しかしそれらは、OECD事務局の判断で、医療サービス市場の需要側と対極にあるものとして、主として供給側に影響を及ぼすもの別に分類している。このような区別に基づく議論は、一方で以下の点を考慮に入れる必要がある。

- 本章で検討された一部の政策は、市場の需要・供給の両サイドに同時に異なる方法で影響を及

ぼしうる。
- 個々の国々における具体的な政策の影響は、いずれの政策であっても規制環境や制度的環境に左右される[2]。
- 最後に、政策間に相補性があることが多い。すなわち、ある政策は別の政策によって強化されることがあり、複数の政策の全体的影響は、個別に選択された政策の影響より強い可能性がある[3]。

第2節　政策選択の概観

政策の概略およびそれが支出に及ぼす影響と、そのほかの医療の目的とのトレードオフ関係について表2.1に示している。表2.1は、利用可能な文献や最近のOECDの調査・評価に基づく非常に大雑把な便覧である。個々の政策はさまざまな観点から評価することができる。

- **政策の影響が起こりうる傾向と規模**（表2.1の「強度」）。
- **政策を導入しうるスピード**：政策とその実施までの時間差はさまざまであり、市場が再び幅をきかせるというような予期せぬ悪影響が観察されるかもしれない（表2.1の「インパクトラグ」）。しかし、このような状況において重要な問題のひとつが、政策立案者がついついその誘惑にかられて選択してしまう短期的見通しによる方法が、非常に長期間にわたって継続された場合に、こうした方法に基づく保健医療制度がもたらす実績に悪影響を及ぼしかねないということである。
- **その他の医療目標に対する波及効果**：すなわち、アクセス、医療の質、効率性、有効性（表2.1の「目的およびトレードオフ」）。

表2.1には、個々の政策が示されており、そのすべてを十分詳細に検討することは不可能である。しかしながら、より詳細な検討はとくに有望と思われる領域のいくつかについて実施している（本書の後続章を参照のこと）。

OECD諸国は、医療アウトカム（健康状態や医療の質など）、医療インプット（支出、医療従事者および医療機器など）、プロセス（診察件数、平均在院期間など）についての総合データベースを維持管理する一方で、健康政策や制度についてのデータは大幅に不足している。OECD事務局の最新の報告書は、かなりの程度までこのギャップを埋めるのに役立っており、本書では、この報告書を活用している。健康政策、制度、規制に関する情報が、本書の要約表でも示しているように質的に向上してきている。こうした情報の質的向上が、さまざまな諸国が実施する個々の政策によって予想される影響を、これまでよりも的確に評価することを可能とするだろう[4]（Paris *et al.*,

第2章 財政逼迫時の保健医療政策：費用対効果を高める政策

表 2.1 予算抑制期間中の支出抑制に関する政策

	支出に与える影響		目的およびトレードオフ			
特徴、影響力およびトレードオフ	強度	インパクトラグ	財政保護および医療へのアクセス	医療の質	反応性	費用対効果
A 支出抑制を目標とするマクロ経済政策						
A.1 賃金物価管理（労働）	高い	短い	なし	なし／否定的	否定的	否定的
A.2 賃金物価管理（医薬品／原料）	高い	短い	なし	否定的	否定的	肯定的
A.3 投入量を管理（労働）	高い	短い	なし／否定的	否定的	否定的	肯定的／否定的
A.4 他の投入量を減らす（ハイテク／薬品）（資本投資）	中等度	短い	なし／否定的	否定的	否定的	肯定的／否定的
A.5 予算額の上限	高い	短い	否定的	否定的	否定的	肯定的／否定的
A.6 コストをプライベートセクターに移す（ユーザーによるコスト調達増加）	中等度	中等度	否定的	肯定的／否定的	肯定的／否定的	肯定的
B 効率性向上を目標とするミクロ経済政策						
B.1 需要面						
B.1 疾病予防と健康増進	低／中等度	長い	肯定的	肯定的	なし	肯定的
B.2 監視維持／トリアージ実施	中等度	長い	肯定的	肯定的	肯定的／否定的	肯定的／否定的
B.3 ケア調整、ケア／自己ケア統合	中等度	中等度	なし	肯定的／否定的	肯定的／否定的	肯定的／否定的
B.4 より良好な患者／医師関係	低い	長い	なし／肯定的	肯定的	なし／肯定的	肯定的
B.5 時間外 PC ドクター／時間外緊急サービス利用のプレッシャー除去	中等度	長い	肯定的	肯定的	肯定的	肯定的
B.2 供給面						
B.6 入院治療から外来治療への更なるシフト	やや高い	長い	否定的	肯定的	否定的	肯定的
B.7 医療サービス買収者の役割を強化	中等度	長い	肯定的／否定的	肯定的	肯定的／否定的	肯定的
B.8 病院契約、買収／支払いシステムの改善	中等度	長い	なし	肯定的／否定的	肯定的／否定的	肯定的
B.9 管理の独立性を高める	低い	長い	不明	肯定的	肯定的／否定的	肯定的
B.10 支払方式と病院のインセンティブ改善	中等度	長い	肯定的	肯定的	肯定的／否定的	肯定的
B.11 テクノロジーの変化および医療用品の価格設定監視	中等度	長い	肯定的／否定的	肯定的／否定的	肯定的／否定的	肯定的
B.12 情報伝達のための情報・通信技術利用増加	中等度／低い	長い	肯定的／否定的	肯定的	肯定的／否定的	肯定的

注：OECD 事務局および文献調査による既存の政策についての評価に基づいている。改革政策のタイプに言及している。「インパクトラグ」の列は、その潜在的影響力の大きさ、ならびに実行までの時間ラグの重要性を考慮しながら、支出に及ぼす政策の影響力に言及している。残りの4つの列は、これらの政策が医療目標に及ぼす影響のいくつかを強調し、政策間のトレードオフ領域を示唆している。「肯定的」は、提示された政策目標が、より好ましい成果を達成する可能性があることを示している。「肯定的／否定的」は、根底にある施設の環境および／または方法次第では、その政策が肯定的または否定的効果をもたらしうることを示す。

2010)。

　本章では、まず、供給サイドのさまざまな政策を考察する。つぎに、需要サイドの政策を検討する。従来、需要サイドの政策は、さまざまな形式の「医療需要に対する利用者負担」がもたらす影響に限定されることが多かった。しかしながら、情報を与えられた患者が、より重要な作用主体となり、保健医療への需要を適正化させるチャンネルのひとつとして、効率性を向上させる余地が示されるような領域に、非常に大きな関心が払われつつある。

第3節　保健医療支出を抑え、費用対効果を高めることを目的とした供給サイドの政策

　上述のように、支出の伸びを抑制する政策は、第一に、保健医療の供給に投入される労働と資本の量と価格を抑制しようとしてきた。これに引き続いて、保健医療の予算を、全部門あるいは病院など特定の小部門に対して、包括化したり、または上限を定めるような制度の導入が相次いだ。

　1960年代や1970年代は、外来・入院診療ともに供給側で急激な成長がみられた。技術革新と疾病負担へのシフトが進行するなかで、外来環境での治療に対する需要は、その期待領域も含めて増加したが、入院診療への必要性が低下した。新薬はこのシフトにおいて重要な役割を演じてきた。医薬品支出は、保健医療支出全体においてそのシェアを増加させている。しかし、保健医療部門全体の効率性に対してこうした変化がもたらす最終的影響は、患者にとってほとんどお金のかからない保健医療制度への変更を可能としたため、概ね肯定的にとらえられている。

　住民に対する医師と看護師の密度は、過去30年間にわたってOECD諸国全体で高まってきたが、ここ数年はこの伸び率が減速している（表2.2および表2.3）。この鈍化はひとつには、医師数の増加——とくに、医師が出来高払い（pay for service）で支払われる場合に顕著になる——が治療への需要を増加させ、保健医療支出の一層の増大を誘発するかもしれないという政策立案者やアナリストの見解を反映したものとなっている。この一般的な上昇傾向にもかかわらず、医師密度の各国間の違いは依然として大きい（図2.2）。同時期における看護師密度についても同様のことがいえる。

　病院サービスの供給については、当初、慢性疾患への罹患率の変化や外来環境での治療シフトの潜在可能性との間に少なからず政策ラグがあった[5]。しかし、過去20年間にわたって各国政府は、高コスト体質である急性期病床の（住民あたりの）数を減らそうと努めてきた。また、規模の経済性と範囲の経済性を実現するために、より大規模な病院組織に急性期治療を集中させる動きも続いている。この政策は、病床数が減っているため、公的支出全体への超過リスクを限定すると考えられる。同時に、各国政府は、新たな病院への設備投資に対してより厳しい制約を課しており、当該病院に対して既存の病院サービス供給体制の再編を条件づけることが多い。このような変化が生じているにもかかわらず、一部の諸国では依然として入院診療が外見上は不均衡な状態にある[6]。

表 2.2　人口 1000 人あたりの医師数の推移（1980〜2000 年）

	人口 1000 人あたりの臨床医師数				平均年次増加率（%）		
	1980 年[3]	1990 年[4]	2000 年[5]	2008 年[6]	1980〜1990 年	1990〜2000 年	1990〜2000 年
オーストラリア	1.9	2.2	2.5	3.0	1.7	1.4	2.9
オーストリア	2.2	3.0	3.9	4.6	3.6	2.8	2.4
ベルギー	2.3	3.3	3.9	3.0	4.1	1.8	-2.9
カナダ[1]	1.8	2.1	2.1	2.3	1.7	0.0	1.0
チリ							
チェコ	2.3	2.7	3.4	3.6	2.0	2.4	0.9
デンマーク	1.8	2.5	2.9	3.4	4.1	1.7	2.5
エストニア	3.6	3.5	3.3	3.4	-0.3	-0.7	0.3
フィンランド			2.5	2.7			1.1
フランス[1]		3.1	3.3	3.3		0.8	0.2
ドイツ		2.8	3.3	3.6		2.0	1.1
ギリシャ[1]	2.4	3.4	4.3	6.0	3.9	2.8	4.9
ハンガリー	2.3	2.9	2.7	3.1	2.8	-0.9	1.9
アイスランド	2.1	2.9	3.4	3.7	3.3	2.1	1.0
アイルランド[2]		1.6	2.2	3.2		4.4	5.7
イスラエル*			3.5	3.6			0.2
イタリア[2]	2.6	4.7	6.1	6.2	7.9	2.9	0.3
日本	1.3	1.7	1.9	2.2	3.0	1.7	1.4
韓国	0.5	0.8	1.3	1.9	7.3	5.6	5.4
ルクセンブルク	1.7	2.0	2.2	2.8	1.8	0.7	4.6
メキシコ		1.0	1.6	2.0		6.8	2.8
オランダ[2]	1.9	2.5	3.1	3.7	3.1	2.3	2.9
ニュージーランド			2.2	2.5			1.3
ノルウェー	2.0	2.6	2.8	4.0	2.8	1.1	4.8
ポーランド	1.8	2.2	2.2	2.2	2.0	0.3	-0.3
ポルトガル[2]	2.0	2.8	3.2	3.7	4.2	1.3	1.9
スロバキア			3.2	3.0			-1.0
スロベニア			2.2	2.4			1.4
スペイン			3.3	3.6			1.1
スウェーデン	2.2	2.6	3.1	3.6	1.8	1.9	3.2
スイス				3.8			
トルコ[1]	0.6	0.9	1.0	1.5	4.7	1.6	5.6
英国	1.3	1.6	2.0	2.6	2.3	2.1	4.1
米国			2.3	2.4			0.8

* イスラエルの統計データは、イスラエル政府関係当局により、その責任の下で提供されている。OECD における当該データの使用は、ゴラン高原、東エルサレム、及びヨルダン川西岸地区のイスラエル入植地の国際法上の地位を害するものではない。
1. プロフェッショナルとして活動している医師に関するデータ。
2. 免許を有する臨床医に関するデータ。
3. 韓国のデータは 1981 年。
4. ドイツとノルウェーのデータは 1991 年。
5. ノルウェーのデータは 1999 年。
6. オーストラリア、デンマーク、ルクセンブルク、オランダ、スロバキアのデータは 2007 年、スウェーデンのデータは 2005 年。
出典：OECD（2010a）。

StatLink：http://dx.doi.org/10.1787/888932319706

3.1　各国間の差異と効率向上の余地

このような展開にもかかわらず、各国間に、医師数、医師以外の医療従事者数、住民あたりの病

表 2.3　人口 1000 人あたりの看護師数の推移（1980 〜 2000 年）

	人口 1000 人あたりの臨床看護職員数				平均年次増加率（％）		
	1980 年[3]	1990 年[4]	2000 年[5]	2008 年[6]	1980 〜 1990 年	1990 〜 2000 年	2000 〜 2008 年
オーストラリア	10.3	11.6	10.0	10.1	1.2	-1.5	0.1
オーストリア			7.2	7.5			0.6
ベルギー							
カナダ	9.6	11.1	10.1	9.2	1.5	-0.9	-1.2
チリ							
チェコ	5.9	7.2	7.6	8.1	2.0	0.5	0.8
デンマーク			12.4	14.3			2.1
エストニア	7.3	7.5	6.0	6.4	0.2	-2.2	0.9
フィンランド			13.8	15.5			1.6
フランス[1]			6.7	7.9			2.2
ドイツ			9.6	10.7			1.4
ギリシャ	1.9		2.9	3.4			2.1
ハンガリー		5.2	5.3	6.2		0.2	1.9
アイスランド	8.9	12.5	13.3	14.8	3.5	0.6	1.4
アイルランド[1]			14.0	16.2			1.8
イスラエル*			5.4	5.1			-0.6
イタリア[2]			5.6	6.3			1.5
日本			8.4	9.5			2.2
韓国			3.0	4.4			4.9
ルクセンブルク			7.4	10.9			6.8
メキシコ		1.8	2.2	2.4		2.5	0.8
オランダ			9.6	10.5			1.3
ニュージーランド				9.7			
ノルウェー			12.1	14.0			2.4
ポーランド	4.4	5.5	5.0	5.2	2.2	-1.0	0.6
ポルトガル[1]			3.7	5.3			4.8
スロバキア[1]			7.4	6.3			-2.1
スロベニア			6.9	7.9			1.8
スペイン			3.6	4.8			3.7
スウェーデン	6.9	8.7	9.9	10.8	1.9	1.4	1.5
スイス			12.9	14.9			1.9
トルコ[1]				1.3			
英国			8.7	9.5			1.2
米国[1]			10.2	10.8			0.7

＊　イスラエルの統計データは、イスラエル政府関係当局により、その責任の下で提供されている。OECD における当該データの使用は、ゴラン高原、東エルサレム、及びヨルダン川西岸地区のイスラエル入植地の国際法上の地位を害するものではない。
1. 専門職として活動している看護職員のデータ。
2. 実地に活動し、免許を有する看護職員のデータ。
3. ギリシャとスウェーデンのデータは 1979 年。
4. スウェーデンのデータは 1991 年。
5. 日本とノルウェーのデータは 2002 年。
6. ルクセンブルクとスウェーデンのデータは 2006 年、オーストラリア、デンマーク、フィンランド、オランダのデータは 2007 年。
出典：OECD（2010a）。

StatLink：http://dx.doi.org/10.1787/888932319725

床数に依然としてかなりの違いが存在する。たとえば、ギリシャやイタリアなどは医師に過度に依存する傾向があるのに対し、アイルランドでは看護師が供給過剰であることがわかる（図 2.2）。また、一部の諸国（オーストリア、ドイツ、ハンガリー、日本、チェコ、スロバキアなど）における

第 2 章　財政逼迫時の保健医療政策：費用対効果を高める政策

図 2.2　人口 1000 人あたりの医療従事者数（2008 年）

パネル A　人口 1000 人あたりの臨床看護職員数、2008 年

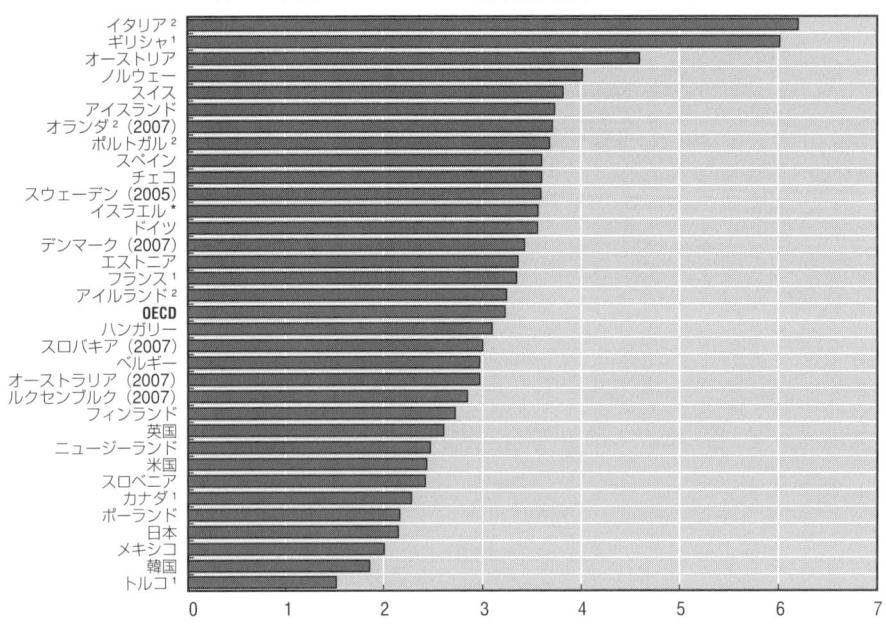

（国別データ：イタリア[2]、ギリシャ[1]、オーストリア、ノルウェー、スイス、アイスランド、オランダ[2]（2007）、ポルトガル[2]、スペイン、チェコ、スウェーデン（2005）、イスラエル*、ドイツ、デンマーク（2007）、エストニア、フランス[1]、アイルランド[2]、**OECD**、ハンガリー、スロバキア（2007）、ベルギー、オーストラリア（2007）、ルクセンブルク（2007）、フィンランド、英国、ニュージーランド、米国、スロベニア、カナダ[1]、ポーランド、日本、メキシコ、韓国、トルコ[1]）

パネル B　人口 1000 人あたりの臨床医師数、2008 年（または直近年）

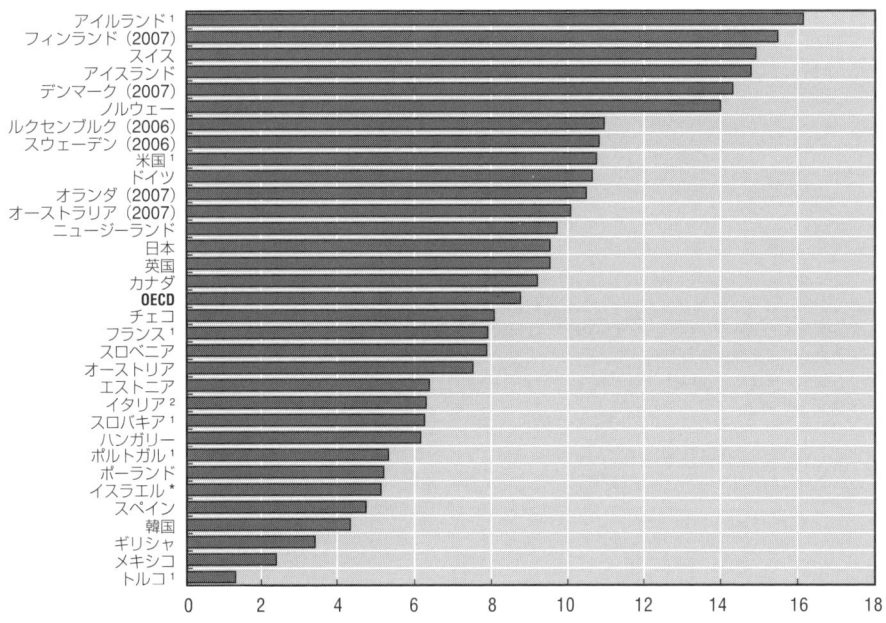

（国別データ：アイルランド[1]、フィンランド（2007）、スイス、アイスランド、デンマーク（2007）、ノルウェー、ルクセンブルク（2006）、スウェーデン（2006）、米国[1]、ドイツ、オランダ（2007）、オーストラリア（2007）、ニュージーランド、日本、英国、カナダ、**OECD**、チェコ、フランス[1]、スロベニア、オーストリア、エストニア、イタリア[2]、スロバキア[1]、ハンガリー、ポルトガル[1]、ポーランド、イスラエル*、スペイン、韓国、ギリシャ、メキシコ、トルコ[1]）

* イスラエルの統計データは、イスラエル政府関係当局により、その責任の下で提供されている。OECD における当該データの使用は、ゴラン高原、東エルサレム、及びヨルダン川西岸地区のイスラエル入植地の国際法上の地位を害するものではない。
1. 医療提供者として活動している臨床医／看護職員。
2. 免許を有する臨床医／看護職員。
出典：OECD（2010a）。

StatLink：http://dx.doi.org/10.1787/888932319307

図 2.3　人口 1000 人あたりの急性期病床数（1995 年、2008 年）

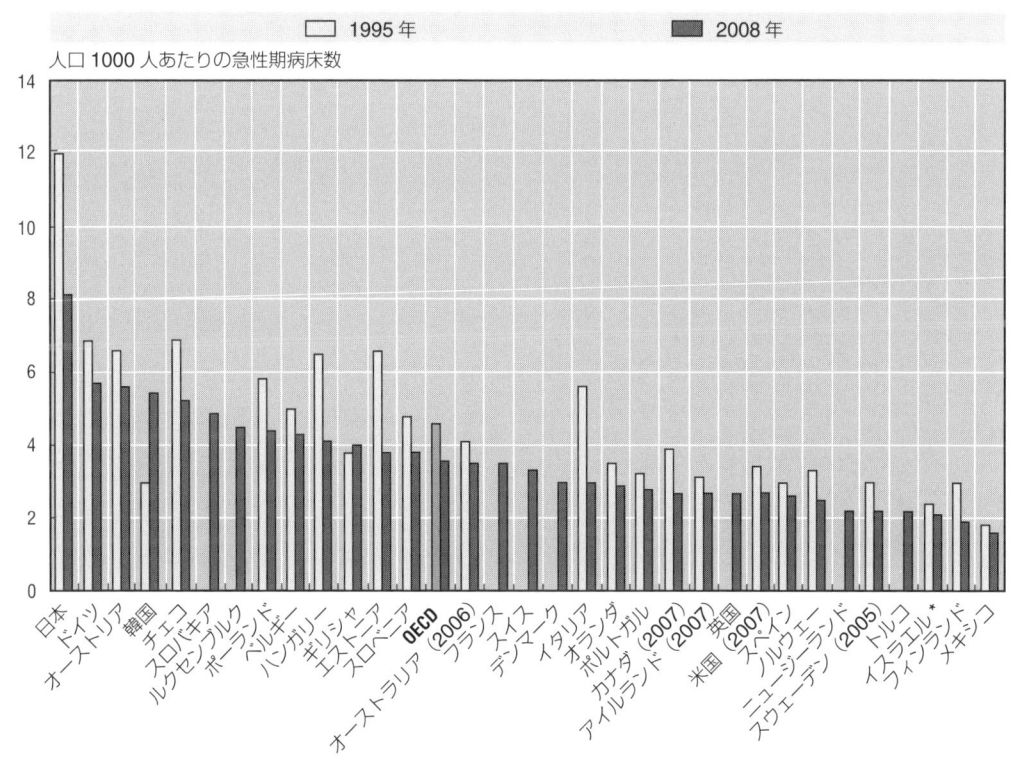

※ イスラエルの統計データは、イスラエル政府関係当局により、その責任の下で提供されている。OECD における当該データの使用は、ゴラン高原、東エルサレム、及びヨルダン川西岸地区のイスラエル入植地の国際法上の地位を害するものではない。
出典：OECD（2010a）。

StatLink：http://dx.doi.org/10.1787/888932319326

　高い水準の住民あたり急性期病床数は、ある程度の調整の余地があることも示しているが、いくつかのケースでは、病床数に関するこうした差異は、急性期病床と療養病床の区別が難しいことに起因している場合もある（図 2.3）（Joumard et al., 2008）。また、医師に対する看護師の比率においても、かなりの違いがある（アイルランドにおける 6 名超からギリシャにおける 0.6 名まで）（図 2.4）。

　こうした違いは、さまざまな方法で保健医療を整理する余地があることを示している。たとえば、供給過剰の国では、医療提供者の全体的な供給を削減し、供給不足の国では、さまざまな医療職種の技能連携を促し、あるいは、医師が不足している場合にはより多くの看護師を利用するなどの方法を通じて、保健医療の効率性をより一層促すことができる。こうした効率向上の余地があるということは、健康状態を左右するさまざまな決定因子を調整したとしても、医師従事者 1 人あたりの医療アウトカムが OECD 諸国内で大幅に異なるという事実、また、供給が抑制されている諸国では医療従事者の生産性が高い傾向にあるという事実によって示されている（Joumard et al., 2008）。

第 2 章　財政逼迫時の保健医療政策：費用対効果を高める政策

図 2.4　医師数に対する看護師数の比（1995 年、2008 年）

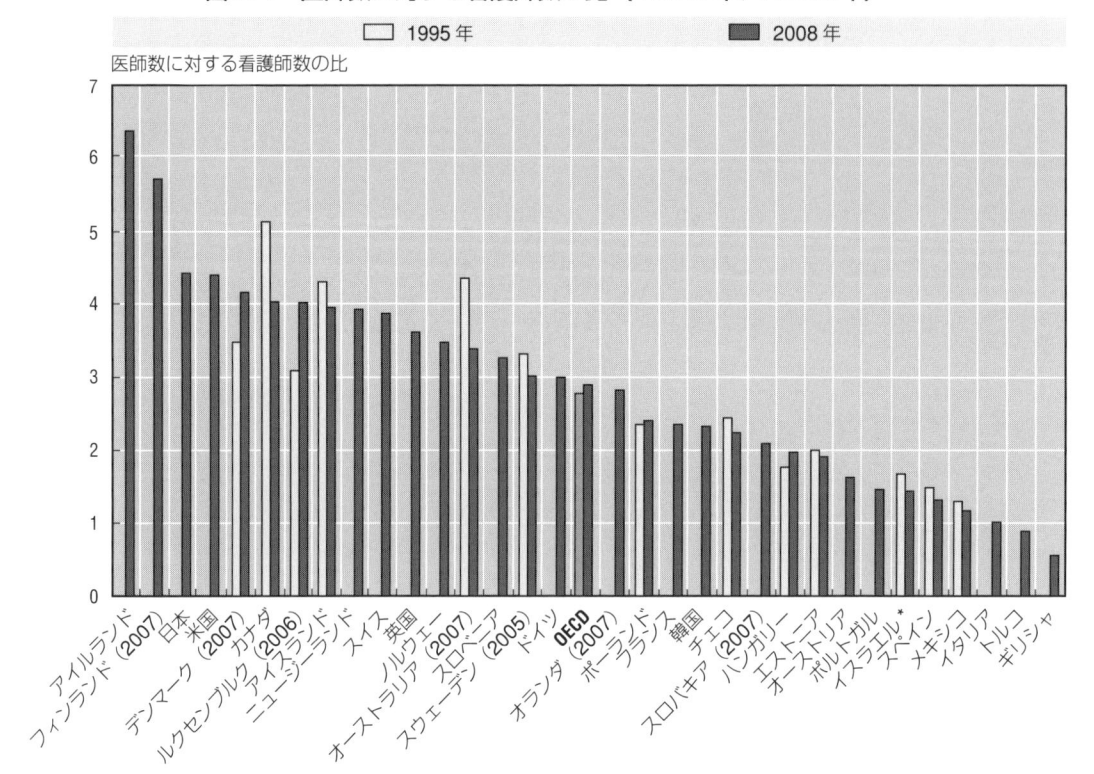

＊　イスラエルの統計データは、イスラエル政府関係当局により、その責任の下で提供されている。OECD における当該データの使用は、ゴラン高原、東エルサレム、及びヨルダン川西岸地区のイスラエル入植地の国際法上の地位を害するものではない。
出典：OECD（2010a）。

StatLink：http://dx.doi.org/10.1787/888932319345

3.2　保健医療へのインプット供給量の調整

　医療部門における市場の失敗の度合いを考えた場合、医療技術の最適な組み合わせ、最適な配分、適切な水準を達成するにあたって、市場に全面的に依存するということはありえない（Smith, 2009）。したがって、各国政府は、労働力の投入、設備／資本金、医薬品支出を厳しく管理している。医療労働力については、医学部の定員こそが、医師総数を管理するもっとも一般的な方法であり、このような規制は 3 か国（ルクセンブルク、チェコ、日本）を除くすべての諸国で実施されている（表 2.4）（訳注：日本においても、医学部定員の変更には制約がある）。しかし、こうした事情があるにもかかわらず、1 人あたりで換算した医療労働力水準や急性期病床数は、各国ごとに大幅に異なっている。また、管理権限と決定権をもつ行政のレベルも、各国で著しく異なっているようにみえる。

表2.4 医療労働力に対する規制

専門別の医学生または学生の定員の規制の有無	診療のための場所を規制するための政策または実感される不足または分配の不均衡に対処するための政策等の有無	
なし	なし	ルクセンブルク
なし	あり	チェコ、日本
あり	あり	オーストラリア、オーストリア、ベルギー、カナダ、デンマーク、フィンランド、フランス、ドイツ、ギリシャ、ハンガリー、アイスランド、アイルランド、イタリア、韓国、メキシコ、オランダ、ニュージーランド、ノルウェー、ポーランド、ポルトガル、スロバキア、スペイン、スウェーデン、スイス、トルコ、英国

出典：Paris et al.（2010）。

　医療従事者数の削減による予算抑制への潜在的寄与の是非を判断するときに、考慮に入れる必要のある長期的な供給問題がある。第一の論点は、医療提供者の数が少ない諸国では、この数をさらに削減することは賢明ではないということである。つまり、人数の削減によって効率向上があるのは、インプット水準がすでに十分な諸国において生じる可能性がもっとも高いからである。

　第二の論点は、医療における専門化が進み、現在、OECD諸国全体平均で、1人の一般医（一般開業医）に対して2人の専門医（OECD, 2009）という状態にあることである。このことは、すべての国においてプライマリケア医の報酬が専門医の報酬よりも低い（ときにして大幅に低い）という事実を反映し、一部諸国におけるプライマリケア医の不足の拡大に関係していると思われる[7]。この問題は、農村や社会的に貧しい地域においてより一層顕著になる。こうした傾向は、プライマリケアをより適切な報酬体系に向かわせようとする状況のもとで、新たな開業医を惹きつけるために一般診療科を専門科目として扱いはじめる（アイルランドの事例）ように各国を誘導しているかにみえる（以下参照）。このことは、同様に、従来の専門医への報酬を再調整しなければならない可能性もある。また、一部の諸国では看護師も不足している（図2.2および表2.3）。

　最後に、医療従事者に対する需要が高まっていく可能性について取り上げる。一方で、医療従事者の平均労働時間が将来的に減少する可能性があり、それに関連してサービス供給量も減少する可能性もある[8]。人口と労働人口の全般的な高齢化に加え、大半の国において、医療従事者のかなりの部分を占める世代「戦後のベビーブーム世代」が退職年齢に近づき、今後続々と退職していくことから生じる影響が懸念されるようになっている。医療サービスの供給態勢は、高齢化に関連したニーズが高まりはじめると同時に、まさに後退するであろう（フランスなど）。

　医療従事者の数を調整するにあたっての最重要課題は、ニーズの増加が認識されてから、訓練を受けた医療従事者の供給に変化が生じるまでに長い時間差があることである（医師とくに専門医の教育は10年以上にわたる）。医学部の定員は、依然として医療従事者の総供給態勢を管理するためのもっとも一般的な規制手段であると思われる。医学部への入学者が、最近多くの国で増加しているが、これは今のところ供給の著しい増加につながっているわけではない。医師と看護師の短期的な不足は、しばしば医療従事者の国際移動によって部分的に補填されることもある（OECD,

表2.5 病院・ハイテク設備・活動に対する規制

新しい病院を開設するか、またはほかの施設	病床数の増加／減少	特殊タイプの病院サービスを提供	高コストの医療設備を提供	
規制なし	規制なし	規制なし	規制なし	フランス、ギリシャ、アイスランド、韓国、ポーランド
規制なし	規制なし	規制なし	規制あり	チェコ
規制なし	規制なし	規制あり	規制なし	スロバキア
規制なし	規制あり	規制なし	規制なし	
規制あり	規制なし	規制なし	規制なし	ニュージーランド、英国
規制あり	規制なし	規制あり	規制あり	ノルウェー、スウェーデン
規制あり	規制あり	規制なし	規制なし	日本、オランダ
規制あり	規制あり	規制あり	規制なし	スイス
規制あり	規制あり	規制あり	規制あり	オーストラリア、オーストリア、ベルギー、カナダ、デンマーク、フランス、ドイツ、ハンガリー、アイルランド、イタリア、ルクセンブルク、メキシコ、ポルトガル、スペイン、トルコ

出典：Paris *et al.*（2010）。2010年7月での入手可能な情報による改訂。

2008a）。しかし、これは医療供給の不足が非常に深刻なOECD非加盟国に対して問題を押しつけることであり、各国が講ずるべき持続可能な長期政策とはいえない。

したがって、医療従事者の供給問題を忌避するのならば、長期的な見通しのもとで、資格を有する医療従事者を適切に供給できるような維持管理に重点を絞った人材計画を政策として策定する必要がある（OECD, 2008a）。このような人材供給問題は、政策変更への重大な障害となってきた。たとえば、カナダと英国は長期にわたる財政抑制策を受けて、1990年代に、保健医療予算を増加させた。しかし、デンマークと同様、医師と看護師の数にかぎりがあったため、保健医療サービスの供給増加は困難をきわめた。結果的に、医療従事者の供給が制限されていたことで、医療従事者の賃金上昇への圧力につながった。つまり、マクロ金融制限を緩和することで、期待された医療供給の増加よりも、医療従事者の賃金の上昇をもたらしたのである（以下参照）（Rapoport *et al.*, 2009）。

人材の研修と移動を増加させることが、政策導入されうる唯一の政策手法というわけではない。医療サービスの供給閉塞状態は、たとえば以下の方法によって緩和される可能性がある。1）保持率の向上、とくに医療労働力の適切な管理・編成政策（過疎農村地域で医療サービスを提供する医師に対する処遇など）、2）医療労働力への統合促進（非現役の看護師や医師を再度、現場復帰させたり、移住してきた医療従事者の外国資格を認証、また、必要に応じて、外国資格を補足するための手続きを改善すること）、3）より効率的なスキルミックス（多職種連携）の導入（上級開業看護師や医師助手の職能拡大など）、4）生産性の向上（業績と支払いの関連づけなど）。

また、どのようなマクロ措置であっても、その影響については規制環境に左右される（表2.4および表2.5）。たとえば、病院職員数の監督管理権は、個々の病院施設に帰属する程度や、あるいはより高度な行政レベルに帰属する程度によって、各国間で大きく異なっている。これは、病院数、

図 2.5　保健医療支出における財とサービスの相対価格（2005 年）

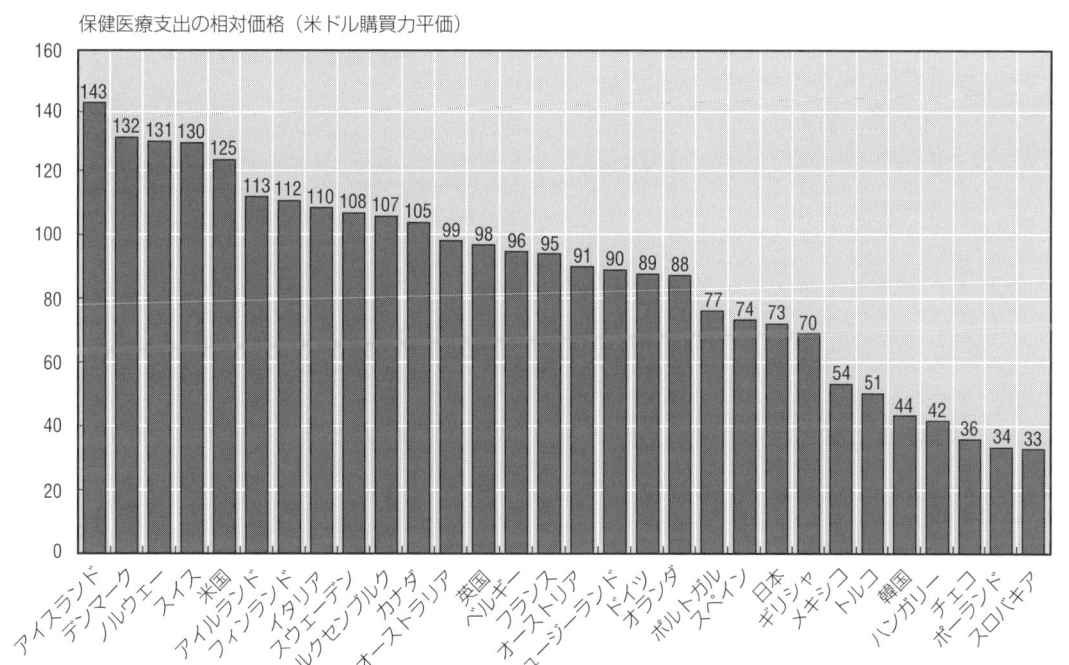

保健医療支出の相対価格（米ドル購買力平価）

アイスランド	143
デンマーク	132
ノルウェー	131
スイス	130
米国	125
アイルランド	113
フィンランド	112
イタリア	110
スウェーデン	108
ルクセンブルク	107
カナダ	105
オーストラリア	99
英国	98
ベルギー	96
フランス	95
オーストリア	91
ニュージーランド	90
ドイツ	89
オランダ	88
ポルトガル	77
スペイン	74
日本	73
ギリシャ	70
メキシコ	54
トルコ	51
韓国	44
ハンガリー	42
チェコ	36
ポーランド	34
スロバキア	33

出典：OECD.Stat 2009。

StatLink：http://dx.doi.org/10.1787/888932319364

病床数、高額医療機器の供給・利用の決定においても同じである。病院やハイテク機器に対する規制管理は、フィンランド、ギリシャ、アイスランド、韓国、ポーランドを除く、すべての諸国でみられる（表 2.5）。しかし、ここで留意すべき点は、地域レベルで雇用や報酬について高い自律性をもつ国でも、予算の上限を通じた制約を受けている可能性があることである（表 2.8）。

3.3　価格と賃金の統制

各国間の支出の相違の一部は、保健医療サービスへの相対価格のばらつきに起因する可能性がある。図 2.5 では、医療関連支出についての米ドル換算の購買力平価（PPP）を用いて、同様の種類の財とサービスについて各国における価格を示している[9]。これらのデータは、スロバキアにおける 33 米ドルからアイスランドにおける 143 米ドルまで、同様の種類の医療資機材と保健医療サービスに対する費用が大きく異なることを示している。これにより、保健医療支出における相違の一部は、サービスの量ではなく、相対価格の相違によるものといえる。各国をグループ化すると、医療に関する相対価格は OECD 加盟国のアジアと東欧諸国においてとくに低くなる。

残念ながら、経時的な購買力平価の変化あるいは購買力平価のそのような変化が保健医療支出の

表 2.6 医療提供者が請求する費用/価格に対する規制

	医療提供者によるサービス		価格 (私的健康保険または患者に対して)	
	プライマリケア医	専門医	プライマリケア医	専門医
第三者である支払者が支払う費用/価格	第三者である支払者が支払う費用/価格＋法定雇用主負担払い(もしあれば)「法定雇用主負担払い」に等しくなければならない	第三者である支払者が支払う費用/価格＋法定雇用主負担払いをつねに超えることができる	いくつかの状況において第三者である支払者のみ、第三者である支払者が支払う費用/価格＋法定雇用主負担払いに等しくなければならない	いくつかの状況において第三者である支払者が支払う費用/価格のみ、第三者である支払者が支払う費用/価格＋法定雇用主負担払いをつねに超えることができる
		オーストラリア		オーストラリア
第三者である支払者が中央レベルで一方的に設定する費用/価格[1]			ポーランド[2]	
第三者である支払者および/または政府ならびに提供者が中央レベルで交渉する費用/価格	チェコ、日本、韓国、オーストリア、ベルギー、ルクセンブルク、オランダ、ノルウェー、デンマーク	チェコ、アイスランド、日本、韓国、ルクセンブルク、オランダ、ノルウェー[4]	チェコ、アイスランド、ベルギー、オーストリア、フランス、ルクセンブルク、ギリシャ[4]	
資源準拠相対評価尺度(RBRVS)は中央レベルおよび点価値に関する地方自治体との交渉で決定される	スイス[2]、ドイツ		スイス、ドイツ	
地方自治体レベルで交渉される費用/価格	ニュージーランド			ニュージーランド
各保険業者と交渉される費用/価格	カナダ		カナダ	
第三者である支払者または団体による、中央より中央レベルで交渉される均一割り当てまたは給与	ポーランド[2]、スロバキア[2]、ハンガリー		スロバキア[2,6]	ハンガリー[4]
利害関係をもつ団体による、中央レベルで交渉される均一割り当て、額または給与	アイスランド、イタリア、フィンランド、ギリシャ、ポルトガル、スペイン、英国、トルコ、メキシコ[3]、アイルランド[5]		デンマーク、イタリア、フィンランド[3]、アイルランド[3]、ポルトガル、スペイン、ルクセンブルク[3]、メキシコ[3]、英国[3]、トルコ	
地方自治体レベルで交渉される均一割り当てまたは額または給与	スウェーデン		スウェーデン	

1. 費用/価格には「法定雇用主負担払い」が含まれる場合とそうでない場合がある。
2. 医師が国民または健康保険システムに参加しないか、または支払い対象ではないサービスを提供した場合は、医師はいかなる価格も請求することができるが、そのような状況の重要性はきわめて低いとみなされる。
3. 診療ごとの支払いをベースとする私的なサービスに関しては、医師は自分が望む価格を請求できる場合がきわめて多い。
4. 医師は原則として追加的費用を請求することはできないが、非公式な支払いをすることができる。
5. 人口の3分の2に対して、一般開業医は自由に価格設定をすることができる。
6. 資源準拠相対評価尺度(RBRVS)は中央レベルで設定され、健康保険会社は総額の上限および点数の価値に関する交渉をおこなうことができる。

出典：Paris et al. (2010)。

変動にもたらす寄与を実際に示す時系列データはまだ得られていない[10]。しかしながら、相対価格が低い諸国より、相対価格の高い諸国では、医療サービスの価格を引き下げることによって支出削減への大きな余地がありうる。相対価格が非常に低い国については、世界平均へ向かって賃金と価格が急騰することを阻止するのは依然として難しい政策課題のひとつである。

こうしたデータに基づいて、先述した各国の相違の原因を特定することは非常に困難である。総医療支出に占める給料・賃金の重要性と、各国で医療従事者が受け取る相対賃金の幅広さを考えると、医療提供者の相対賃金は各国の相違を検討するうえでのひとつの観点でしかない。一般開業医の報酬もその範囲は広く、ハンガリーにおける全労働者平均賃金の1.4倍から英国における4.2倍にまで及ぶ。専門医の相対賃金は、ハンガリーにおける給与制の専門医に関する国内平均賃金の1.5倍からオランダにおける自営の専門医に関する7.6倍までの開きがある（OECD, 2009）。（平均賃金と比較した）看護師の賃金は、一部の旧東欧諸国における0.7〜0.8倍からメキシコにおける約2.2倍に及ぶ（Fujisawa and Lafortune, 2008; OECD, 2009）。

このような各国間の相違は、各国の価格調整能力を反映している可能性もある。表2.6と表2.7は、価格を交渉し設定するさまざまなモデルを示しており、そのような取り決めの程度と性質は各国間で大幅に異なることがわかる。しかし、これらのモデル自体は政府の直接的な役割についての情報を提供するものではない。政府が価格調整への最高権力をもつことが多いものの、責任は医療保険者や医療従事者に委譲されることもあり、それによって支出を管理する政府の権限は実質的に弱められる可能性がある。さらに、価格設定における政府の役割は時間とともに変化する。そのため、総費用管理についての二つの表（表2.6と表2.7）に示された情報の意味合いを評価する場合には細心の注意を払う必要がある。

従来、賃金統制は、デンマーク（病院）、フィンランド、アイルランド（病院）、スペイン、スウェーデン、英国（病院）のように医療従事者に対する支払いが給料方式でおこなわれる場合、これはより広範な公共部門の支払制限との関連で生じることが多い。賃金統制は、医療部門に特有の方式ではないが、病院・外来の両部門において統合型公的モデルを有する制度においてとくに普及してきた。過去の一部の事例（オーストラリア、ベルギー、カナダ、フランス、日本、ルクセンブルク、スイス）においては、支払側と提供側が報酬と価格について合意に達することができなかった場合に、政府は折りにふれて介入したこともあった（Docteur and Oxley, 2004）。日本においては、外来診療と入院診療の価格管理が価格設定を大きく左右してきた（Imai and Oxley, 2004）。

ほかの国では、価格は、診療の量に応じて一定の予算上限を超えないように自動的に調整されている。ドイツでは、資源準拠相対評価尺度（RBRVS）が導入されており、これは、全開業医を対象とした点数の総数が増えると、予算枠を超えないようにするために個人開業医が獲得する点数の価値が低下するような仕組みになっている。同様の取り決めはスロバキアでも専門医に関して用いられている（表2.7）。

政府によるインプットの量、とくに価格・賃金の統制は、支出抑制期間に、支出に対する強力な

表 2.7 補償のある病院サービス価格に対する規制

第三者としての支払者が支払う価格(基本的なプライマリヘルス対して補償)	サービス提供者による請求価格		
	第三者としての支払者が支払う費用/価格＋(もしあれば)「法定雇用主負担払い」に等しくなければばらない	患者はすぐれた設備に対して追加的支払いをすることができる	患者はすぐれた設備、および医師による追加的費用請求に対して追加的支払いをすることができる
中央政府が決定	ノルウェー		アイルランド、英国 (私的治療)
利害関係にある団体による中央レベルでの交渉	オーストラリア (公的病院の公的患者[1])、フランス (「公的」病院[2])、ギリシャ、ハンガリー、日本	オーストリア、韓国	オーストリア (公的/私立病院の私的患者)、ベルギー、フランス (私立病院、または公的病院の私的治療)、トルコ
診断群分類 (DRG) の重要性は、地方自治体レベルでの、または保険会社との、率に関する交渉をともなう中央レベルでの交渉で決定される	デンマーク、イタリア、ポーランド		ドイツ
利害関係がある団体により地方自治体レベルで交渉	フィンランド、スペイン、スウェーデン	カナダ、スイス	
個人的提供者間で想定されるさらなる交渉をともなう中央レベルでの交渉	チェコ[3]、オランダ、スロバキア		
個人的第三者と提供者間でおこなわれる交渉			メキシコ (私立病院)
全体的な予算に基づく支払い	アイスランド、ルクセンブルク、メキシコ (公的病院)、ニュージーランド、ポルトガル		

1. 公的患者は治療に対して請求されない。
2. ほとんど営利を目的としない私立病院が含まれる。
3. 非公式の支払いはよくおこなわれていることである。

出典：Paris *et al.* (2010)。

短期的悪影響を生じる可能性があり、その影響は高いインフレ率のもとでは一段と強くなりかねない。このほかにも、影響は以下の多くの要因に左右される。

- 支払側と提供側にある既存の契約関係。労働契約が年複数回かどうかや、報酬がインフレ率に正式に連動しているかどうかなど。
- 当局が医療提供者数を決めることができるかどうか。
- コスト削減が医療供給者の反応によって損なわれる度合い。たとえば、価格が低下すると患者治療の収益性が低下するため、提供者が代替収益を求めることにより医療サービスの量を減少させる可能性がある。また、それとは反対に、医師が報酬の低下分を供給増加によって補おうとするため、所得効果が、医療の量の増加をもたらす可能性もある[11,12]。

医療提供者の相対賃金を引き下げる政策は、賃金がとくに低い諸国においては起こりうる悪影響を考慮する必要があろう。医療従事者が収支を合わせるためにひとつ以上の職を掛け持ちすることで、本職の知識と技能の維持が非常に困難になったり、労働時間が短縮されたりし、サービス供給が減少する可能性がある。一部の諸国 (ギリシャ、ハンガリー、チェコ、スロバキア、ポーランド) では、非公式な支払いが横行している[13]。日本と韓国では、低報酬は提供者による需要を誘発

し、必要以上の治療の量的増加と患者の不満につながる可能性がある。保健医療制度の長期的な持続可能性にとってもっとも重要なことは、低賃金が医療専門家の人口流出を招く可能性である。

医薬品の価格設定

医薬品部門の価格設定は、医薬品市場特有の特徴のために特別な配慮を必要とする（Docteur and Paris, 2009）。総保健医療支出に占める医薬品支出の割合は小さいものの（OECD諸国平均で総保健医療支出の17％）、医薬品支出は医療のほかの主要構成要素よりも急速に増加している。医薬品価格は、一部諸国（主として東欧諸国、メキシコ、ギリシャ）においてきわめて高い水準にある。この市場における政策立案者にとっての重要課題は、画期的な技術革新がもたらされるに十分な継続的技術革新に対する手厚いインセンティブ――すなわち、将来、より優れた医薬品の開発を確保するのに適切な価格設定――を保ちつつ、患者と支払者の双方にとって費用に見合う十分な価値の獲得に対して適切なバランスをみつけることである。また、処方される医薬品の全費用を患者が負担することがほとんどない市場においては、需要を抑制する方法を発見することや、医薬品流通システム（総費用の3分の1にも相当する）が効率的に機能していることを確保することが重要である。

医薬品の価格設定、保険適用の決定、また、医薬品需要や医薬品併用の影響についてさまざまな手法が利用可能である（Docteur and Paris, 2009および本書の第6章を参照）。これらには、指針としてほかの諸国における価格を参照する外部ベンチマーキング、内部基準による参照価格設定、薬剤経済学的評価を用いた価格設定、そしてリスク分担スキームなどがある。この領域において見込まれる改革には以下が含まれる。

- 消費者が低価格製品を利用しやすいような償還と価格設定の変更（ジェネリック医薬品代替調剤の奨励など）、およびより効率的な流通システムへのインセンティブの提供。
- 価値を決定する際の医薬品の経済評価の役割を高めること。
- 医薬品支出が合意上限を超えて、価格が調整される場合の価格と量に関する協定。

価格統制はコスト削減政策の有効な手段のひとつである。たとえば、アイルランドの研究開発型の医薬品製造業者は、最近、広く処方されている約300の医薬品について価格を40％引き下げることに同意している。

3.4　予算上限と制約

公的医療支出が上昇し続けているので、予算上限や予算枠は、保健医療支出を管理するためにより広く用いられる方法となってきた。そのような手段は、公的支出全体に制限を加える形をとるこ

表 2.8　厳格な予算抑制

予算抑制の性質	
予算抑制なし	オーストリア、日本、韓国、スイス
さらなる配分をともなわない支出目標	ルクセンブルク
貯蔵庫または地域配分をともなう支出目標	オーストラリア、ベルギー、チェコ、デンマーク、フィンランド、フランス、ドイツ、ギリシャ、アイスランド、オランダ、スロバキア、スペイン[1]、トルコ
貯蔵庫および地域配分をともなう支出目標	カナダ、メキシコ
さらなる配分をともなわない厳格な医療予算	
貯蔵庫または地域配分をともなう厳格な保健医療予算	ハンガリー、アイルランド[2]、イタリア[2]
貯蔵庫および地域配分をともなう厳格な保健医療予算	ニュージーランド、ノルウェー、ポーランド、ポルトガル、スウェーデン、英国

1. スペインにおいては地域／セクターによる下位目標であるのに対して、ほかの国においては異なる医療サービスに対する下位目標（貯蔵庫活用）。
2. イタリアおよびアイルランドにおいては地域／セクターによる下位目標であるのに対して、ハンガリーに関しては異なる医療サービスに対する下位目標（貯蔵庫活用）。

出典：Paris *et al.*（2010）。

ともあるし、あるいは、部門ごと（病院など）に特有の制限を加える形をとる場合もある。表2.8は、オーストリア、日本、韓国、スイス、米国を除き、すべての諸国が何らかの形での予算上限や支出制約を設定してきたことを示している。予算上限や支出制約を設定していない残りの諸国は国レベルや地方レベル、あるいは個々の病院において制約があるか、支出を抑制するために別の手段を用いている（日本の場合は価格設定）。

予算上限や支出制約は当初、病院部門——保健医療制度のなかでもっともコストのかかる部門——のみを対象としていたが、ひとつの診療部門だけを対象とすることで全体的な支出を管理することの難しさを反映して、外来診療と医薬品への支出上限も補完的に準備されてきた。一般に、供給を管理・改革し、病院部門の支出を制限する政策は、制度的相違から各国ごとに相当なばらつきがあるものの、外来診療や医薬品部門に関するものと比べてより大きな成果をあげている[14]。また、予算上限による支出管理は、保健医療の財政基盤と保健医療の供給が統合されたモデルが現在において規範となっているか、かつて規範であった諸国（デンマーク、アイルランド、ニュージーランド、英国など）や、保健医療予算が予算過程で明確に設定される、主として単一支払者制度による諸国（カナダなど）においてもっとも成功しているようである（Mossialos and Le Grand, 1999）。

社会保険制度をもつ一部の諸国（ベルギー、フランス、ルクセンブルク、オランダ）は、指標となる予算または目標を設定してきたが、このような制限指標や制限目標は、ひとつには強制的な性格をもたず、また、その後数年で浪費を回収する手段がなかったことにより、重視されないことが多かった[15,16]。支出上限を間接的に課した諸国もある。チェコ政府は1992年から1993年における支出の急増の後、1994年に個々の提供者に予算上限を設定し、主要保険会社を介して間接的に同政策の運営をおこなった。また、医療サービスの供給が政府のより下位レベルで計画される国では、中央当局は政府間移動の総額を制限するか（カナダ、フィンランド）、政府の下位レベルでの増税に限度を設定している（デンマーク、スウェーデン）。

新たな予算管理は、遡及的支払い（費用に基づく遡及的な医療提供者への支払い）から、見込み予算または将来を見通した予算への移行をもたらしてきた。端的にいえば、このことは、医療提供者が高まる医療需要を満たすために医療サービスの供給を調整し続けることが期待される一方、厳しい予算制約を受けてきたことを意味している。

　しかし、予算上限のひとつの形式である「トップダウン支出」のもたらす制限は、管理規則に左右される好ましくないインセンティブ効果をもつ可能性がある。それらは医療提供者がアウトプットを増やすことも、生産性を高めることも促進しない（逆に意欲を低下させる可能性がある）。たとえば、予算がアウトプットとは無関係に配分される場合、アウトプットが低下した医療提供者に財務費用が生じることはなく、アウトプットが増加した医療提供者にはコストの上昇分に対する補填がおこなわれる。また、予算が取得原価に基づき設定された場合には、非効率な医療提供者に有利に働き、効率的な医療提供者に不利益をもたらし、必要に基づく希少資源の再分配を妨げることになる。

　さらに、支払者の増税によって回収される場合、固定的な予算上限は供給者がその上限まで浪費するのを促進してしまう。また、インプットに対する予算上限と管理はスタッフの削減や作業量の増加と関連することが多いことから、スタッフの意欲が低下する可能性がある一方、賃金率と雇用に対する制限は人事政策や労働者を惹きつけることを妨げかねない。いずれにせよ、大半の政府は、とくに、地域特有の医療提供者がいる場合（イタリア、ギリシャ、ニュージーランド、ポルトガルなど）には、病院の経営破綻に直面して、予算超過分を賄わなければならないことを経験している。結果として、政府は、病院全体の効率性やアウトプット・レベルと地理的領域にわたるニーズの違いを考慮に入れて予算設定するようになってきている。

分散環境におけるコスト管理

　多くの諸国は、中央政府レベルでの保健医療支出全体を管理する全体管理と、医療サービスの供給を政府のより下位レベルに責任分担させる政策とを組み合わせている。これらの諸国の一部では医療費の伸びの抑制に成功している。カナダおよびフィンランドは少なくとも一定の期間にわたって成功している。これらの場合、政府の下位レベルに対する財源（交付金など）の削減は、支出を削減させるか、供給効率を高める措置を導入させるよう強いてきた。医療サービスの供給が影響を受ける場合、政府の下位レベルは患者と医療提供者から非難の矛先を向けられるものの、中央当局は公的支出全体の削減や公共部門の赤字縮小による恩恵を享受できる[17]。しかし、このような状況下になったとしても、各国は支出管理の持続可能性を維持することはできない。次第に高まる政治的圧力（医療サービスの供給と長い待ち時間への国民の不満と関連することが多い）は、政府に対して、ほとんど必然的に政策の転換と支出の増加を余儀なくさせるのである。

供給サイドの制限とその他の医療目標に対する影響（表2.1参照）

　影響の程度は政策の運用期間の長さによるところが大きいが、公的医療支出を管理する政策はほかの医療制度の目標に影響を及ぼすことがある。一般に、政策が維持される期間が長ければ長いほど、望ましくない影響が出る可能性が高くなる。プラスの側面としては、たとえば、政策によって供給が抑制され、病院が乏しいリソースで多くのことをおこなうよう求められる場合には、制度の効率性を高める可能性がある。しかしながら、そのような場合には、医療へのアクセスと医療の質の問題が生じる可能性がある。リソースの削減は、医療提供者が医療サービスの提供を縮小するか、新技術の導入が制限される可能性があり、これは、投資の抑制がある場合にはとくに関連する問題である。

3.5　供給サイドの業績を改善するためのインセンティブの活用

　保健医療制度の需要と供給の両方の側面に関するインセンティブを改善する改革に関心が高まってきている（OECD, 2005; Docteur and Oxley, 2004）。本項では、入手した情報を抜粋して、この目的に向けて導入された供給サイドの改革と、その影響について検討する。最大の関心事としては、保健医療制度の供給サイドの機能を高める方法に焦点をあてる。しかし、これに続く後半の段落では、需要サイドの問題に重点を置いて議論を進める。

医療サービスの購入者と提供者の分離、および購入と契約の増加

　医療サービスの購入者と提供者の分離は、医療制度の責任とガバナンスについてのよりよいマッピングを可能にする。理論上、患者または行政の代理を務める購入者は、医療ニーズを特定し、そのニーズを満たすために医療提供者と契約を結び、さらに、医療制度の目標が達成されつつあるかどうかを監視し、達成されない場合には是正措置を提案することができる。（社会）保険制度には購入と契約の幅広い領域があり、そのようなモデルは統合システムをもつ諸国（イタリア、ニュージーランド、特定の北欧諸国、スペイン、英国など）において一段と普及している。

　医療サービスの購入者と提供者の分離は、医療制度の目標を推し進めるための魅力的なモデルである。しかし、そのようなアプローチは効果的に導入することが困難であることもわかっている（Figueras *et al.*, 2005）。第一に、購入者はエージェントに伝えるために医療ニーズに関する情報を必要とするが、そのような情報は、ほとんどの場合、利用できないか法外に高い。また、購入者の責任負担に国民が求めるすべての医療ニーズが含まれているわけではないため（たとえば、一部の諸国では、購入機関は治療に関する支出のみを対象としており、疾病予防に関する支出はわずかである）、購入が保健医療制度の全般的な目的とほとんど合致していない可能性がある[18]。契約のプロセスも長期かつ高価であることがあり、契約履行の監視は時宜を得た情報と技術的専門知識を大量に必要とするため高くつくことがある。

このような困難にもかかわらず、医療サービスの購入者と提供者の分離に関する基本モデルは、医療の取り決めについてのより政策本位の取り組みのための重要な構成要素を形成している。医療目標や目的を設定し、リソースニーズを評価し、システムの性能を評価することができる。しかし、各国政府は、医療サービスの購入を促進するにあたって、とくに監視業務など必要なデータシステムの構築をするのに最善の方法を、慎重に調査する必要がある。

外来診療におけるリソースのより効率的な展開

外来部門の役割は拡大しており、この部門をどのように組織化するのが最適か、より具体的には、いかに職員に報酬を支払うべきであるかという問題が提起されている。厳格な規範といったものがなく、個人開業が原則で、出来高払いベースで支払いを受ける個人契約者は、費用対効果からみて、増加する慢性疾患患者の治療を最小限で取り扱うことができる組織形態である。たとえば米国では、医師が長年にわたって患者を見守り、ニーズを調整する「メディカルホーム」の概念が支持を広げつつある。また、上述したように、最近のドイツやフランスにおける部分的ゲートキーピング化への流れは、マネージドケア（管理型医療）制度の導入の余地を含んでいる。各国におけるマネージドケアの開発は、各国の取り組みへの既存の強みによって導かれていくものであるが、この領域はより一層の革新が必要な分野である（第5章参照）。

このような背景から、外来診療の組織方法には相当のばらつきがある。このことは、支払制度を策定することが難しいことを部分的ではあるが反映している。たとえば、専門医や選択的手術にアクセスするまでの待機リスト（医療提供者が頭割りまたは賃金・給与ベースで支払いを受けるシステムにおいて高い頻度で現れるもの）などを通じて、消費者の満足度が低くならないようにする一方で、（出来高払いにおいてみられるような）過剰供給を制限させるインセンティブを付与するような支払制度の策定のことである。しかし、どんな制度であれ、最近は、治療を調整し患者をよい方向に導くような制度に内包する潜在的な能力にあまり変化はみられない。したがって、すべてのOECD加盟国はこれを改善する必要がある主要分野のひとつとして考えている（Hofmarcher et al., 2007）[19]。

支払制度については、一部の諸国は、単一支払制度を利用するよりも効率的に機能すると考えられる出来高払い、人頭払い、賃金・給与を組み合わせた混合型支払制度へ移行しつつある[20]。たとえば、英国での「グループ診療」は、かぎられた購入の役割しか担っておらず、報酬の大部分は、公衆衛生と質に関する目標／目的の達成に基づいている。しかし、混合型支払制度には課題もあり、とくに患者の反応および必要に応じた専門医や病院へのアクセスについて保健医療制度の掲げる目標と抵触していないかどうかを当局が監督する必要がある。

病院部門の費用効率の改善

病院および外来部門は、引き続き大半のOECD加盟国で縮小しているものの、依然として保健

第 2 章　財政逼迫時の保健医療政策：費用対効果を高める政策

図 2.6　総保健医療支出に占める入院支出の割合（1980 年、1990 年、2000 年、2008 年）

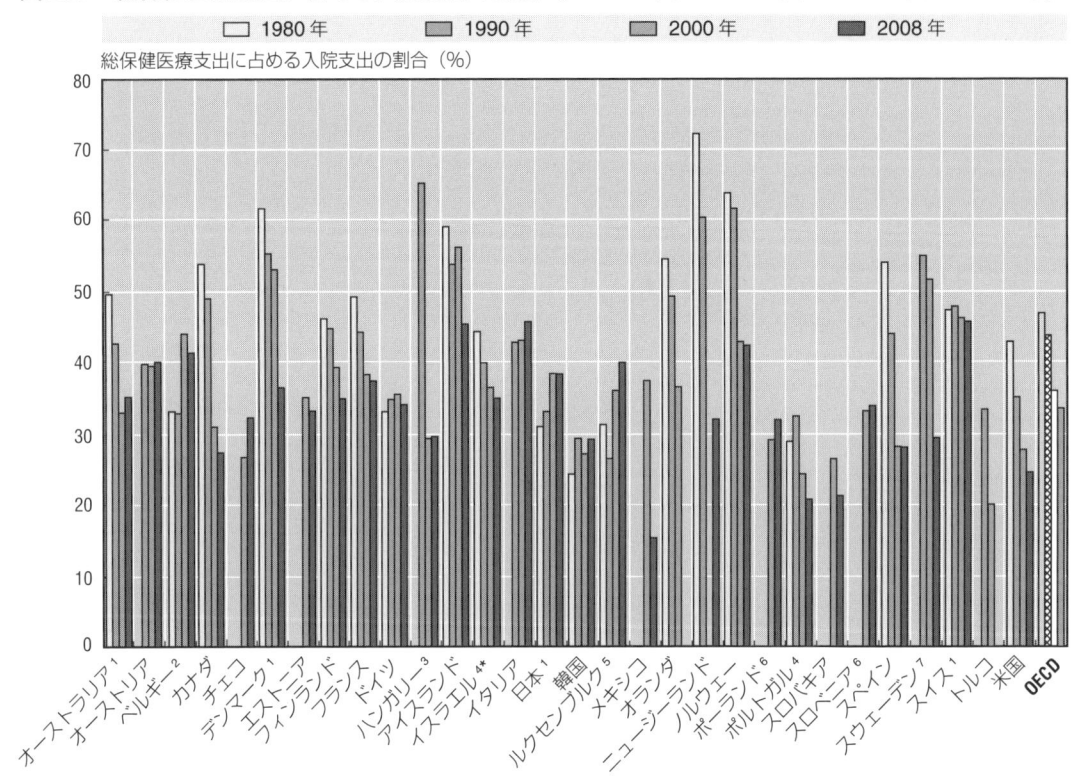

注：チリ、ギリシャ、アイルランド、および英国のデータはない。
1．データは 2008 年の代わりに 2007 年。2．2000 年の代わりに 2003 年。3．1990 年の代わりに 2001 年。4．2008 年の代わりに 2006 年。5．2008 年の代わりに 2005 年。6．2000 年の代わりに 2002 年。7．1990 年の代わりに 1993 年。
＊　イスラエルの統計データは、イスラエル政府関係当局により、その責任の下で提供されている。OECD における当該データの使用は、ゴラン高原、東エルサレム、及びヨルダン川西岸地区のイスラエル入植地の国際法上の地位を害するものではない。
出典：OECD（2010a）。

StatLink：http://dx.doi.org/10.1787/888932319383

医療支出の最大の構成要素である（図 2.6 および図 2.7）[21]。また、日帰り手術の利用増加と入院期間の短縮など、効率向上の可能性が高い分野でもある。この部門でおこなわれてきた一連の重要な改革がある。病院制度、とくに国営保健制度によって運営されるものは、ほとんどの場合、経営管理の自由はほとんどなく厳しい予算制限に直面してきた。最近になって、経営管理能力が強化され、費用に関する説明責任や病院経営の主体性が高められてきた（イタリア、スペイン、英国、オランダ）（ただし、その度合いは異なる）。予算期間も延長されてきており、剰余金の用途において自由度が増してきている（剰余金は予算当局によって取り戻されるのではなく、病院が利用することができるようになった）。病院経営の自律性の拡大は不必要なサービスの一層の縮小をもたらしている。質の目標を達成するのを確保するための費用は無視できないが、広く一般的には、これらのサービスに関して市場に十分な競争があればコスト低下をもたらすと考えられている（OECD, 2006）。

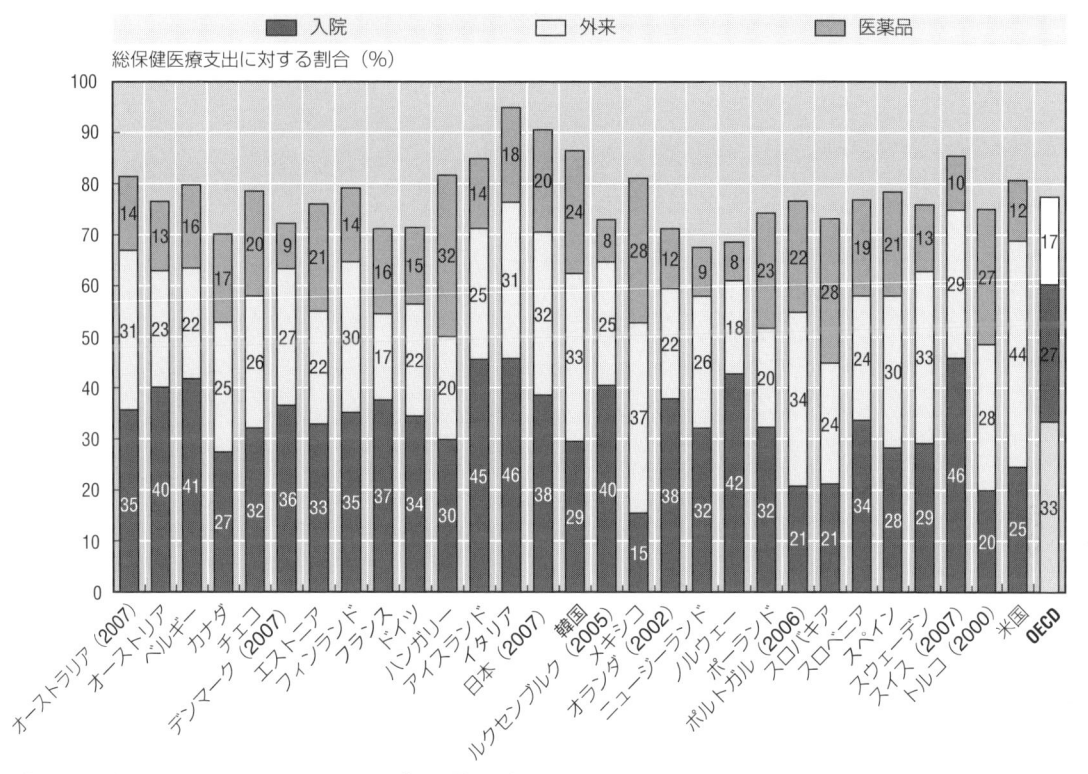

図2.7　機能分類別の保健医療支出、2008年（または直近年）

■ 入院　　□ 外来　　▨ 医薬品

総保健医療支出に対する割合（％）

注：チリ、ギリシャ、アイルランド、イスラエル、英国に関するデータはない。
出典：OECD（2010a）。

StatLink：http://dx.doi.org/10.1787/888932319402

　病院業務に資金提供する方法は、効率向上の余地があるかどうかを評価するうえで、きわめて重要である。多くの諸国でこれまで病院の支払いに用いられてきた取り決めは、効率を高めるものではなく、たとえば、費用が遡及的に償還されたり、技術進歩や機器の価格の下落により用いられた価格が供給の基本的費用に見合わない場合には、逆の影響を及ぼしてきた。上述のように、予算上限は取得原価ベースで設定されることが多かったため、非効率な提供者による業績不良に対して支払われる一方、効率的な提供者の効率のよさには報いることができなかった。

　多くの諸国は医療サービスの提供に先立ち、特定の症例に関する入院治療を、推定費用に基づく支払いに設定する診断群分類（DRG）を利用した制度など、予想される症状に対応した支払制度へ移行しはじめている。これらは病院が治療の量的増加を促し、また、提供者に各症例の治療費を引き下げるよう促すという利点もある。しかし、医療サービスの供給が過剰のときには、医療提供者が追加の需要を誘発することを可能にしたり、累積需要がある場合には予算超過につながる可能性がある。結果として、多くの諸国は現在、医療サービスの供給を監視し、既存の予算上限に関するフィードバックをおこなっている。内科医サービスも含めた医療制度のほかの部門においても同

表 2.9　病院治療の量的管理に関する政策

	病院治療の量的管理政策の有無		
	医療提供者の活動に対する規制の有無	消費者に対する医薬品の直接広告許可の有無	医師への支払いは量的目標にリンクしているか？
オーストラリア	なし	あり、いくつかの医薬品	はい、医師報酬削減[1]
オーストリア	あり、活動量監視、フィードバック、処方目標／予算	あり、いくつかの医薬品	はい、医師報酬削減
ベルギー	あり、活動量監視、フィードバック、処方目標／予算	あり、いくつかの医薬品	いいえ
カナダ	あり、活動量監視	あり、いくつかの医薬品	はい、医師報酬削減
チェコ	あり、活動量監視、フィードバック、処方目標／予算	あり、いくつかの医薬品	はい、健康保険資金に払い戻し
デンマーク	あり、活動量監視	あり、いくつかの医薬品	はい、医師報酬削減
フィンランド	あり、フィードバック	あり、いくつかの医薬品	はい、健康保険資金に払い戻し
フランス	あり、フィードバック	あり、いくつかの医薬品	いいえ
ドイツ	なし	あり、いくつかの医薬品	いいえ
ギリシャ	なし、	あり、いくつかの医薬品	いいえ
ハンガリー	あり、活動量監視、フィードバック	あり、いくつかの医薬品	いいえ
アイスランド	あり、活動量監視	あり、いくつかの医薬品	いいえ
アイルランド	なし	あり、いくつかの医薬品	いいえ
イタリア	あり、活動量監視、フィードバック	あり、いくつかの医薬品	はい、健康保険資金に払い戻し
日本	なし	あり、いくつかの医薬品	いいえ
韓国	あり、活動量監視、フィードバック	あり、いくつかの医薬品	はい、健康保険資金に払い戻し
ルクセンブルク	あり、フィードバック	あり、いくつかの医薬品	いいえ
メキシコ	なし	あり、いくつかの医薬品	いいえ
オランダ	なし	あり、いくつかの医薬品	いいえ
ニュージーランド	なし	あり、すべての医薬品	いいえ
ノルウェー	あり、活動量監視	あり、いくつかの医薬品	いいえ
ポーランド	あり、活動量監視	あり、いくつかの医薬品	いいえ
ポルトガル	あり、処方目標／予算	なし	いいえ
スロバキア	あり、活動量監視	なし、いくつかの医薬品	いいえ
スペイン	あり、活動量監視、フィードバック、処方目標／予算	あり、いくつかの医薬品	いいえ
スウェーデン	あり、フィードバック、処方目標／予算	あり、いくつかの医薬品	いいえ
スイス	あり、活動量監視、フィードバック	あり、いくつかの医薬品	はい、医師報酬削減
トルコ	あり、活動量監視、処方目標／予算	なし	いいえ
英国	あり、活動量監視、フィードバック	あり、いくつかの医薬品	はい、医師報酬削減

1. いくつかの管轄区域（ビクトリア州など）。
出典：Paris et al.（2010）。

様の議論や政策が適用できる（表 2.9）。

　病院については、経営管理能力の強化、政策決定の一層の独立性の確保、費用の説明責任の拡大を遂行させるために、政策決定の分権化と一層の経営独立性を確保することが望ましい。経営の独立性を向上させることは、たとえば、医療従事者の業務範囲の規則変更との関連で、人材のより効率的な配置をもたらすのに役立つ可能性がある。

3.6 保険および提供者市場における競争

　医療の効率向上を求めて、多くの諸国は、保険会社または医療提供者のいずれかのレベルで市場競争または市場型原理を導入してきた（ドイツ、オランダ、スイス）。保険市場レベルの目標は、保険会社が、管理面での効率性を高め、より優れたサービスを顧客に提供し、最終的にはより優れた効率的な提供者を探すのを促すことである。しかし、この競争圧力が提供者市場に波及する度合いは、規制環境の相違を反映して、各国ごとに大幅に異なっている。

　一般に、保険者は基本医療パッケージ（基本医療パッケージには含まれない要素の補償範囲のオプションをつけることが多い）に対する強制保険料によって顧客獲得競争を繰り広げる。また、保険者は地域料率保険料で申込者全員を受け入れなければならない。リスクのパターンが保険者ごとに異なるため、この市場における公平な競争環境を実現するためのリスク調整メカニズムが導入されているところもある。しかし、リスク調整は決して完全ではないため、保険者は、アクセスへの悪影響の可能性が否定できず、最善のリスクを引き受けて最悪のリスクを回避する「クリームスキミング（いいとこ取り）」に興味を示している（Smith, 2009）。

　競争的保険市場で大きな利点を確保するためには、保険者は選択的に医療提供者と契約し、その結果、医療の提供における費用効率と質向上を引き出す可能性を生み出す必要がある。これはマネージドケアの取り決めに関して米国においてある程度成功した。しかし、社会保険市場で熾烈な競争を導入しようと試みるほかの諸国（スイスやオランダなど）では、これは一部しか該当せず、また、多くの医療制度においては、保険価格は保険者と提供者間の相互交渉後に設定されるか、当局によって直接設定される。交渉の余地のあるサービスの範囲がオランダで次第に拡大しつつあるが、そのような取り組みがさらなる費用抑制につながるかどうかは時を経なければわからない[22]。

　競争的な保険市場の導入がなくても、一括購入による医療サービスは——購入者が明確な人口集団のための特定の医療サービスに関する契約を締結しようする場合——購入者が医療提供者に圧力をかけることを可能にする。購入者は、米国における企業医療保険ベースの保険会社、社会保険会社（さきほど検討した保険会社など）、地方自治体、国民健康保険や地域保健サービスなど、多くの形態をとることができる。しかし、競争圧力は、契約の締結の際にある程度の柔軟性があり、患者が必要な治療を受けるうえである程度の管理権がある場合にかぎり生じる可能性がある。

　しかし、利益の可能性は、規制の枠組み、市況、さらには購入者が契約を作成し監視する能力に左右される。実際、市場競争は、医療提供者が単一であったり、契約手順が複雑であったり、さらにはとくに患者ニーズへの対応や臨床の質に関して、契約履行されているかどうかを評価する情報がないなどによって制限される可能性がある。このような困難に対応するには、ベンチマーキングやヤードスティック（料金査定）競争など、ほかの方式の導入に資金を必要とする可能性がある。

3.7 医療の質を向上するためのデータシステムと情報転送の改善

多くの諸国、なかでも米国医学研究所（IOM）による調査は医療の質について広範な問題を指摘してきた（Institute of Medicine, 2001）。医療の質に関する機能不全は、ほかの多くの諸国でも記録されている。たとえば、事後エラー——不適当な投薬治療による入院など——を是正する費用のことを考えれば、質の問題が健康と保健医療に関する予算に重大な影響を及ぼすという考えは一般的になりつつある。医療サービスの提供者間における、また提供者と患者の間における連携不足とコミュニケーション不足が医療の質を低下させる主な原因である。医療の質を改善することはそのような不良要素を削減し、公衆衛生と福利の大幅な向上に直接つながる可能性がある。

この問題に関する優れた統計情報がない場合には、対応を困難にすると思われる。このような状況においては、監督官庁への迅速な情報伝達を可能にするICTの一層の普及が不可欠である（Klazinga and Ronchi, 2009; OECD, 2010b; 本書第7章参照）。医療の質の向上の達成には、優れた成果に報酬を与える制度や、医療の質を考慮する医療提供者への新たな支払方法も必要となる。ペイ・フォー・パフォーマンス（P4P）はそのような対応のひとつである（第4章参照）。医療情報システムとその送受信（患者から提供者、提供者間、提供者から支払者）を改善することも、医療連携を改善し、重複したサービスの提供を減らし、管理費を削減し、医療提供者にフィードバックをおこない、医療制度を強化するためのよりよい立案の基礎となる可能性がある。

しかし関連するICTシステムの導入と維持は、経費削減と公衆衛生の向上の可能性がある一方、予想より高価であることが判明しつつある。情報技術は資本集約的であり、費用は当該利益に対してバランスがとれている必要がある。多くのほかのプログラムと同様に、そのようなプログラムの費用対効果に関する一層の情報を入手することが必要である。

保健医療支出の増加が技術進歩によって大きく押し上げられてきた、また、この一部が医療効果に関してわずかな利点しかなかったとする広範な合意がある。医療成果に大きな違いはないが、ハイテク機器（造影など）の供給には依然として国ごとに幅広い格差がある（OECD, 2009）。そのため、すべての新しい医療材料や医療処置が、各国の定めた一定の費用対効果の基準を満たすかどうかの検討が間違いなく必要である。これに関連して、どのような技術、医薬品、機器を使えば費用に対して最大の利益が得られるかを分類する手段として医療技術評価（HTA）への広範な関心がある。英国国立医療技術評価機構（NICE）などの機関が費用と潜在的利益の判断を可能にしているが、各国政府は自国の能力と支払意欲を踏まえて新たな選択をしなければならない（第3章参照）。

第4節　需要サイドの問題と政策

何が需要関連で何が供給関連かを区別することが困難なことが多いものの、効率性が低迷しているというエビデンスは、保健医療制度の需要側面にも供給側面においても認められている[23]。保健医療への需要について、たとえばOECD（2004）は、疾患に特異的な治療法（冠動脈形成術など）の実施レベルと相互に関連がないと思われる虚血性疾患率にOECD全加盟国にわたって大きなばらつきがあると指摘している。同様の問題はほかの疾患についても生じている。つまり、国内でも国際間でも診療レベルにおける差異がきわめて大きいことが指摘されているのである（Mulley, 2009）。広く受け入れられている治療プロトコルの厳格な遵守は、医療の質を改善し、全体的な治療費を削減する可能性がある。このような診療差異は、デンマーク、ニュージーランド、スイスにおける350～420米ドル（購買力平価）からフランスにおける888米ドルにまで広がる各国間の

図2.8　人口あたりの医師診察回数と臨床医師数の相関（2008年）

凡例：すべての国を含む回帰直線　----　チェコ、ハンガリー、日本、韓国、スロバキアを除いた回帰直線

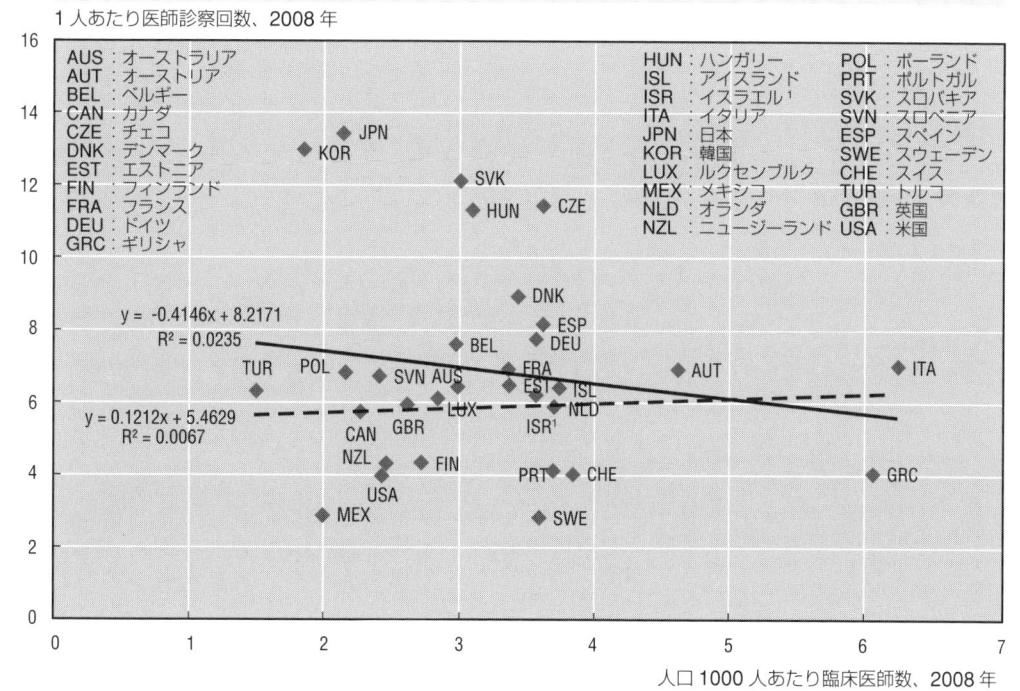

縦軸：1人あたり医師診察回数、2008年
横軸：人口1000人あたり臨床医師数、2008年

回帰式：
$y = -0.4146x + 8.2171$、$R^2 = 0.0235$
$y = 0.1212x + 5.4629$、$R^2 = 0.0067$

国名略号：
AUS：オーストラリア、AUT：オーストリア、BEL：ベルギー、CAN：カナダ、CZE：チェコ、DNK：デンマーク、EST：エストニア、FIN：フィンランド、FRA：フランス、DEU：ドイツ、GRC：ギリシャ、HUN：ハンガリー、ISL：アイスランド、ISR：イスラエル[1]、ITA：イタリア、JPN：日本、KOR：韓国、LUX：ルクセンブルク、MEX：メキシコ、NLD：オランダ、NZL：ニュージーランド、POL：ポーランド、PRT：ポルトガル、SVK：スロバキア、SVN：スロベニア、ESP：スペイン、SWE：スウェーデン、CHE：スイス、TUR：トルコ、GBR：英国、USA：米国

1. イスラエルの統計データは、イスラエル政府関係当局により、その責任の下で提供されている。OECDにおける当該データの使用は、ゴラン高原、東エルサレム、及びヨルダン川西岸地区のイスラエル入植地の国際法上の地位を害するものではない。
出典：OECD（2010a）。

StatLink：http://dx.doi.org/10.1787/888932319421

第 2 章　財政逼迫時の保健医療政策：費用対効果を高める政策

図 2.9　人口あたりの退院数と急性期病床数の相関（2008 年）

人口 10 万人あたりの退院数、2008 年

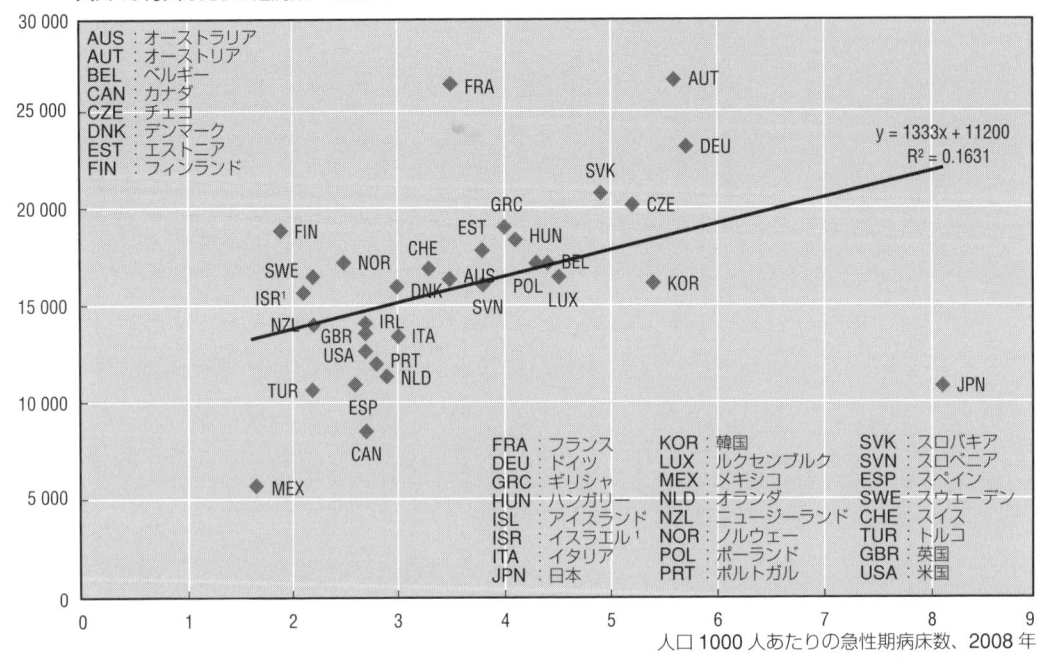

（縦軸：人口 10 万人あたりの退院数、横軸：人口 1000 人あたりの急性期病床数、2008 年）

回帰式：$y = 1333x + 11200$、$R^2 = 0.1631$

略号：
- AUS：オーストラリア
- AUT：オーストリア
- BEL：ベルギー
- CAN：カナダ
- CZE：チェコ
- DNK：デンマーク
- EST：エストニア
- FIN：フィンランド
- FRA：フランス
- DEU：ドイツ
- GRC：ギリシャ
- HUN：ハンガリー
- ISL：アイスランド
- ISR：イスラエル[1]
- ITA：イタリア
- JPN：日本
- KOR：韓国
- LUX：ルクセンブルク
- MEX：メキシコ
- NLD：オランダ
- NZL：ニュージーランド
- NOR：ノルウェー
- POL：ポーランド
- PRT：ポルトガル
- SVK：スロバキア
- SVN：スロベニア
- ESP：スペイン
- SWE：スウェーデン
- CHE：スイス
- TUR：トルコ
- GBR：英国
- USA：米国

1. イスラエルの統計データは、イスラエル政府関係当局により、その責任の下で提供されている。OECD における当該データの使用は、ゴラン高原、東エルサレム、及びヨルダン川西岸地区のイスラエル入植地の国際法上の地位を害するものではない。

出典：OECD（2010a）。

StatLink：http://dx.doi.org/10.1787/888932319440

医薬品消費における顕著な差にも反映されている（OECD, 2008b の図 1.11）[24]。

同時に、医師の診察と退院を尺度とする場合、患者による医療サービスの利用に幅広い相違がみられる。OECD 加盟のアジアおよび東欧諸国については、年間の受診数が 4 回未満から 10 回以上まで幅広く分布している。また、退院数は OECD 加盟国全体で 3 倍もの開きがある。そして、1) 診察と医師数、2) 退院数と病床数の間に明白な相関はほとんどみられない（図 2.8 および図 2.9）[25]。

これらの差異が、供給または需要に関する要因のいずれかのみに起因すると容易に判断することはできない。また実際には、制度上の規範、インセンティブ（支払協定など）、患者行動のパターンがすべてこの差異の一因となっていると考えるのも難しい[26]。政策立案者は、システムの利用におけるそのような大きな差異の理由を探り、それらの差異を狭めることで、医療効果や医療の質を損なうことなく、一層の費用効率の余地をもたらす可能性があるかどうかを評価する必要がある。

4.1 総保健医療支出に占める一般家庭の負担割合の増加

公的保健医療支出は、健康上のリスクに対する責任の大部分を一般家庭に転嫁することによって引き下げることができる。これは以下のようにさまざまな形態をとることがある。

- 政府による「便益バスケット」という目的での削減。たとえば、公的制度の多くは、ある種の手術を対象としない。また、同様に、治療価値がないかごくわずかしかない治療や医薬品を償還対象としないことがある（フランス、スペイン）。
- 歯科治療などの選択的リスクに関する医療費を公的保険から民間の補完保検や補充保険に切り替える。
- 患者に自らが受ける医療の大部分の負担を求める。そのような費用の共同負担には、医師の診察または入院ごとの定額払いから医薬品の自己負担まで、さまざまな形態がある。

OECD加盟国のほとんどは、基本的な医療サービスに関して全国民またはほぼ全国民に保険補償を提供している。しかしこの方法は、単独で利用された場合、保険補償（カバレッジ）に対する芳しくない指標となる。たとえば、歯科治療や処方せん薬などのサービスが基本パッケージから除外されるか、ごく限られた方法で補償対象とされる場合（カナダ、フランス）、費用の共同負担の度合いは見かけよりもずっと大きなものとなる。そのような場合、何らかの形式の民間または相互保険の適用を受けないかぎり、患者には相当な窓口負担がかかることになる。対照的に、一定の社会的弱者については幅広い自己負担金の免除制度があり、このことは公的医療制度によって支払われる医療費の比率を、ときには大幅に引き上げることになる（表2.10）[27]。また、そのような措置は費用の共同負担制度の管理費を大幅に引き上げる可能性もある。

明確なパターンを確立することは難しいものの、平均して、総保健医療支出に占める窓口負担の比率にはあるかぎられた増加があったようであり、1990年代にはデータが入手できた22か国のうち13か国において総保健医療支出に占める窓口負担の比率が増加している（図2.10）[28]。しかしながらこの増加は、この10年間においてわずかに逆転しているようであり、入手可能なデータのある32か国のうち24か国においては減少している[29,30]。費用の共同負担は、主に処方せん薬に関連して一層の増加傾向がみられるが、入院診療と外来診療への私的支払い部分の増加はあまりみられない（フランス、ドイツ、イタリア、スウェーデン）。償還されない医薬品の数は増加しており、非常に多くの場合、「痛みを軽減する」医薬品または治療価値があると証明されていない医薬品は償還されない傾向がある。多くの場合、処方せんごとの定額払いが導入されている（チェコ、フランス、ドイツ、英国）。そのほかには、参照価格制度が導入されている例もある（ドイツ、カナダ、フランス）。これらの取り決めはブランド医薬品や価格の高い医薬品を利用する個人については費

表2.10　雇用主負担払いからの控除

	雇用主負担払いからの控除の有無	控除がおこなわれる場合							
		一定の医学的症状または能力障害を有する患者に対して	収入が明示された閾値以下の患者	社会的恩恵の受益者	高齢者	小児	妊婦	自費払いの上限に達した患者	その他
オーストラリア	あり								X[1]
オーストリア	あり	X	X					X	
ベルギー	あり	X	X	X	X			X	X[2]
カナダ	あり	X	X	X	X				
チェコ	あり	X	X	X	X	X		X	X
デンマーク	あり	X			X	X		X	
フィンランド	あり							X	
フランス	あり	X	X	X			X		X[3]
ドイツ	あり	X	X	X			X		
ギリシャ	あり	X	X	X			X		
ハンガリー	あり	X							
アイスランド	あり	X		X	X	X	X	X	
アイルランド	あり		X			X	X	X	
イタリア	あり	X	X		X	X			
日本	あり	X			X	X	X	X	X[4]
韓国	あり	X	X	X	X	X		X	
ルクセンブルク	あり	X					X	X	
メキシコ	−								
オランダ	あり	X			X			X	X[5]
ニュージーランド	あり	X	X		X	X		X	
ノルウェー	あり				X	X	X		
ポーランド	あり	X				X			X[6]
ポルトガル	あり	X	X	X	X	X			
スロバキア	あり	X	X	X	X	X	X		
スペイン	あり	X			X				
スウェーデン	あり	X				X		X	
スイス	あり	X	X	X	X	X	X	X	
トルコ	なし	−	−	−	−	−	−	−	−
英国	あり	X	X	X	X	X	X	X	

「−」：適用外。
1. オーストラリアにおいては、必ずしもすべての控除が適用されるわけではないが、医療システムのさまざまな部分で全部または一部控除が適用される。
2. 慢性疾患患者。
3. 業務中の事故。
4. 公的援助受益者。
5. 一般医受診。
6. 傷病兵、能力障害のある退役軍人、徴兵軍人など。
出典：Paris *et al.*（2010）。

用負担を引き上げる一方、ジェネリック医薬品へのアクセスを保証している。

　費用共同負担は、限定的ながら増加しており、医療への幅広いアクセス保証に対する当局の懸念

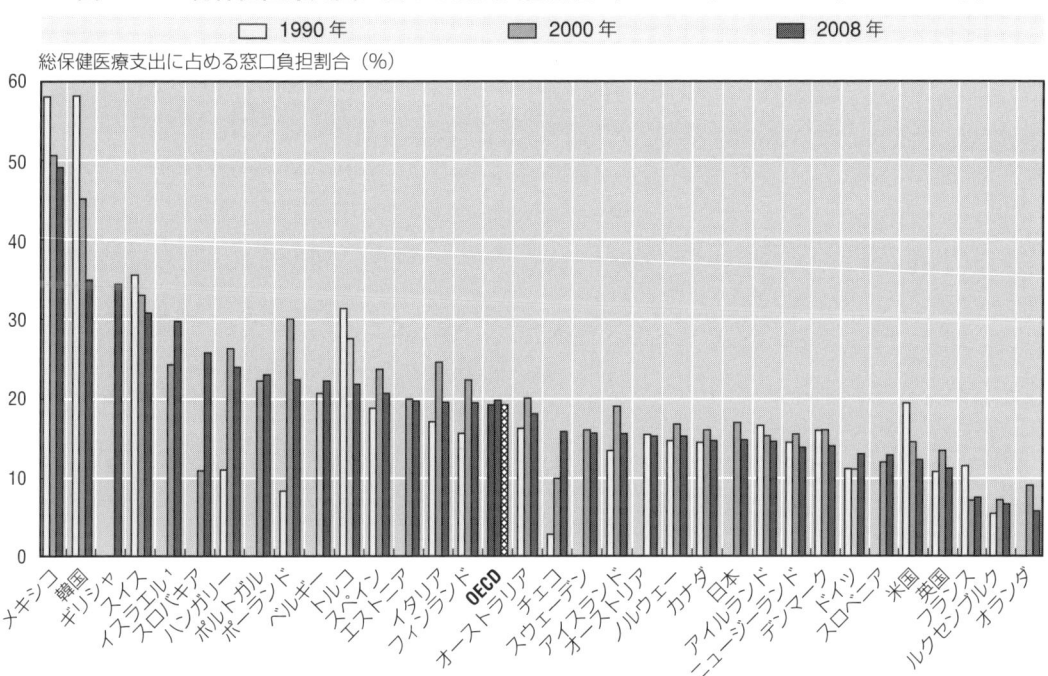

図 2.10 総保健医療支出に占める窓口負担割合（1990 年、2000 年、2008 年）

凡例：1990 年／2000 年／2008 年

（グラフ：横軸に各国、縦軸に総保健医療支出に占める窓口負担割合（％）、0～60％）

各国：メキシコ、韓国、ギリシャ、スイス、イスラエル、スロバキア、ハンガリー、ポルトガル、ポーランド、ベルギー、トルコ、スペイン、エストニア、イタリア、フィンランド、OECD、オーストラリア、チェコ、スウェーデン、アイスランド、オーストリア、ノルウェー、カナダ、日本、アイルランド、ニュージーランド、デンマーク、ドイツ、スロベニア、米国、英国、フランス、ルクセンブルク、オランダ

1. イスラエルの統計データは、イスラエル政府関係当局により、その責任の下で提供されている。OECD における当該データの使用は、ゴラン高原、東エルサレム、及びヨルダン川西岸地区のイスラエル入植地の国際法上の地位を害するものではない。
注：ギリシャに関しては著者の推定値。チリに関するデータはない。
出典：OECD（2010a）。

StatLink：http://dx.doi.org/10.1787/888932319459

を反映している可能性がある。しかし動機が何であれ、大半の諸国においてここ数十年にわたって（図 2.10 において測定されたように）費用負担の変動はきわめてかぎられており、また、社会的弱者に関する広範な免除制度[31]があることから（表 2.10）、医療の需要に対する影響は限定的であった可能性が高いと思われる。いずれの場合でも、各国間の費用負担の広範な差異は、健康状態の各国間の差異とは相関性がない。費用負担の増加が医療の需要を制限する可能性がある一方、医療サービスの需要に対して重大な影響を確実に及ぼすために必要な変化の規模は、医療へのアクセスに明らかに悪影響を及ぼす可能性がある（Smith, 2009）。しかし、社会的弱者の保護によってバランスが保たれるのであれば、これまでの経験を上回って費用負担が増加するのは、国家財政に対する圧力を軽減し、より広範なパッケージのひとつの要素となる可能性がある。

4.2 健康増進と疾病予防を通じた医療の必要性の低減

健康増進と疾病予防のための政府プログラムは、OECD 加盟国の保健医療支出の約 5％に相当す

る。疾病予防政策への投資増加が医療費削減の観点から将来大きな実を結ぶだろうという考えは、一見して説得力があるようにみえる。これに関連して、多くの標準的予防プログラム（感染症の予防接種など）が非常に費用対効果が高いという十分なエビデンスがある。しかし、OECD加盟各国政府は、とくに過去5年にわたってこの分野で幅広い介入をおこなってきたが、こうした介入の有効性を示す確固たるエビデンスはなく、また事実上、効率性と分布の影響に関する証拠もない（OECD, 2010b）。

支出から結果までの間の長くて不確実な時間のずれ、さらには大規模な人口集団に対応する必要性を考えると、疾病予防がその後の治療に比べて安価になるという保証はない。たとえば、肥満の予防についてのOECDの最近の取り組みが開始される前には、とくに、こうした介入の効率性と分布の影響を示す根拠はほとんどなかった。しかし、マイクロシミュレーション分析を通じてOECDにより提示された新たなエビデンスは、分析において評価された介入に関する好ましい費用対効果と分布を示している（OECD, 2010b）。

4.3　患者と医療提供者のコミュニケーションの向上は役に立つ可能性がある

治療の（人的）費用と潜在的利益に関する医師と患者のよりよい双方向のコミュニケーションは有益であり、これは医療においても消費者主義がより活発になっている傾向と一致しているかもしれない。患者が治療による成功の可能性や深刻で長期にわたる副作用をよく理解している場合、患者はきわめて侵襲的で集中的な治療を選択することに、医師よりも消極的になりうるというエビデンスも示されている（Mulley, 2009）。意思決定支援を向上させることは、患者と医療提供者の双方が、医療提供における正当とはいえない差異を軽減するのに役立つ可能性がある。セカンドオピニオンも、患者が妥当な選択をするのを支援する際のプライマリケア医の役割の強化と同様に、意思決定支援という観点から役立つといえる。

教育水準の高い人口の増加にともなって慢性疾患が増加していることから、従来と比べてセルフケアと予防の余地があるはずである。健康教育や初期兆候に関する情報の広範な普及によるなど、医療機関にかかる時期を患者がよく理解することが望ましい。しかし、そのような政策は、疾病予防、健康教育および健康増進を目的とした広範な取り組みのなかで構築される必要があるだろう。深刻でない治療問題については、電話相談や、インターネットにより提供される十分に精査された情報も役に立つ可能性がある[32]。

4.4　医療連携の向上とゲートキーピングは高価な治療の必要性を軽減する可能性がある

比較的少ない比率の患者人口によって消費される医療サービスの割合が非常に大きいものは、当該患者が、可能なかぎり高価な制度的環境から除外されることによって、治療に対する需要が削減

表2.11 ゲートキーピング機能

		二次医療を受けるためのプライマリケア医による紹介		
		義務として	財政的インセンティブによる	義務としてではなく、財政的理由によるものでもない
プライマリケア医としての登録	義務として	デンマーク、イタリア、オランダ、ノルウェー、ポルトガル、スロバキア、スペイン		
	財政的インセンティブによる	ハンガリー、ニュージーランド、英国	ベルギー、フランス、ドイツ、スイス	
	義務としてではなく、財政的理由によるものでもない	カナダ、フィンランド、メキシコ、ポーランド	オーストラリア、アイルランド	オーストリア、チェコ、ギリシャ、アイスランド、日本、韓国、ルクセンブルク、スウェーデン、トルコ

出典：Paris et al. (2010)。

される可能性がある（第5章および Hofmarcher et al., 2007 を参照）[33]。高価な治療への必要性を削減するという問題は、人口高齢化につれて慢性疾患（しばしば複数の慢性疾患の併発）が増加しているため、一層注目を集めるようになってきた。医療連携を推進するうえでの障害は、さまざまな制度的障害から生じると考えられる。

● 医療の資金調達の細分化（なかでも、一方は医療であり、他方は社会福祉や療養介護であり、これらの間の資金調達の細分化）。
● 各医療施設間における情報の流れが、新たな医療ニーズの示す課題に対応するには不十分であることが多く、専門化の高まりなどにより医療制度において一層複雑化している。
● おそらくもっとも重要なのは、医療連携は一部の制度においては正式には存在しないことである。連携の役割を担う医療従事者は明確には認識されておらず、したがって連携活動が評価されることはほとんどない。同時に、業務範囲の規則は看護師やその他の医療従事者がこの分野で大きな役割を担うことを妨げている場合がある（Hofmarcher et al., 2007）。

医療連携の向上は、さまざまな医療提供者や提供者レベル間の情報共有化を目的とした政策や、医療連携に関する適切かつ明確なインセンティブをともなう医療提供システムの再構成（とくにプライマリケアレベルでの）を必要とする。この場合には、とくに治療レベル間における移行（救急入院治療と療養介護の間など）に関心が払われる必要がある。

医療連携の向上についての重要性が認識されているにもかかわらず、医療連携の向上が治療の質を向上させる一方で、特定の形式の治療連携（疾病管理など）が全体的なコスト削減につながるという明確なエビデンスはない（IGAS, 2006）。実際、医療分野における情報通信技術（ICT）の改善と導入は大規模な先行投資費用をともなう可能性がある。同様の結論は健康的な老化（介護予防）のプログラムの費用対効果に関しても生じる。すなわち、年齢を重ねても健康を保つというこ

とを目的としたプログラムは、費用対効果が高いとはいえず、医療費の全体的な削減につながることはほとんどないと思われる（Oxley, 2009）。

費用対効果の程度がどうであれ、そのような手段はおそらく、専門医や入院治療へのアクセスを規制し、保健医療制度のなかにあって患者の代理人機能を果たす「プライマリケア」のゲートキーピング機能においてもっとも役に立つだろう[34]。プライマリケアによるゲートキーパー機能は、医療制度を通じて患者が妥当な判断ができるよう支援し、それによって医療連携を改善していると考えられている。表2.11は、各国のゲートキーピング機能の強度を示している。

第5節　結論

医療制度の機能の改善は依然として包括的な目標である

保健医療支出は引き続きここ数十年にわたってOECD加盟国全体で上昇しており、2008年には平均してGDPの約9％に達した。保健医療支出は、公的支出においてますます大きな比率を占めつつある。一般財政支出総額に占める公的医療支出の割合は、1992年の12％から2008年には16％にまで増加している。保健医療支出の増加は、追加的な支出から得られる追加的な利益が、利幅という観点から、これらの財源（追加的な支出）を他の方法で利用した場合に得られる利益よりも大きい場合には本質的には悪いことではない。しかし、保健医療支出の4分の3が国家予算で賄われていることから、財源の配分と支出の効率に関する懸念は最重要の課題であり、資金が逼迫し政府が公共部門の赤字の補填で困難に直面している場合には喫緊の課題となるのはいうまでもない。そのような状況において、医療制度の持続可能性と医療サービスの提供における費用に見合う価値の向上の問題はますます重要になっている。本章では、政策立案者がこの問題に対応するのに役立つ可能性のある幅広い政策について説明した。

各国はインプットの割り当てをおこない、インプットの費用と価格を制限することによって迅速に支出を削減することができる

この文脈において本章では、医療部門における経済危機に対する以下の二つの主要なコスト削減対応を示す。1）医療へのインプット、それらの価格または予算上限に対する管理、2）よりよい供給と需要のインセンティブを通じた生産効率と有効性の向上。これらの二つの政策は密接に関係している。生産効率の向上は財政的制約の全体的な緩和に役立つと考えられる。

過去の各国の経験や現在の財政的課題の規模は、前者の政策がおそらく経費削減の初期段階で必要になることを示唆する。賃金と価格統制は厳格な予算上限によって補完される場合にはとくにもっとも強固な短期的効果をもつ可能性が高い。

ほとんどのOECD加盟国において、政府はインプットの供給とその価格の管理主体である。結

果として、短期間に支出の大幅な削減を実現することが可能であり、世界各地で経時的に強度や成功の違いがあるものの、短期的な支出削減に向けた手段は広く用いられている。

しかし、そのような政策は長期的には持続することができない

拙速なコスト削減策にのみ依存することは、リスクとトレードオフがある。医療従事者の供給削減が長期のものか、あるいは度を超えた政策である場合には、予算制限が緩和された後、賃金の上昇圧力と供給拡大期の予期せぬ問題につながる可能性がある。短期的には支出を制限するためにとられた措置が——たとえば、必要な投資が遅れ、望ましい予防策が実施されない場合には——結局は支出を増加させかねないこともありうる。

したがって政府は、根本的な圧力が高まり、準最適な医療政策を決定する前に出口戦略を検討する必要があるかもしれない。そのような取り組みのひとつの要素に、その後の賃金増加を医療サービスの提供体制の効率性の向上を目的としたミクロ的改革と関連づけることも可能である。つまり、変化を実現するために報酬の増額を利用するということである。しかし、このことが信頼できるには、賃金と給与は改革の導入に付随する必要があり、これは実現するのが簡単なものではない。

人々が直面するインセンティブの変更は長期的にはよりよい効果を生む

医療制度には重大な生産余力があり、一層の効率性向上につながる可能性のある幅広い政策レンジが用意されている。しかし、費用に見合う価値を得るためには、どのような手段が今後数十年間に費用に見合う重要な価値をもたらしうるかを示すエビデンスの隙間を埋めるためのたゆまぬ努力が必要である。改革のための可能な手段を評価するうえで、効率向上の余地が最大であるとして、医療制度の供給サイドに多くの注意が払われてきた。しかし、費用の共同負担について、従来の問題を超える有望な需要サイドへの介入も検討されるべきである。

病気のパターンの変化に、治療を計画し提供する新たな手法を適合させる必要がある

供給サイドの戦略は複雑であり、いかなる改革も各国における既存の制度的環境を考慮に入れる必要があるという重要な警告とともに費用効率の高い治療を提供する提供者を徹底的に検討する必要がある。将来の調査手段を提供する可能性のあるリソース利用のレベルとパターンには各国ごとに非常に大きな違いがある。本文で喚起される供給サイドの政策には以下が含まれる。

- 医療サービスの購入者と提供者の機能の分離は、制度の機能をよりよく監視するために強化される必要がある。こうした分離は、医療制度内の責任のより明確な識別の余地を、また潜在的にはより優れたガバナンスをもたらす。ニーズを特定し、アクセスと質を確保するという医療制度の目標が達成されているかどうかを監視するのに役立つ可能性がある。しかし、そのような取り決め——さまざまな形態をとる可能性がある——は適切に監視するために大量の情報を

必要とする。
- ほとんどのOECD加盟国は、慢性疾患への罹患率の移行と外来環境での治療の可能性に完全には対応できていない。そのため、各国は最新の疫学的状況にうまく適合するプライマリケアと外来診療のモデルを調査する必要がある。外来部門におけるリソースのより効率的な配分が必要であり、また、この根底にある、新たな支払協定（さまざまな「ペイ・フォー・パフォーマンス」制度など）を特定する必要があるだろう。
- 病院部門における医療リソースのよりよい組織化と利用には、効率性向上に向けた相当な余地がある。過去20年間の病床数の大幅な削減にもかかわらず、病院部門は依然として保健医療支出における最大の消費要素である。包括支払方式を導入する動きは、医療活動に対する厳格な管理がともなう場合には効率性にプラスの影響を及ぼす可能性が高いと思われる。よりよい支払協定を策定することは医療購入者に委託される可能性のある機能である。
- そのほかにも、外来部門と病院部門の両方でのインセンティブの設定におけるより重要な役割は市場の動向に起因する可能性がある。そのような取り決めは、多くの諸国（ドイツ、オランダ、スイス、米国）においてますます普及している。しかし、市場の失敗をともなう状況のもとで競争モデルを導入しても、そのような手段が効率向上とコスト削減につながるとはいえない。
- 情報通信技術（ICT）の採用と医療提供者の実務のコンピュータ化は、医療連携への余地を改善し、診療の重複を最小限に抑え、クレーム処理の管理費を削減する。これが監視される場合には医療の質を潜在的に高めることによって、医療制度に価値をもたらす可能性がある。

需要サイドの問題にもっと注意を払う必要がある

少なくとも窓口負担が総医療費のわずかな部分を占め、社会的弱者が適切に保護されている諸国においては、医療費の大部分を利用者（患者、一般家庭）に転嫁する余地がある。利用者負担における大きな相違も各国ごとに存在する。高価な医療は費用効率が高い予防策によっても削減される可能性がある。

また、本章は、各国ごとの需要や医療制度の利用における不可解なほど大きな相違についても説明した。ある諸国が他国より防止策の点で優れているという可能性がある。費用効率が高い防止策は治療の必要性を低下させるひとつの方法である。しかし、患者を最適な治療環境に導き、入院による高額支出を防ぐために一次的なゲートキーピングや治療連携などの取り決めによる追加の削減の余地があるかもしれない。

費用曲線をシフトするには技術進歩に対応する必要がある

公的医療支出の増加の持続的削減（図2.1の第三のシナリオ）は、技術進歩への対応を必要とし、これは保健医療支出の主要な推進力のひとつである。これまで、ほとんどの諸国は、主流の介入の

大半が公的補助を受けた医療サービスの基本パッケージに含まれるようにすることができた。一部の著者が示唆するように技術進歩が加速する場合（Aaron, 2003）、当局は基本パッケージに何を導入するかについて選択する必要に迫られてくる可能性がある。

注記

1. ニューハウス（Newhouse, 1992）の推定によると、米国の支出の伸びの最大半数が技術に関連している。CBO（2008）による調査はこの状況を裏付けている。しかし、米国に関する最新の推定では、技術が保健医療支出の全体的な伸びの4分の1から2分の1を占める可能性があることを示している（Smith *et al.*, 2009）。
2. たとえば、医療部門スタッフのインプットの供給を直接管理する政策は、規制上の管理が医療提供者に分散される場合には、さらに困難になる可能性がある。
3. たとえば、医療提供者市場における市場競争の一層の導入は、価格と質に関する情報の増加のための政策や選択的契約の可能性がある場合には強化されるだろう。
4. このことは、パリ他（Paris *et al.*, 2010）の本文で言及されている。政策の解釈および制度的指標の詳細は同文書に示されている。
5. 政治経済学的要因が病院による医療供給の増加の一部の根底にある。多くの諸国において地域における医療アクセスと職を確保するために、自治体や都市の病院の増加に関する強力な政治的圧力があった。病院には、雇用主であるという重要な側面もある。さらに、能力増強への投資が政府または機関の別のレベルで支払われることが多かったため、強力な金銭的インセンティブがあった。
6. パリ他（Paris *et al.*, 2010）によると、16か国が救急用以外のベッドの不足を報告し、5か国においては、患者が適切なフォローアップ治療を待ちながら救急病院での長期滞在を頻繁に経験している。
7. たとえば一般開業医の収入は、オーストラリア、ベルギー、オランダでは専門医の収入の半分にも満たない。
8. 女性医師は男性医師に比べて労働時間が短い傾向があるため、医療労働力における女性の比率の増加はひとつの要因である。規制の変更——欧州連合における病院での労働時間数を制限する欧州労働時間指令など——も一因となっている。
9. 保健医療支出の個々の要素がアウトプットよりインプットに基づくことから、これらのデータは慎重に取り扱う必要がある。データは 2005 年に関するものである。
10. この作業は OECD で進行中であるが、これらのデータの経時的な変化はまだ入手できていない。しかし、最近の調査（Farrell *et al.*, 2008）では、2004 年から 2007 年の間の米国における支出の増加が外来部門における価格上昇によって大きく押し上げられたとされている。このことは同様に、入院診療（価格がメディケア制度によって厳格に管理される傾向がある）から外来診療（価格統制があまり厳格でない）への一層のシフトを反映している。
11. 影響がより重要な、かぎられた情報のみ入手可能である。たとえば、ノルウェーのプライマリケアの最近の変化はサービス創出に対する所得効果をほとんど示していないが（Grytten *et al.*, 2008）、日本では、医師の報酬に関する厳しい規制によって、1回の診察時間は非常に短く、頻度の高い受診回数という状況が生じている（OECD, 2009）。

12. このことは、たとえば、価格（または賃金）の上昇への制限を補うために量を増やす（オーストラリア、フランス、日本における外来診療やスウェーデンの病院部門など）、より高価なサービスを提供する（フランス、ドイツ、米国における現場での診断検査など）、より高価な区分の患者の比率を引き上げる（米国のメディケアなど）、または、サービスを価格統制のない分野へ移動する（米国）ことによって、生じる場合がある。公共および民間部門の両方で営業する医師（英国、フィンランド、ギリシャ、アイルランド）は政府の管理があまり厳格でない民間部門へシフトすることも可能である。

13. たとえばギリシャでは、公共部門の医師も患者を個人営業に移す傾向がある（Economou and Giorno, 2009）。

14. しかしながら、これは既定の結論ではなく、調査対象期間に左右される可能性がある。予算上限は、ギリシャ、イタリア、ポルトガル、スペインでは、類似の制度的取り決めがあるにもかかわらず、十分には満たされていないかまったく満たされていない。また、統合モデルを有する諸国も一定の期間にわたって意図的に医療部門へのリソースを増やしている（最近のカナダ、ニュージーランド、英国など）か、厳格な予算抑制の期間の後、支出のリバウンドを経験している（アイルランド）。

15. 結果は制度における供給過剰の量に左右される可能性がある。たとえば、支出制限は伝統的に英国国民健康保険において厳格に維持されてきた。効率を高め、待機リストを少なくする圧力により、大幅な生産性の向上が1980年代と1990年代に達成された（Light, 2001）。

16. しかしフランスでは、2004年に支出管理の制度を強化することで一定の肯定的効果がみられた。

17. ここで問題になっているのは、保健医療支出を抑制する特殊な手段に関するものではなく、政治経済学的なものである。

18. フランスの地方病院庁（ARH）は、1990年代のフランスでの設立当初は病院診療のみ対象としていた。最近になって、同庁の権限は外来診療を対象とするまでに拡大され、地方保健庁（ARS）に名称が変更された。

19. 「医療制度の特徴に関する調査（Survey on health system characteristics）」（Paris et al., 2010）は、14か国が疾病管理制度を有しており、10か国が複合疾患のある患者に関する症例管理の取り決めを有していることを報告している。しかし、これらのプログラムの範囲は不明である。購入の実施は、必ずしもすべての諸国で利用可能ではない医療ニーズ評価を必要とする。

20. 現在、北米、オーストリア、フランス、ドイツ、スイスにおいて出来高払いがかなり利用されている。

21. 韓国、メキシコ、トルコ、スペイン、スロバキア、スウェーデン、米国を除く。

22. オランダにおいて、選択的契約は医療供給の34%を占める。

23. 需要サイドの政策は、医療費を最小限に抑えるか医療効果に対する効果を最大化するように医療に対する需要（または必要性）を導く試みを検討している（一例は患者の治療順序をトリアージ方式で決めるための一般開業医によるゲートキーピングの利用である）。供給サイドの効果は、供給における一層の費用効率と有効性をもたらす医療提供者向けのインセンティブと規制措置に関係している。ここでの一例は、市況が競争を認める市場原理の導入である（洗濯物や食事のアウトソーシング）。

24. 各国間の価格格差は医薬品の価格や併用における差異を反映している可能性がある（OECD, 2008b参照）。

25. 一方、人口に占める高齢者の割合のばらつきは退院のこのような差の一因を部分的に説明する可能性がある（OECD, 2009）。

26. たとえば、このような差異の一部は測定のまずさを反映している。スウェーデンとフィンランドにお

いて医師の診察数が少ないのは、医療制度との最初の接触が看護師であることが非常に多いという事実を反映している可能性がある（Bourgueil, 2006）。オランダのデータは妊婦管理と保育に関する接触を除外している。規制については、日本での多くの医師の診察は、長期的な疾患の場合には不要なことのある処方せんの更新のためである（しかし、この規制は最近変更になった可能性がある）。また、一部の諸国では、スポーツ活動をはじめる前に医師の検診が必要であり、これは保険会社によって支払われていることが多い（フランス）。出来高ベースで支払いを受ける医師は、給与ベースで支払われる医師よりも診察料が高い傾向がある。受診水準の低い諸国の一部は供給を制限されている可能性がある（メキシコなど）。

27. 保険適用の範囲などに関する詳細については、パリ他（Paris et al., 2010）を参照。
28. これは公に提示しにくいものと思われる。総家計消費の比率でみた場合、窓口負担は1990〜1999年、2000〜2007年のいずれの期間においても増加したと思われる。
29. 否定的な変化が一般に小さかったことに留意すること。
30. 増加はつぎの諸国においてもっとも顕著であった。ギリシャ、スロバキア、ハンガリー、スウェーデン、オーストリア、日本。
31. たとえば、調査対象国の半数以上では個人または世帯に関する上限が、窓口負担額の支払いの上限に達していた（表2.10、最後から2番目の欄を参照）。
32. 一例として英国の国民健康保険（NHS）ダイレクトのウェブサイトを参照（*www.nhsdirect.nhs.uk*）。しかし、インターネットで閲覧できる医療情報の多様性やその大半の出所が不明確なことを考えると、そのような情報は厚生省によって慎重に精査される必要がある。
33. たとえば、治療費に関する米国メディケア受給者の上位25％は、2001年の年間支出の85％を占め、1997年から2001年までの5年間の累積支出の68％を占めた（CBO, 2005）。
34. ゲートキーピングは医療サービスの適切な利用の推進をめざしている。主要な代理人とコーディネータの役割を果たすプライマリケア医の概念は、医学知識と専門化が一段と複雑性を増すなかで、専門医と病院の乏しいリソースを合理的に割り当てるためのひとつの対応策である。ゲートキーピングは消費者の調査費を削減し、専門的なサービスに対する需要をさまざまなレベルの治療の適切な利用を確保できるように導くことになっている。このような取り決めがうまくいくかどうかは、プライマリケア医がほかの提供者の治療の質、また、一定の状況ではその費用を判断するのに十分熟練しているかどうかによる（Paris et al., 2010）。

参考文献

Aaron, H. (2003), "Should Public Policy Seek to Control the Growth of Health-care Spending?", *Health Affairs*, January.

Bourgueil, Y. *et al.* (2006), "Vers une coopération entre médecins et infirmières – L'apport des expériences européennes et canadiennes", DREES, Série Études, No. 57, Paris.

Congressional Budget Office (CBO) (2005), *High-Cost Medicare Beneficiaries*, Washington DC, available at *www.cbo.gov/showdoc.cfm?index=6332&sequence=0*.

Congressional Budget Office (CBO) (2008), *Technological Change and the Growth of Health Care Spending*, Washington DC.

Docteur, E. and H. Oxley (2004), "Health System Reform: Lessons from Experience", *Towards High*

Performing Health Systems: Policy Studies, OECD Publishing, Paris.

Docteur, E. and V. Paris (2009), "Ensuring Efficiency in pharmaceutical pricing", *Achieving Better Value for Money in Health Care*, OECD Publishing, Paris.

Economou, C. and C. Giorno (2009), "Improving the Performance of the Public Health Care System in Greece", OECD Economics Department Working Paper, No. 722, OECD Publishing, Paris.

Farrell, D. *et al.* (Mckinsey Global Institute) (2008), "Accounting for the Cost of U.S. Health Care: A New Look at Why Americans Spend More", available at *www.mckinsey.com/mgi/publications/US_healthcare/index.asp*.

Figueras, J., R. Robinson and E. Jakubowski (eds.) (2005), *Purchasing to Improve Health System Performance*, Open University Press and European Observatory on Health Systems and Policies.

Fujisawa R. and G. Lafortune (2008), "The Remuneration of General Practitioners and Specialists in 14 OECD Countries: What Are the Factors Explaining Variations Across Countries?", OECD Health Working Paper, No. 41, OECD Publishing, Paris.

Grytten, J., F. Carlsen and I. Skau (2008), "Primary Physicians' Response to Change in Fees", *European Journal of Health Economics*, HEPAC, Health Economics in Prevention and Care, Vol. 9, No. 2, pp. 177-125.

Hofmarcher, M.M. *et al.* (2007), "Improved Health System Performance Through Better Care Coordination", OECD Health Working Paper, No. 30, OECD Publishing, Paris.

IGAS (2006), "Améliorer la prise en charge des malades chroniques : les enseignements des expériences étrangères de 'disease management'", Rapport présenté par Pierre Louis Bras, Gilles Duhamel et Etienne Grass, Paris.

Institute of Medicine Committee on Quality of Health Care in America (2001), *Crossing the Quality Chasm, A New Health System for the 21st Century*, National Academy Press, Washington. (『医療の質：谷間を越えて21世紀システムへ』米国医療の質委員会/医学研究所著、医学ジャーナリスト協会訳、日本評論社、2002年)

Imai, Y. and H. Oxley (2004), "Managing Public Costs in the Japanese Health and Nursing Care Sector", *Osaka Economic Paper*, Vol. 58, No. 2, September.

Joumard, I. *et al.* (2008), "Health Status Determinants: Lifestyle, Environment, Health Care Resources and Efficiency", OECD Economics Department Working Paper, No. 627, OECD Publishing, Paris.

Klazinga, N. and E. Ronchi (2009), "Improving Data Systems to Promote Quality of Care", *Achieving Better Value for Money in Health Care*, OECD Publishing, Paris.

Light, D. (2001), "Managed Competition, Governmentality and Institutional Response in the United Kingdom", *Social Science and Medicine*, Vol. 52.

Mossialos, E. and J. Le Grand (eds.) (1999), *Health Care and Cost Containment in the European Union*, Aldershot, Ashgate.

Mulley, A. (2009), "The Need to Confront Variation in Practice", *British Medical Journal*, Vol. 339.

Newhouse, J.P. (1992), "Medical Care Costs: How Much Welfare Loss?", *Journal of Economic Perspectives*, Vol. 6, pp. 3-21.

OECD (2004), *Towards High Performing Health Systems*, OECD Publishing, Paris.(『世界の医療制度改

革：質の良い効率的な医療システムに向けて』OECD 編著、阿萬哲也訳、明石書店、2005 年）

OECD (2005), *Towards High Performing Health Systems: Policy Studies*, OECD Publishing, Paris.

OECD (2006), "Competition in the Provision of Hospital Services", DAF/COMP (2006)20, OECD Publishing, Paris.

OECD (2008a), *The Looming Crisis in the Health Workforce: How Can OECD Countries Respond*, Paris.

OECD (2008b), *Pharmaceutical Pricing Policies in a Global Market*, OECD Publishing, Paris.（『図表でみる世界の医薬品政策：グローバル市場で医薬品の価格はどのように決められるのか』OECD 編著、坂巻弘之訳、明石書店、2009 年）

OECD (2009), *Health at a Glance*, OECD Publishing, Paris.（『図表でみる世界の保健医療 OECD インディケータ（2009 年版）』OECD 編著、鐘ヶ江葉子訳、明石書店、2010 年）

OECD (2010a), *OECD Health Data*, OECD Publishing, Paris.

OECD (2010b), *Obesity and the Economics of Prevention*, OECD Publishing, Paris.

Oxley, H. (2009), "Policies for Healthy Ageing: An Overview", OECD Health Working Paper, No. 42, OECD Publishing, Paris, February.

Paris, V. *et al.* (2010), "Health System Institutional Characteristics: A Survey of 29 OECD Countries", OECD Health Working Paper, OECD Publishing, Paris, forthcoming.

Rapoport, J., P. Jacobs and E. Jonnson (2009), *Cost Containment and Efficiency and in National Health Systems: A Global Comparison*, Wiley, Weinheim.

Schoen, C. (2007), "Bending the Curve: Options for Achieving Savings and Improving Value in Health Spending", Presentation, The Commonwealth Fund, 18 December.

Shortell, S. (2009), "Bending the Cost Curve: A Critical Component of Health Care Reform", *JAMA*, Vol. 302, No. 11, pp. 1223-1224.

Smith, P. (2009), "Market Mechanisms and the Use of Health-care Resources", *Achieving Better Value for Money in Health Care*, OECD Publishing, Paris.

Smith, S. *et al.* (2009), "Income, Insurance and Technology: Why Does Health Spending Outpace Economic Growth", *Health Affairs*, Vol. 28, No. 5, pp. 1276-1284.

第 3 章

医療における合理的な意思決定：
エビデンスに基づく医療と医療技術評価

　患者、提供者、支払者にとって、保健医療制度がリソースを浪費しないようにすることは共通の関心事である。エビデンスに基づく医療（EBM）および医療技術評価（HTA）は「その治療には効果があるのか、受ける価値があるのか」という二つの簡単な質問に重点を置くことで役に立つ可能性がある。本章は、診療に合理的な意思決定を導入することで達成される潜在的な効率向上を調査し、これらの決定を伝えるために臨床ガイドラインと医療技術評価をどのように用いることができるかについて考察する。つぎに、意思決定が OECD 諸国全体の機関においてどのように機能するかについて検討する。

第1節　序論

　ほとんどの患者は、医師などの医療提供者が最新の知識ともっとも効率のよい技術を利用して可能な限り高品質な治療を提供していると考えている。医療資金出資者は、患者が費用に見合う可能なかぎり最高の価値を得ているはずと考えている。しかしながらどちらの考えも間違いである。過去数十年にわたる多くの調査では、広範な医療活動を考察し、治療と技術に医学的な有効性と費用対効果のエビデンスを確認できるかどうかを検証してきた。分析水準がどのようなものであれ、あるいは調査の具体的な項目が何であれ、調査結果は似たようなものであった。「支払った額に見合うものが必ずしも手に入るとはかぎらない」ということである。

　一例として、国レベルで高い医療支出があったとしても、それが国民の医療アウトカム向上と必ずしも相関しているとはかぎらない。同様に、地域によって、あるいは医療アウトカムに目に見える影響が見出せないような都市ですら、医療支出には大きなばらつきがある。

　患者、医療提供側、支払側にとって、医療制度がリソースを浪費しないように確保することは共通の関心事である。そして、エビデンスに基づく医療（EBM）および医療技術評価（HTA）は「その治療には効果があるのか、受ける価値があるのか」という二つの簡単な質問に重点を置くことで役に立つ可能性がある。最初の質問は、ばかばかしいと思われるほど単純なものだが、分析によれば、ほとんどの医療介入は、──場合によっては3分の1に及ぶ──その効果に疑問の余地があるといわれている[1]。医療技術評価（医薬品、医療機器、その他の支援技術という幅広い意味における）とは、分子レベルの医療技術であるか、あるいは診療行為であるかにかかわらずそれらが確実に作用しているのかどうかを問題にするだけではなく、従来の方法に比べて大幅な改善を示すものかどうか、さらには、かぎられたリソースをもっとも効率的に利用できるかどうかを問題にする手法である。

　本章では、診療に合理的な意思決定を導入することで効率向上を達成する可能性を調査し、これをおこなうための手法である臨床ガイドラインと医療技術評価を検討する。つぎに、これらの機能がOECD諸国全体の機関においてどのように実現されるかを考察する。これらの機能を組織化するにはさまざまな方法があり、各国は互いの経験から学ぶことで便益を得ることができる。

第2節　効率向上の可能性

　多くの調査が示しているように、医療制度には効率向上を達成する余地があるというエビデンスがある。

2.1 マクロ経済的調査は多くの諸国における潜在的な効率向上を示唆する

最近の調査 (Joumard et al., 2008) に基づいて、OECD は、健康に関するほかの決定因子 (所得、教育、生活要因、環境汚染) を調整して、医療支出が国民の健康状態に及ぼす影響を推計した。たとえば、国民の健康状態をもっとも適格に代弁する指標として「平均寿命」を用いると、パネルデータ分析では、OECD 加盟国全体で医療支出が費用に見合う価値を提供しないということが示唆されている。すべての国が、効率向上において最善の成果を成し遂げている国と同じ程度の効率になれば、同程度の医療支出であっても、OECD 加盟国全体で平均寿命が平均で 2 歳延びる可能性がある。相対的効率性スコアを導き出すために包絡分析法を用いた場合でも、同様の結論が生じる (Joumard et al., 2010)。

これらの推定は額面通りに受け取ってはならないが、医療制度に明らかに起因すると考えられる医療による利益を特定することは困難であり、多くの医療サービスは寿命を延ばすためだけではなく、患者の生活の質を改善することを目的としている。一方、2008 年の調査は、1991 年から 2003 年の間の OECD 加盟国において、医療支出の伸びが女性の寿命においては、観察された延びの 46％、また、男性については 39％寄与したことを示しており、このことは「医療支出は長寿の実現にとって重要である」ことを意味している。

2.2 医療行為の国際間の差異は疫学や新技術の導入によって完全に説明できるわけではない

医療行為の国際間における差異は、1970 年代初頭から国内外で観察されてきた (Mullan and Wennberg, 2004)。定期的に OECD によって収集されたデータによれば、各国間の医療行為の差異について複数の事例が示唆されている。たとえば、10 万人あたりの冠動脈形成術の比率は、メキシコにおける 5 件からドイツにおける 692 件にまで幅広い分布となる (図 3.1a)。抗コレステロール薬の消費量はドイツにおける 1000 人あたり 1 日服用量 (DDD) 49 からオーストラリアにおける 206 までさまざまであった (図 3.1b)。MRI 検査の数は韓国における 1000 人あたり 12.7 からギリシャにおける 98.1 に及ぶ (図 3.1c)。

このような医療行為における国際間の差異は、疫学的観点からみた相違とある程度の関連があることは確かであるが、完全に説明がつくものではない。それ自体が支払う能力や意欲、医療提供者への支払方法、製造業者の戦略、専門技能や選好に影響を受ける新技術の導入における各国間の差異が、これらの違いの大半を説明するものと考えられる。たとえば、治療や処置に健康保険が適用されるかどうかは重要な要因である。

第 3 章　医療における合理的な意思決定：エビデンスに基づく医療と医療技術評価

図 3.1a　医療行為における国際間の相違：冠動脈形成術

人口 10 万人あたりの冠動脈形成術（2008 年）

■ 経皮的冠動脈形成術（PTCA およびステント留置法）　□ 冠動脈バイパス術

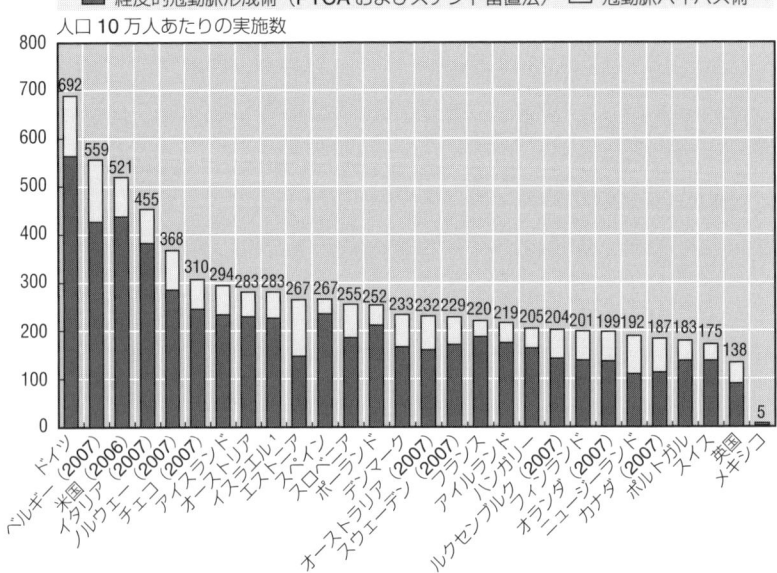

人口 10 万人あたりの実施数

国	値
ドイツ	692
ベルギー（2007）	559
米国（2006）	521
イタリア（2007）	455
ノルウェー（2007）	368
チェコ（2007）	310
アイスランド	294
オーストリア	283
イスラエル	283
エストニア（2007）	267
スペイン	267
スロベニア	255
ポーランド	252
デンマーク	233
オーストラリア（2007）	232
スウェーデン（2007）	229
フランス	220
アイルランド	219
ハンガリー	205
ルクセンブルク（2007）	204
オランダ	201
フィンランド（2007）	199
カナダ	192
ニュージーランド（2007）	187
ポルトガル	183
スイス	175
英国	138
メキシコ	5

1. イスラエルの統計データは、イスラエル政府関係当局により、その責任の下で提供されている。OECD における当該データの使用は、ゴラン高原、東エルサレム、及びヨルダン川西岸地区のイスラエル入植地の国際法上の地位を害するものではない。

注：国ごとに異なる分類システムや記録慣行による差異がありうる。
出典：OECD（2010）。

StatLink：http://dx.doi.org/10.1787/888932319478

図 3.1b　医療行為における国際間の相違：抗コレステロール薬使用量

抗コレステロール薬使用量（2000 年、2007 年）

■ 2000 年　□ 2007 年

国	2000 年	2007 年
ドイツ	21	49
スロバキア	14	70
ハンガリー	31	92
スペイン	29	102
スウェーデン	36	109
ポルトガル	26	110
アイスランド	34	112
チェコ	27	118
ルクセンブルク		119
OECD	41	125
フランス	81	126
フィンランド	43	131
オランダ	57	136
デンマーク	21	146
ベルギー	59	146
ノルウェー	60	169
英国		187
オーストラリア	78	206

1 日 1000 人あたり調整 1 日投与量（DDD）

出典：OECD（2010）。

StatLink：http://dx.doi.org/10.1787/888932319478

図 3.1c　医療行為における国際間の相違：MRI 検査実施数

人口 1000 人あたりの MRI 検査実施数（2008 年、または直近年）

人口 1000 人あたりの MRI 検査実施数

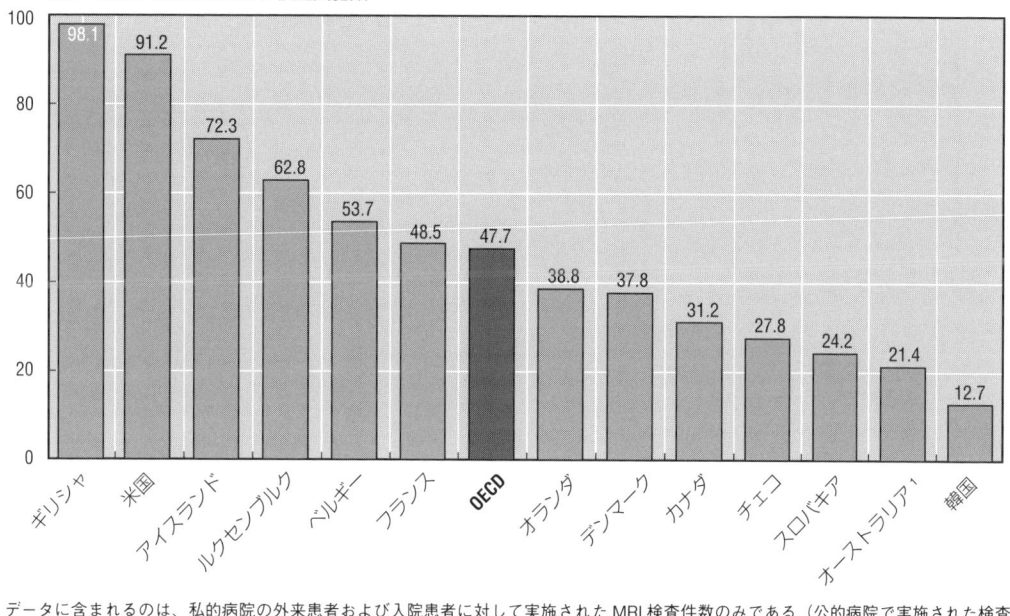

ギリシャ	98.1
米国	91.2
アイスランド	72.3
ルクセンブルク	62.8
ベルギー	53.7
フランス	48.5
OECD	47.7
オランダ	38.8
デンマーク	37.8
カナダ	31.2
チェコ	27.8
スロバキア	24.2
オーストラリア	21.4
韓国	12.7

1. データに含まれるのは、私的病院の外来患者および入院患者に対して実施された MRI 検査件数のみである（公的病院で実施された検査は除く）。
出典：OECD（2010）。

StatLink：http://dx.doi.org/10.1787/888932319478

2.3　医療行為の地域的差異は医療提供の有効性と効率向上への可能性を示唆する

　治療差異（MPV）に関する研究も、より効率的な治療プロセスを用いることで同程度の医療効果が得られるのであれば、医療支出の節約は可能であることを指摘している。医療行為の地域的差（国内）は、一部の OECD 加盟国（デンマーク、オランダ、ノルウェー、スウェーデン）において観察されており、米国においてはかなり詳細に記述されている（Mullan and Wennberg, 2004; Mulley, 2009）。ダートマス研究所（Dartmouth Institute）は、長年にわたって診療における地域差とその説明要因に関する情報を提供してきている。この研究所の研究者は、メディケアの提供するデータを参照し、一部の地域で慢性疾患患者に便益がもたらされない治療——何ら付加価値をもたらさず、有害転帰をもたらすことさえある——が提供されている傾向があることを示してきた（図 3.2）（Dartmouth Institute, 2008; Mulley, 2009）。

　そのような差異は他の領域でもみられる。キャパレロ他（Capallero et al., 2009）は、スペインやイタリアにおけるステントと植え込み型除細動器（ICD）の利用率を調査し、二国間と各国内の双方の差異を観察した。2006 年、経皮的冠動脈形成術（PCI）の比率はイタリアでは 100 万人あた

図 3.2 地域による医療提供の相違

ダートマス医療地図による 306 地区における病院利用、重症慢性疾患の有病率、メディケア支出

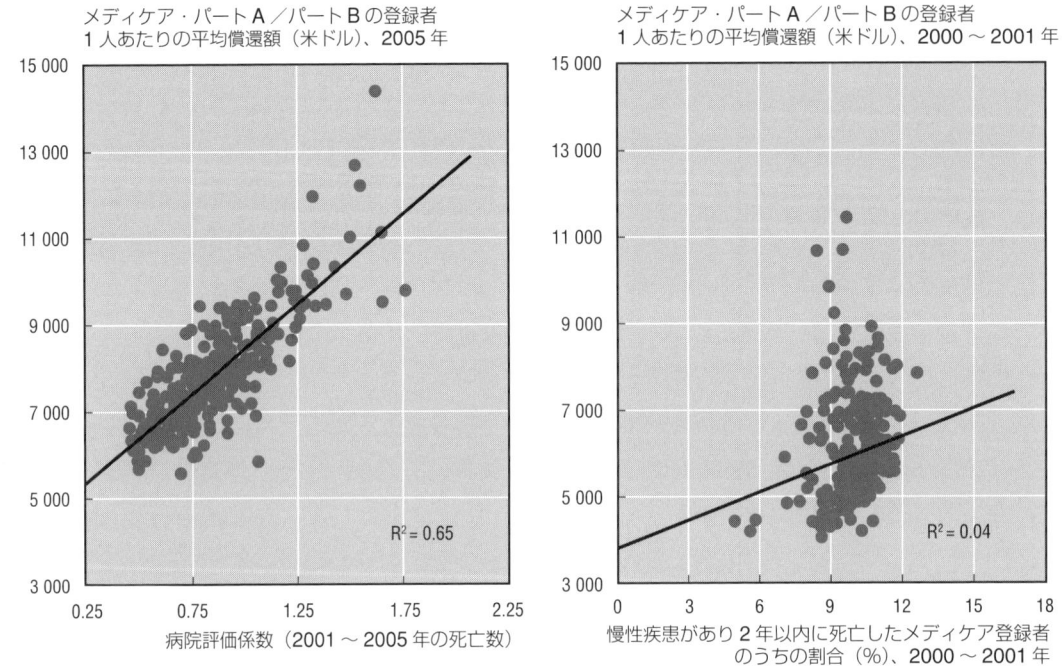

左グラフ：メディケア・パートA／パートBの登録者 1人あたりの平均償還額（米ドル）、2005年（縦軸 3 000〜15 000、横軸 病院評価係数（2001〜2005年の死亡数）0.25〜2.25、$R^2=0.65$）

右グラフ：メディケア・パートA／パートBの登録者 1人あたりの平均償還額（米ドル）、2000〜2001年（縦軸 3 000〜15 000、横軸 慢性疾患があり2年以内に死亡したメディケア登録者のうちの割合（％）、2000〜2001年 0〜18、$R^2=0.04$）

注：図のなかの点はそれぞれ病院紹介があった米国の306地区のものである。各グラフの縦軸は支出を示している。左グラフの横軸は慢性疾患管理のための入院患者の評価係数を示している。メディケア1人あたりの支出の65％は入院ケア利用によって説明される（$R^2=0.65$）。右グラフの横軸は重症慢性疾患の有病率を示しており、これはメディケア1人あたりの支出との相関はごくわずかである（$R^2=0.04$）。患者がもっとも裕福な地域と有病者がもっとも多い地域間の1人あたりの支出差が約15米ドルであり、この関係は重症慢性疾患の有病率によって説明できる。

出典：Dartmouth Institute（2008）。

り 2,112、スペインでは 100 万人あたり 1,276 であった。ひとつ以上のステントとともに実施された PCI の比率は、手術 1 回につき挿入されたステント数（イタリア 1.45、スペイン 1.59）と同様にイタリアと比べてスペインにおいてやや高かった（イタリア 92.5％、スペイン 96.1％）。薬剤溶出ステントの比率はほぼ同じであったが（イタリア 55％、スペイン 59％）、地域間で大きな差異がみられた（イタリア 23〜78％、スペイン 40〜78％）。ICD 移植率は、二国間と各国内のどちらにおいても異なるものとなった。2006 年、イタリアは 100 万人あたり 189 の移植、スペインは 60 の移植を報告しており、地域差はイタリアでは 39〜285、スペインでは 24〜116 に及んだ。

　治療差異に関するほとんどの調査は、説明因子を特定することを試みるものであった。米国では、地域差は、保険適用の有無、治療の構成、支払方法のいずれかの違いによって部分的に説明することができる。ダートマス研究所によれば、観察された治療差異が示す比率は、供給の差異によって説明されるという意味で「供給に敏感」であると結論づけられている。たとえば、連携のとれた医療制度（グループ診療または統合病院制度）のある地域は一般に集中治療をほとんど提供していない。単一保険制度が整備された国では、制度的特徴、提供者の支払いスキームの他にも、業界の影

響、医師の個人特性（年齢、性別、医学教育、研修、不確実性に対する嫌悪感など）、患者の個人特性などの要因が確認されている（de Jong et al., 2010; Mousques et al., 2010 のレビュー）。

結論として、治療差異は、社会経済的特徴やさまざまな母集団の医療ニーズによって部分的に説明できたとしても、依然として解明されない部分があり、リソースの非効率な使用を明示する可能性がある。

2.4 エビデンスに基づく医学研究は診療が効果的治療から多く逸脱していることを明示している

米国医学研究所（IOM）の推定によると、米国ではすべての医療の半数はその有効性が証明されないまま提供されている（Institute of Medicine, 2009）。さらに、エビデンスが示されていたとしても、医療サービスは必ずしも最適な治療指針にしたがって提供されているとはかぎらない。

米国において 1998 年から 2000 年にランド研究所が実施した調査は、30 の急性疾患および慢性疾患に対して定義された 439 の質指標に関し、患者は推奨された治療の 54.9％ しか受けていなかったことを示した。標準医療の質指標は各疾患に関するスクリーニング、診断、治療、経過診察に関する推奨勧告に基づいている。老人性白内障や乳がんに関しては、推奨された治療について 75％ 以上で提供されている一方で、この比率は 10 の疾患については 50％ 以下であった。股関節骨折については推奨された治療の 22.8％ しか提供されておらず、アルコール依存症については 10.5％ であった。すべてではないが多くの場合、推奨された治療の不遵守とは医療サービスの不履行を意味しているといえる（McGlynn et al., 2003）。

その他の調査でも、医療行為において推奨された治療が守られていないことを示すランダムサンプリングによるエビデンスが非常に多く提示されている。たとえば、フランスでは、高等医療局（HAS）が高コレステロール血症の薬物治療について「薬物療法の導入時は、一定水準の低比重リポ蛋白（LDL）コレステロールを超える場合で、食事療法が失敗に終わった場合にかぎり処方されるべきである」という勧告をおこなっている。2002 年、抗コレステロール薬の処方をはじめて受けた患者の半数以上は食事療法をおこなっていなかった。新しい治療法を用いた患者の 3 分の 1 については、LDL コレステロールの水準が検査されておらず、別の 3 分の 1 の患者については、推奨された基準を下回る LDL コレステロール水準にもかかわらず薬剤を処方されていた。同様に、2000 年代には抗生物質がウイルス性疾患と非細菌性疾患にもほぼ日常的に処方されていた。一部の抗不安剤については、処方された服用量が、全処方の 4 分の 1 から 3 分の 1 の処方において最大推奨服用量を上回っていた。また、全処方の 30〜50％ において推奨された処方期間を上回っていた。さらに、50 万人ものぜんそく患者が、長期的ぜんそく治療に対して単一の処方のみを受けていた。これは不適切であり、推奨勧告にしたがった治療ではない（要約については Polton et al., 2007 を参照）。

2.5 患者の選好は必ずしも考慮されるわけではない

十分に情報を得た患者が治療に対する意思決定へ参加することは、効率を高めるもうひとつの有望な方法である。特定の疾患に関する代替的治療法が示す相対的な有益性と有害性についてのエビデンスが提示される場合、あらゆる観点から考えてこの代替的治療法より優れていると考えられる解決策がないことがある。そのような場合、臨床医と患者は、有益性と有害性が示す個々の不確実性の可変レベルを考慮したうえで、さまざまな種類の有益性と有害性の折り合いをつけなければならない。理想的には、治療の選択は患者の選好に基づくべきであるが、つねにそうすべきであるとはかぎらない。

前立腺肥大症の治療はその一例である。ある研究では、患者が「意思決定支援システム」を通じて外科治療の有益性と有害性の情報を与えられた場合、手術の実施率は基準レベルより40％低くなることが示された。また、排尿障害の症状に悩まされている患者が、性機能障害の見込みを心配する患者に比べて、手術を選択する可能性が高いことが経験的にわかっている（Mulley, 2009）。背部痛および膝や股関節の変形性関節症など、一部の症状については、低侵襲治療の選択肢を選ぶことも確認されている（Dartmouth Institute, 2008）。これは、十分に情報を得た患者の選好を考慮することが患者の幸福と満足を高めるだけでなく、状況によってはコスト削減の可能性もあることを示している。

第3節　エビデンスに基づく医療と医療技術評価は医療提供を合理化する機会を提供する

エビデンスに基づく医療（EBM）と医療技術評価（HTA）は、どちらも医療提供に影響を及ぼしうるものの、それらの由来は大幅に異なっているため、同一の目的で活用されるものではない。

3.1　エビデンスに基づく医療

エビデンスに基づく医療（EBM）は医学における漸進的な思考革命であった。この動きは、第二次世界大戦後にランダム化比較試験（RCT）をはじめとする実験計画法を医療現場に応用することからはじまった。最初のRCTはブラッドフォード・ヒル（Bradford Hill）とアーチー・コクラン（Archie Cochrane）によって結核について実施され、実験臨床疫学の新たなパラダイムを生み出した。そしてこの手法は、医薬品規制プロセスの一環として1960年代から新薬の導入に広く使われるようになった。しかし、その他の医療現場への普及はゆるやかであった。

1990年代、EBMは、RCTを（入手可能文献の総合文献検索を含む）メタ分析へ統合するための新たな手法に基づきより正式な活動へと発展した。これらの手法は、周産期（胎向、安静、ステロイドの使用など）について入手可能なすべての文献を系統的にレビューしたイアン・チャルマーズ（Ian Chalmers）卿とそのチームによって、産科領域で最初に導入された。ここでは顕著な結果が見出された。長く使われてきた多くの手法はエビデンスとして確固たる基盤がまったくなかった。明らかに間違っているものもあれば、役に立つ比較的確固たる根拠があるものもあった。これは、医療行為のなかには推奨されるべきもの、阻止されるべきもの、さらなる研究が必要なものがあることを意味する。この認識は、医学文献を系統的にレビューする機関であるコクラン共同計画として知られる国際的な動きを引き起こした。現在では、医療のほとんどの分野を網羅して検討するグループが複数存在するようになっている。

　エビデンスに基づく医療を臨床現場で実施するには、新しい世代の臨床プロトコルやガイドラインが必要である。医学とは、つねにプロトコルが用意されているものである。これは医学分野における知識を要約したものであり、医学の教科書を構成するもののひとつである。臨床分野では、心筋梗塞や脳卒中などの多種多様な疾病に対する臨床治療を説明する教科書が用意されている。また、専門学会は、会員に向けてさまざまな疾病を治療する方法を示したガイドラインを作成することが多い。エビデンスに基づく医療が新たなガイドラインに発展した従来とは異なる主たる変更点は、医学文献の包括的レビュー、メタ分析、その他の批判的吟味を用いているという点である。

　2009年の米国再生・再投資法によって最近米国で推進されている「比較効果研究（CER）」は、代替的治療法の損益についてエビデンスを生み出し、それを統合化することを目的としている。米国においてもそうであるが、多くの支払者や機関が何年もの間そのような研究をおこなってきており、これは目新しい活動ではない。しかし、比較効果研究の規模を拡大するために米国政府が投資した追加の11億米ドルは、当初の政府予算を73％増加させている（Docteur and Berenson, 2010）。エビデンスに基づく医療と同様に、比較効果研究の第一の目的は、患者レベルでの意思決定への情報を提供することである。患者がこの情報を利用できれば、どちらも患者の治療選択への参加を促進する可能性がある。また、保険適用についての決定を伝える目的で第三者支払機関が利用する可能性もある。

第4節　医療技術評価

　医療技術評価（HTA）は、エビデンスに基づく医療（EBM）や比較効果研究（CER）に比べて一歩進んでいる。「その治療には効果があるのか」または「何がもっとも効果的に機能するのか」という質問だけでなく、「治療を受ける価値があるのか」という質問まで試みる。

　HTAは、経済評価のなかでは変わった系統のひとつである。HTAは、政府内の管理改革の一

Box 3.1　エビデンスに基づく医療、比較効果研究、医療技術評価：実用的定義

　エビデンスに基づく医療（EBM）は、1996年にデイビッド・サケット（David Sackett）とその同僚によって「個々の患者の治療を管理する臨床研究から抽出した現時点で最良の根拠を良心的かつ慎重に使用すること」と定義された。この定義は、ドラモンド他（Drummond et al., 2008）の指摘を受けて「エビデンスに基づく臨床ガイドラインを作成し、保険適用の決定をおこない、採用医薬品集（フォーミュラリ）を改訂するための、政策とグループに重点を置いたエビデンスに基づく決定プロセス」とまで慣習によって拡大された。

　比較効果研究（CER）の定義は、米国医学研究所（IOM）によって「CERとは、臨床症状の予防、診断、治療、監視、または医療提供の改善のために、代替方法の損益を比較する根拠を作成し、それを総合化することである」と提案されている。CERの目的は消費者、臨床医、購入者および政策立案者が十分な情報を得たうえで、個人と集団の両レベルでの医療を改善する決断を下すのを支援することである。

EBM と HTA の利用

```
有効かどうか？          利用価値はあるか？
  ┌─────┐            ┌─────┐
  │ EBM │ ────────→  │ HTA │
  └─────┘            └─────┘
     │                  │
     ↓                  │
  ┌─────────┐ ←────────┘
  │臨床ガイドライン│
  └─────────┘
     │                  │
     ↓                  ↓
  ◇患者レベルでの      ◇保険適用の
    意思決定   ←────── 意思決定
```

　多くの定義が医療技術評価（HTA）として提案されてきた。医療技術評価機関国際ネットワーク（INAHTA）では、HTAは「政策分析の学際的分野であり、医療技術の開発、普及および使用の医学的、社会的、倫理的、経済的な影響を調査する」と定義している。しかし、実際には、HTAプロセスは必ずしも新技術の使用と普及の幅広い社会的、倫理的および経済的影響を検討

するわけではなく、むしろ、健康と組織への影響に重点を置く。HTAの主要目的は保険適用の決定に関する情報を提供することであるが、臨床ガイドラインとしての情報も伝えることがある。

出典：Drummond *et al.*（2008）をもとに作成。Institute of Medicine（2009）。*www.inahta.org/HTA/*（2010年3月8日閲覧）。

環として導入された費用－便益分析（CBA）をきっかけにはじまったものである。費用－便益分析は、財務や防衛など、多くの政府部門において広く用いられ、技術進歩の圧力と高価な機器の普及に対応するために、1970年代後期に保健医療分野へも波及した。費用－便益分析は新技術の導入と密接な関係がある。医療分野における最初の評価はCTスキャンについておこなわれた。

1993年、オーストラリアは、薬剤償還への意思決定に費用－効果分析（CEA）を使用した最初の国となった。このオーストラリアの導入に続き、一部のOECD加盟国も導入に踏み切った。規模が最大で、また、もっとも知られているのは、英国医療技術評価機構（NICE）である。

どのようなHTAプロセスであれ、検討対象となる技術の有益性と有害性について入手可能な臨床的なエビデンスを系統的にレビューすることが含まれている（すなわち、EBM、また、利用可能な場合はCER）。しかし、HTAは通常、より広範な有益性——患者のアウトカムに限定されない——を検討し、経済評価を含むことが多い。この領域にもガイドラインが存在するものの、HTAを担当する機関には、HTAの手法とプロセスを定義し、対象者（保険会社、政府、一般市民など）の選好を反映するのにある程度の自由がある。HTAの主要目的は意思決定のための情報を提供することであるが、臨床ガイドラインとしての情報も伝えることがある（Box 3.1参照）。

OECD加盟国では、EBM[2]とHTAの制度化の傾向に加え、臨床ガイドラインの作成と保険適用の決定に関してもEBMとHTAの使用は増加傾向にある。しかし、各国における開発状況はきわめて多様性がある。以下のセクションではOECD加盟国におけるEBMとHTAの現在の使用状況のほか、将来の見通しについても簡単に説明する。

第5節　OECD加盟国における医療技術評価の現状

医療技術評価（HTA）の状況と使用について包括的な実態を描写することが欧州（Sorenson *et al.*, 2007; Velasco-Garrido *et al.*, 2008）およびその他諸国（*International Journal of Technology Assessment in Health Care*, 2009）で試みられてきた。2008年から2009年にOECDによって実施された調査では、意思決定において医療技術評価の有効利用に関する最小限の情報を収集した（表

3.1参照)。この調査によれば、4か国(チェコ、ギリシャ、ルクセンブルク、トルコ)を除くすべての国において、HTAに関する組織構造が存在しており、またはその能力があると報告している。しかし、HTAの潜在的可能性は各国ごとに大幅に異なっているのが実情である(訳注：HTAの定義が不明確であり、表3.1における日本と他国との回答の意味合いが異なっていると思われる)。

　ほとんどの国は、医療処置、医薬品、高価な機器の保険適用を決定するためにHTAを用いていると報告した。ポルトガルなど一部の国では、HTAは医薬品の保険適用を決定するためだけに用いられている。多くの国では、HTAの結果が、とくに医薬品の償還価格を設定するために考慮されていることも示唆されている。最後に、大多数の国において、HTAは臨床ガイドラインの作成にも利用されている。HTAを用いるすべての国(フランスを除く)は、HTAで検討されるのは、費用対効果と適正価格の設定であると報告している。

5.1　医療技術評価機関：地位、権限、活動の範囲

　最初の国立の医療技術評価(HTA)機関は、1987年にスウェーデンで設立され[3]、多くの国がそれに続いた(Box3.2参照)。今日、ほとんどのOECD加盟国は、各国で制度的地位(独立機関または健康保険や国民保険の省庁付属機関など)、範囲(評価対象技術など)、権限(意思決定の伝達、臨床ガイドラインの発行、ホライズンスキャニング、医療機関の認定など)に違いはあるものの、医療技術評価を所管する国の機関を擁している。しかし、HTA活動は、こうした国の機関に限定されたものではない。HTAへの取り組みは、そのような国の機関の設立に先行しており、一部の国では、保健担当の省庁は何十年もの間、HTA活動に資金を提供してきた(メキシコなど)。一部の欧州諸国とカナダでは、地域または病院のHTA機関は国の機関と共存している(Velasco-Garrido et al., 2008)。米国では、公的支払者(メディケア、退役軍人健康庁)と民間保険会社が医薬品集(フォーミュラリ)の決定を伝える目的でHTA活動をおこなっている。韓国とスロバキアでは最近になってHTA機関が設立された(Kim, 2009)。

　国立のHTA機関を設立していないOECD加盟国はわずかしかなく、そのなかには米国と日本が含まれている。日本では、厚生労働省がHTA活動に資金を提供しており、エビデンスに基づく臨床ガイドラインの作成は大学病院に委託されている。しかしながら、償還の意思決定と価格設定に正式なつながりはない(Hisashige, 2009)。

5.2　保険適用の決定を伝えるための医療技術評価の使用

　少数の事例であるが、HTA関係機関は、イングランドとウェールズにおける医療技術評価機構(NICE)やスウェーデンの薬剤給付委員会(LFN)(保険適用の決定のための新薬の評価を担当)の場合のように、「技術評価(appraisal)」にも関与している。しかし、ほとんどの場合、それら

表 3.1 OECD 諸国における医療技術評価の利用状況

国	医療技術評価の構造と能力がある	医療技術評価の費用対効果および利用しやすさが考慮されている	新薬			新技術			高価な新機器		
			保険適用の有無	償還または価格	臨床ガイドライン	保険適用の有無	償還または価格	臨床ガイドライン	保険適用の有無	償還または価格	臨床ガイドライン
オーストラリア	はい	はい	×	×			×				×
オーストリア	はい	はい	×	×			×		×		×
ベルギー	はい	はい	×	×	×				×	×	
カナダ	はい	−	×	×	×			×	×		×
チェコ	いいえ	いいえ									
デンマーク	はい	はい	×	×	×		×		×		×
フィンランド	はい	はい	×	×	×	×					×
フランス	はい	いいえ	×	×	×	×	×	×	×	×	×
ドイツ	はい	n.a.	×	×		×					
ギリシャ	いいえ	−									
ハンガリー	はい	はい	×			×					×
アイスランド	はい	n.a.	×								
アイルランド	はい	はい	×								
イタリア	はい	n.a.									
日本	はい	はい	×	×		×	×		×	×	×
韓国	はい	はい	×	×		×	×		×	×	×
ルクセンブルグ	いいえ	−									
メキシコ	はい	はい	×	×	×	×		×	×	×	×
オランダ	はい	はい	×	×	×	×		×	×	×	×
ニュージーランド	はい	はい	×	×	×	×		×	×		×
ノルウェー	はい	はい	×	×	×	×		×	×		×
ポーランド	はい	はい	×	×	×	×			×		
ポルトガル	はい	はい	×	×	×	×		×			×
スロバキア	はい	n.a.	×	×	×						×
スペイン	はい	はい	×	×		×		×	×		×
スウェーデン	はい	はい	×	×	×			×	×		×
スイス	はい	はい	×	×	×	×					
トルコ	いいえ	−									
英国	はい	はい	×			×		×	×		×

「n.a.」：データなし。「−」：適用外。
1. メキシコではまだ限定的。
出典：Paris *et al.* (2010)。2010 年 7 月までの入手可能な情報による改訂。

> **Box 3.2** スウェーデンにおける医療技術評価

　スウェーデン医療技術評価協議会（SBU）は独立した組織として 1987 年に設立された。その権限は政府によって定義されている。「SBU は、医学的、経済的、社会・倫理的観点から新技術および確立された技術の科学的評価をおこなう権限を付与される。SBU は、医療提供者およびその他の者が利用できるように評価を下し、これを普及させる。また、評価結果がどのように利用され、どのような結果が達成されたかを評価する」（Jonsson, 2009）。

　SBU は評価結果を積極的に普及させる。詳細な報告書のほか、一般市民や国際社会など、さまざまな大衆のためにまとめたもの（英語版）もある。最新の評価結果はウェブサイトや薬局で入手できる。SBU はプレスリリースやプレスセミナーのほか、地域・全国会議や教育プログラムを計画する。評価プロセスに参加した専門家は、かつてはボランティアベースであり、「大使」として任命され、国内を回って同業者やその他の利害関係者に情報を伝える。このプロセスは最近変更になり、現在は、各県に「受信者」が任命され、評価結果の普及を促進する。評価結果はスウェーデン医師会の機関誌やその他の国内外の雑誌で発表される。

　SBU は定期的に医療現場での審査報告書の利用について評価し、評価結果を年次活動報告書として発表する。SBU の報告書によるプラスの影響を複数の調査が示している。たとえば、SBU の提言にしたがい背部痛での病欠処方や骨密度測定装置への投資などが削減され、若年患者と健康な患者に対する術前のルーチン検査の利用が削減されている。利尿薬や β 遮断薬の処方は、軽症高血圧症の治療におけるより新しいが高価な医薬品と同程度の効果があることが示されており、SBU の報告書の発表後にその使用が増加した。うつ病、アルコール依存症、薬物乱用の治療では、SBU の提言にしたがい、より効果的な医薬品の処方が増加した。

　薬剤給付委員会（LFN）は、医薬品が国家薬剤給付制度で償還されるかどうかの決定を所管する独立機関として 2002 年に設置された。LFN は、償還を求める各新薬についてつぎの三つの基準を満たす度合いを評価する。1）費用対効果（社会的観点から）、2）人的価値（すなわち、差別がないこと）、3）「必要性と連帯の原則」（非常に必要度の高い患者を対象とする治療に優先順位をつけることを正当化することができる）。また、LFN は 2003 年から数種類の医薬品の系統的レビューをおこなっており、場合によっては償還リストからの削除につながった。

　たとえば、スウェーデン SBU が評価した高齢者間の医薬品の利用に関するエビデンスは、28 ページの文書（英語版を含む）にまとめられている（*www.sbu.se/upload/Publikationer/Content1/1Drug_Consumption_among_Elderly_summary.pdf*）。

出典：Jonsson（2009）、Moïse and Docteur（2007）。

の役割は科学的評価に限定されており、第三者支払機関、政府または複数の組織の連合機関が決定を下している。

HTAの使用がもっとも進展している医薬品部門では、HTA機関または独立した研究機関が通常は評価をおこなっているが、保険適用の決定は依然として政府または第三者支払機関の管理下にある。フランスでは、高等医療局（HAS）が医薬品の保険適用についての提言をおこなっているが、最終決定は政府および疾病金庫がおこなう。ドイツでは、医療の質・効率研究所（IQWiG）が最終ガイダンスを発行し、疾病金庫・病院・医師連邦共同委員会（G-BA）に対して勧告をおこなっている[4]。カナダでは、カナダ医薬品・医療技術局の一部――政府間の一般医薬品審査会――が新薬の保険適用についての勧告をおこなっているが、州政府および連邦政府は自らのプログラムの処方リストへ含めるかについて依然として権限を有している（Paris and Docteur, 2006; OECD, 2008）。

　保険適用の決定についての勧告は必ずしも「承認または棄却」の二者択一ではない。（一部の適応症またはサブグループに）限定された保険適用を決定したり、エビデンスの開拓を保険適用の条件とするようなことがある。この後者の選択肢は、有効性に関する今後の研究の創出を保険適用の条件として設けることであり、とくに、評価される治療がもたらす効果に不確実性が高く認められる場合には、ほとんどのケースで採用されている。

　またHTAは、がんの早期発見のための公衆衛生プログラムを設計するためにOECD加盟国で広く用いられている。たとえば、マンモグラフィによる系統的な乳がん検診は50歳を超えてはじめて「受診する価値がある」と定義することをHTAが認めた。これは、50歳未満では、直接費用および間接費用が検診プログラムの便益を上回ってしまうからである。

5.3　臨床ガイドラインを策定するための医療技術評価の使用

　多くの医療技術評価（HTA）機関は保険適用の決定を伝えるだけで、専門家向けの臨床ガイドラインとなる情報を提供しない。しかし、一部の機関は、二つの機能を統合している。臨床ガイドラインがどの程度償還の条件を設けているのか、あるいはどの程度医師を拘束しているのかについては制度を超えて多様性が広がっている。

　たとえば、英国医療技術評価機構（NICE）のガイドラインは、何が、どのような状況で国民健康保険（NHS）の適用対象となるのかを規定する。NICEの臨床ガイドラインは、通常、保険適用を目標母集団または二次治療に限定しているが、ガイドラインは患者が治療を受ける権利も厳密に規定する。原則として、臨床ガイドラインは、NHSプライマリケア医をこのようにして拘束している。しかし、医療制度が、専門家の判断への信頼とプライマリケアトラストから受ける経済的インセンティブに依拠しているため、専門家の行動を監視したり管理する国のプログラムは用意されていない。最近、NICEは、医療の質に基づく診療報酬体系（QOF）に用いられる品質目標の定義に従事している。QOFとは、ペイ・フォー・パフォーマンス方式の支払いを基本として、この支払い方式を通じて医療の質を改善するために医師にインセンティブを提供する診療報酬体系である。

一方、スウェーデンの医療技術評価協議会（SBU）やフランスの高等医療局（HAS）は、医療従事者を拘束しないガイドラインを作成している。健康保険基金による「学究的な詳細」（フランス）など、専門家による遵守を促す努力が払われているが、ガイドラインには遵守義務はない。最近、フランスで導入されたペイ・フォー・パフォーマンス制度は、高等教育局ガイドラインに基づく品質目標を含んでおり、そのため、2010年にこのプログラムに参加する医師の3分の1にこのようなガイドラインを遵守するための経済的インセンティブを提供している。

5.4 経済評価の役割と手法

多くの国は、とくに、新薬と新技術の保険適用に関する勧告に対する医療技術評価（HTA）に経済評価を用いている。そして、各国または各機関が自らが利用すべき手法を決定する。ほとんどの国では、便益またはアウトカムの追加単位あたりで新治療法から生じた追加費用を示す増分費用効果比（ICER）を計算する。アウトカムは一般に質調整生存年（QALY）で測定される。ドイツの医療の質・効率研究所（IQWiG）は、2007年に評価の手法を開発するよう求められ、費用と便益が知られているあらゆる選択肢のなかからもっとも効果的な治療を決定するために効率的フロンティア法を用いることを決定した。この手法は独創的で、フランスによって採用される可能性があるが、異なる治療領域にわたる費用と便益の比較はできない（IQWiG, 2009）。

医療経済学者は、何年もの間、医療の経済評価の方法論的側面――検討されるべき費用とアウトカム、不確実性のモデル化と評価、将来の費用・便益に用いられるべき割引率など――について議論しているが、これらについてはここでは取り上げない。その代わり、「同基準を超える技術には資金提供されないような、単一かつ明確なICER基準があるべきか」、そして「予算の影響評価の役割はどのようなものであるべきか」という政策立案者にとくに関連するであろう二つの主題に重点を置く。

閾値であろうとなかろうと

2008年、ベルギーの機関であるKCEは、現行では合理的である医療行為のICER閾値（基準）に対する広範な見解を発表した（Cleemput *et al.*, 2008）。理論的には、ICER閾値は、かぎられた予算のなかで医療利益を最大化するICER値のはずである。つまり、支払側が自らの（減少する）ICERにしたがって、医療制度におけるすべての介入をランクづけする順位表（リーグテーブル）を作成し、それぞれの介入に関する予算の影響を計算できるとすれば、ICER閾値は、利用可能な予算を使い切る前に使うことができる最後の介入のICER値となる[5]。しかし、オレゴン州のメディケイドプログラムにおける経験を除き、これまでのところでは、介入のすべてについて費用と便益に関する情報がないことやすべての介入が独立したものとは考えられないという事実などの複数の理由から、そのようなリーグテーブルの作成を検討した支払側も政府もない。さらに、政策立案

者は、医療利益の最大化以外の目標をもつことが多い。たとえば、彼らは分配的側面に関心が高い。たとえば、少数の人に役立つ費用効率の高い介入より、「単価あたりのQALY」は低いが、多数の人に役立つ介入を好むなどである。そのような基準に対する反対論としては、基準を満たす可能なかぎり高いレベルに価格を設定する製造業者にインセンティブを提供する可能性があるというものである。このような制約のすべては、固定的な基準ではなく、柔軟な基準の採用が望ましいことを示している。これはまさに政策立案者が通常採用する戦略である（たとえば、英国NICE、スウェーデン薬剤給付委員会（LFN）、カナダ一般医薬品審査会（Canadian Common Drug Review））。

予算影響分析

経済評価には予算影響分析（BIA）——すなわち、評価された技術が導入されることで医療費（公共予算）に見込まれる影響の測定——が含まれることも含まれないこともある。意思決定におけるBIAの役割は、曖昧であることが多く、明確に定義されていない（Niezen et al., 2009）。HTAに基づく勧告に付随してコスト削減につながる可能性があり、その場合、BIAはつねに喜んで受け入れられる。しかしほとんどの場合、BIAは、HTAの勧告の実施（新技術の採用など）に必要な追加の金銭の推定を提示する。その結果、意思決定者はこの勧告の実施が妥当な価格かどうかを検討しなければならない。

BIAは必ずしも透明性の高い方法で実施され、公表されるとはかぎらないが、意思決定者が、少なくとも計画を立案し予算を計上する目的上、BIAを利用しないとは考えられない。BIAはHTAおよび意思決定においてどのような役割を担っているのだろうか。ニーゼン他（Niezen et al., 2009）は意思決定においてBIAを考慮する根拠を詳細に説明する。第一に、追加支出を必要とする決定には機会費用をともなう。この金額はその他の治療行為から、またはその他の公共部門の投資から流用される必要がある。BIAはそのような機会費用の検討を可能にする。第二に、医療制度内でトレードオフを実施しなければならない場合、損失回避または授かり効果——すなわち、人というものは通常、自分が得る可能性のあるもの（新薬など）より、自分が失いたくないもの（新薬を供給するためにリストから削除される可能性のある償還医薬品など）を高く評価する——という事実から、政策立案者は現在の利益をリストから削除することに反対する。このような優先傾向は新たな決定（とくに高い予算影響をともなうもの）の機会費用を増加させる。第三に、治療行為の便益が、高い不確実性をともなって評価される場合、政策決定者は多額の金銭を使うことを嫌がる可能性がある。第四に、BIAは「機会均等」の維持を目的とする政策に役立つ可能性がある。予算の影響が小さいという事実は、（共通基準によると）費用効率が高くないオーファンドラッグ（希少疾病用医薬品）の償還を正当化するために言及されることが多い。要するに、意思決定者は予算の影響を無視することはできないのである。すなわち、費用対効果と適正価格を同時に検討する明確なルールを定めることは可能ではないかもしれないが、BIAのより明確な検討は決定を透明性の高いものにするだろう。

5.5 医療技術評価結果の普及

　医療技術評価（HTA）報告書の公表は（臨床ガイドラインに関するかぎり）透明性と実効性という両面から重要である。HTA 報告書の完全版は、多かれ少なかれわかりやすく編集されてはいるが複雑な情報が何百ページにも及んでいる。したがって、HTA 機関はさまざまな利害関係者に情報を周知させる努力をしなければならない。

　HTA 機関が最小限しなければならないことは、専門医が現行の医療現場で容易に参照でき、利用することができる「評価」と「勧告」の要約を提供することである。ほとんどの HTA 機関はこれをおこなっているが、スウェーデンの医療技術評価協議会（SBU）が導入しているより積極的な普及戦略は望ましいものである（Box3.2 参照）。

　圧倒的な情報量という状況では、素人がその質を評価するのは必ずしも簡単なものではない。そういった状況では、患者や一般市民とのコミュニケーションはなおさら重要である。患者やその血縁者にとって有益な情報を公表している HTA 機関もある。米国では、医療研究・質調査機構（AHRQ）は音声版のほか、ウェブサイト上で英語とスペイン語の両方で患者にガイダンスを発表している[6]。前立腺がんの治療、抗うつ薬、高コレステロールの治療や骨粗しょう症の治療などに関する 16 のガイダンスが現在入手可能である。それらのガイダンスには通常、病気や症状の記述、代替的治療法に関連する便益とリスク、主な薬物療法の毎月の供給価格が含まれている。

　英国 NICE はウェブサイト上で NHS 利用者向けに書かれた『NICE 治療の手引きを理解するために（*Understanding NICE guidance*）』というガイドブックを発表している。たとえば、成人のうつ病に関するガイドブック[7]は、うつ病の通常の症状、うつ病の重症度によって NHS で提供が可能な代替的治療法を記述し、患者が自分の病気と治療をよりよく理解するために医師にたずねるべき質問を提案している。しかし、すべての治療が NHS によって無料で提供されるため、代替的治療法の費用については記述されていない。

5.6 医療技術評価の導入の監視

　エビデンスに基づく臨床ガイドラインは、公的または民間保険会社による給付を決定する場合を除き、必ずしも医療従事者を拘束するものではない。しかし、第三者支払機関は、HTA 機関がおこなった勧告が守られているかどうかについて関心をもつべきである。

　第三者支払機関はまず、条件つきの償還条項が存在する場合、医薬品の処方がこれを遵守されているかどうかを監視すべきである。一部の場合において、償還される治療に関して事前承認が義務づけられているが、ほとんどの場合、医師が処方の妥当性について責任を負っている。多くの諸国においては、第三者支払機関は患者の診断名に対してアクセスできないことから、指示された治療

が適切であるかどうかを評価することができない。しかし、償還請求の分析によって、条件つきの償還条項の遵守についての手掛かりが明らかになることがある。たとえば、当初の対象母集団が不適格な集団にまで拡大されていることが判明する可能性がある。

同様に、HTAの効果を把握するためにも、医療従事者の日常業務がHTAに基づく臨床ガイドラインを遵守しているかどうかを評価すべきである。しかし、ほとんどの国にはHTA報告書の影響を系統的にレビューする制度がないが、スウェーデンはそうした制度を有する国のひとつである（Box3.2参照）。英国では、NICEがガイドラインの実施に関わる情報収集の委託を受け、その報告書を作成している[8]。これまでに30以上の報告書が主に処方請求に関する管理データを用いて発表された。

第6節　医療技術評価の影響

ヴェラスコ＝ギャリド他（Velasco-Garrido et al., 2008）は、認知（利害関係者によるHTA報告書情報の周知）、利害関係者による受け入れ、政策プロセスへの影響、政策決定への影響、臨床現場への影響およびアウトカム（医療利益および経済的影響）という6つの種類の影響を考慮した枠組みを用いて、HTAの影響に関する系統的文献レビューを実施した。以下の項では、意思決定への影響、医療行為への影響、コストへの影響という三つの重要な側面に重点を置く。

6.1　意思決定への医療技術評価の影響

医療技術評価（HTA）が保険適用の決定をおこなうために実施される場合、勧告は一般的に政府、健康保険基金または最終的に決定を下すその他の組織を拘束しない。たとえば、カナダでは、州のフォーミュラリの決定は通常、さまざまな遅れがあるものの、一般医薬品審査会の勧告にしたがっているが、当初のリスト掲載の勧告に制約を加える傾向がある（McMahon et al., 2006）。フランスでは、医薬品の保険適用に関する高等医療局（HAS）の肯定的な勧告は通常、採用されるが、リストからの削除に関する勧告は必ずしも採用されるとはかぎらないか、採用される場合はかなりの遅れをともなう。

6.2　医療技術評価に基づくガイドラインは医療行為の変化の一因となるか

ヴェラスコ＝ギャリド他（Velasco-Garrido et al., 2008）は、文献レビューにおいて、英国医療技術評価機構（NICE）の勧告およびスウェーデンの2か国に焦点をあて、臨床現場への医療技術評価（HTA）の影響に関する17の調査を確認した。これらの調査の結果はさまざまであった。

シェルダン他（Sheldon et al., 2004）は、1999年から2001年の間に作成された12のNICEガイドラインの影響を分析し、結果がさまざまであることを示した。いくつかの例では、NICEは現行の治療傾向に重大な影響を及ぼしていなかった（親知らずの抜歯、補聴器、植え込み型除細動器、インフルエンザの際のザナミビル（インフルエンザ治療薬：商品名「リレンザ」）の処方など）。ほかの事例では、NICEの勧告を受けて、治療現場に著しい変化（肥満治療のオルリスタット、また乳がん治療のタキサンの処方の増加など）または診療差異の縮小（オルリスタットおよびアルツハイマー病治療薬）がみられた。しかし、オルリスタットの場合、より厳密な調査により、同薬がガイドラインにしたがって処方されたのは12％の症例（年齢、BMIおよび体重減少）にすぎないことがわかった。著者らは、公表されたガイドラインの専門医の受け入れ度合いが遵守に大きく影響するとの結論を下している。

スウェーデンでは、影響調査は、医療技術評価協議会（SBU）の勧告が医療行為に影響を及ぼし、ほとんどの場合勧告にしたがっていたと結論づけている（Box3.2参照）。

6.3 医療技術評価は必ずしもコストを削減するとはかぎらない

医療技術評価（HTA）活動の第一の目的は、医療の有効性、質および効率を高めることである。HTA活動は、新技術の保険適用を制限するか拒否する場合、またはガイドラインがより安価な代替的治療法を推奨する場合にはコストを削減することができる。英国医療技術評価機構（NICE）は、ウェブサイトでコスト削減が見込まれるガイドラインの一覧を公表した[9]。

しかし、HTAの使用は、必ずしもコスト削減につながるわけではない。実際、経験的評価によれば、新技術の導入に関するNICEの勧告にしたがったために国民健康保険（NHS）が年間16億5,000万英国ポンドを追加で負担することになったと示している（Chalkidou et al., 2009）。

第7節　医療技術評価の将来

OECD加盟国間において、医療技術評価（HTA）、より具体的には、経済評価の利用についての意見は一致していない。リソース配分の決定についてHTA実施の改善のために国際的な専門家グループが策定した基本方針とともに、HTAの利用に反する論拠のいくつかを以下に検討する（Drummond et al., 2008）（Box3.3参照）。

7.1 医療技術評価および経済評価の利用に対する三つの反対論を検討する

医療技術評価（HTA）および費用 – 効果分析（CEA）の利用に対する第一の反対論は、HTA

とCEAが医療技術の革新を推進しておらず、研究開発（R&D）への民間投資を損ないかねないというものである。実際、HTAが技術革新に影響を及ぼす度合いは、マイナスであれプラスであれ、とくにアウトカムの評価について使用される手法に左右される。

　保険適用の決定にHTAおよび経済評価を用いることによって、政府および第三者支払機関は、重要視している技術革新や支払意欲についてのメッセージを製造者に送っている。関心のあるアウトカムの選択は第一のメッセージである。たとえば、代理（サロゲート）マーカーをアウトカムの合理的な尺度とみなすHTA機関がある[10]。一方、そうすることに消極的な機関もある。この選択を明確にすることによって、政策立案者は製品の採用に関して提示しなければならないエビデンスの種類について有益な情報を技術開発者に提供している。同様に、HTA機関が価格決定のために新製品の革新性の度合いを評価する場合、フランス[11]の場合と同様に、当該製品のもたらす漸進的な（あるいは抜本的な）治療上の改善に起因する価値について透明で明確な評価がおこなわれる。これは、もっとも高く評価された治療領域に、またもっとも高く評価された既存療法の革新に対して、業界による投資を促す可能性がある。

　民間のR&D投資に対する費用効果基準が利用されることによる影響は単純なものではない。バーノン他（Vernon et al., 2005）は、さまざまなレベルの有効性、価格、および量に応じて、予想される投資収益の範囲を決定する目的で、企業が費用効果基準をR&D投資の意思決定プロセスにどのように利用することができるかを示している。（黙示または明示の）ICER閾値の存在は、政策立案者の決定や支払意欲についての企業の不確実性を潜在的に軽減するかもしれないが、その一方で、所定の基準で投資収益の低いR&D投資を阻む可能性がある[12,13]。

　HTAおよび経済評価が必ずしも否定的な勧告につながるわけではなく、実際、これまでに新技術の利用を推進し、厳しい予算的制約のもとでシステムその他への新技術の取り込みを増やしてきたことは注目に値する（英国など）。

　第二の反対論は、HTAとCEAプロセスの期間の長さが患者の技術革新へのアクセスを遅れさせるという点である。概して、HTA報告書の作成には数年を要する（たとえば、いくつかの代替案を比較する疾患の治療に関する報告書については、スウェーデンでは2～3年を要する）。しかし、多くの諸国において、製品と治療はHTAプロセスによって評価される前に市場に出され、ときには償還されることもある。そのため、アクセスは原則として遅れない。たとえば、英国での事例では、新薬は、それを供給してはならないとNICEが決定するまで、国民健康保険（NHS）の患者に供給することができる[14]。さらに、各国は有望な技術については手続きの迅速化を図る可能性がある。たとえば、スウェーデンでは、医療技術評価協議会（SBU）は新しくかつ革新的な治療を迅速に検討する目的で独自のプログラム（アラート）を開発した（Jonsson, 2009）。最後に、第三者支払機関は、有望な治療への即時アクセスを生命にかかわる病気を患う患者に提供するために、評価プロセスの結果が出るまで、特別なアクセスプログラムを考案する可能性がある。一部のカナダの連邦や州の医薬品の保険適用計画はそのようなプログラムを導入している（Paris and

Docteur, 2006)。

　第三の反対論は、HTA が倫理的な問題を引き起こすため、とくに HTA の勧告が否定的な場合には人々に受け入れられないという点である。そのような決定は一般市民や患者によって制限と認識されることが多く、メディアから高い注目を浴びる（とくに英国の場合）。しかし、予算の制約は、厳格であれ緩やかであれ、トレードオフをともなう。HTA は、トレードオフをより明確で、合理的で、一貫性があり、そして公正にさせる機会を提供する。この議論は、専門家、患者、一般市民に確実に普及させる必要がある。HTA プロセスへの利害関係者の関与、その透明性、最終決定を下すために検討された基準の公表は、プロセスと最終決定のより広範な受け入れに貢献するはずである（Gruskin and Daniels, 2008）。

7.2　医療技術評価をうまく実施し有効に活用するための原則

　医療技術評価（HTA）実施基準（Good Practice）に対して提案された原則のなかで（Box3.3）、その多くはすでに一部の OECD 加盟国によって採用されており、他の多くの諸国では、国民的な同意が問題となっているものの大筋での合意は得られている。OECD 加盟国における現在の HTA 実施状況を考察すると、これらの勧告のいくつかは部分的には（HTA 実施基準と）関連性があるように思われる。

　HTA がすべての医療技術に用いられるべきであるという考えは、おそらくもっとも重要な考えのひとつである。多くの国では、HTA 活動は新薬と高価な医療機器に集中しており、それらは既存のものに対して評価される。リソースの制約があるため、このような集中はやむをえない、とされている。しかし理想的には、HTA はすべての技術（すべての製品、診断・処置、疾病管理）や、より合理的な意思決定プロセスのための既存の治療の見直しにまで拡大されるべきである。各国が現在使われている何千もの医療処置や製品に関する HTA 報告書を作成する必要がないとしても、この問題には多くの諸国において改善の余地がある。ほとんどの国の経験から、主要なコスト削減が、新技術ではなく既存の医療行為において達成できることがわかっている。現実のコスト削減や効率向上は現在の医療行為の合理化によって可能になるのである。これは、わずかな効果しか期待できない時代遅れの手法を中止するだけでなく、効果的な処置や技術が適切に普及し、すべての者がこれを利用できるようにすることも意味する。

　利害関係者（企業、専門家、患者）による HTA プロセスへの関与はもちろん望ましい。しかし、これらの利害関係者の関与（協議か参加か）は明確に定義される必要がある。興味深いことに、利害関係者の関与が必ずしも HTA のもたらす結論に対して利害関係者による「承認」を与えるとはかぎらないのである。英国医療技術評価機構（NICE）の場合、製造業者は HTA プロセスへ関与しているにもかかわらず、決定の 30％に反対を訴えて、その半数が支持された（Drummond *et al.*, 2008）。

| Box 3.3 | リソース配分の決定に関する医療技術評価実施の改善のための基本方針 |

- HTAの目標と範囲は、明確であること、かつその用途に沿ったものであるべきである。幅広い利害関係者の合意、HTAと意思決定の明確な連携が必要である。
- HTAは公平かつ高い透明性をもって実行されるべきである。HTAは意思決定機関、第三者支払機関または専門学会から独立した組織によって実施される必要がある。意思決定に関するHTAのプロセスと基準は透明性が高くなければならない。HTAは利害関係者が自由かつ公式に利用できるものでなければならない。
- HTAはリソース配分のゆがみを防ぐためにすべての関連技術（医薬品、機器、診断法や治療法など）を含むべきである。現状の医薬品と新技術への集中は理想的ではない。
- 費用効率の高いHTA活動を確保するために、HTAに関する優先順位を設定する明確なシステムがなければならない。たとえば、英国医療技術評価機構（NICE）は6つの基準（疾病の負担、リソースの影響、臨床上・政策上の重要性、不適切な診療差異の存在、ガイドラインの適時性に影響を及ぼす潜在因子、ガイドラインが影響を及ぼす可能性）に基づき評価される技術を選択する。
- HTAは費用と便益の評価のための適切な手法を取り入れるべきである。手法は目的と状況に適応し、評価全体にわたって透明性と一貫性がなければならず、定期的に見直される必要がある。HTAは熟練した専門家によって実施される必要がある。
- HTAは広範な証拠とアウトカムを検討すべきである。ランダム化臨床試験のデータは観察研究を必要とする可能性があり、サロゲートエンドポイントは、広範囲の便益、リスクおよび費用など利害関係のアウトカムに対して検討され推定されなければならない。アウトカムは患者の生活の質の変化のほか、患者の血縁者、雇用主および社会にとっての便益も含むべきである。人口の下位集団に及ぶ費用と便益の差異を評価する必要がある。
- 社会レベルで効率的なリソース配分を確保するためにHTAを実施する場合、十分な社会的観点が考慮される必要がある。
- HTAは評価を取り巻く不確実性の特性を明示し、感度分析や結果に関する信頼区間を含む必要がある。
- HTAは患者、人口および治療の背景全体の一般化可能性や移動可能性の問題を検討し対処しなければならない。
- HTAを実施する者は、積極的にすべての主要利害関係者グループをHTA報告書の目的、検討対象の代替治療と患者集団、およびモデリングの定義に参加させ、HTA案についてかれらがコメントし、決定に抗議する機会を与えるべきである。
- 透明性の原則と矛盾する可能性があるが、HTAを実施する者は、秘密データを含むすべての利用可能なデータを積極的に探し求めるべきである。
- HTA結果の実施は監視される必要がある。

- **HTAは適切な時期におこなわれる必要がある。** 理想的には、HTAは販売承認後に実施し、定期的に、または新情報が出た場合には見直しを条件とすべきである。
- **HTA結果はさまざまな意思決定者**（意思決定者、医療機関の管理者、医療従事者、患者や一般市民など）に伝えられる必要がある。
- **HTA結果と意思決定プロセスの関係は透明性が高く、明確に定義される必要がある。** 意思決定者の基準は支払者または管轄区域ごとに合法的に異なっているが、理想的には透明性が確保されるべきである。

出典：Drummond *et al.*（2008）をもとに作成。

しかし、二つの勧告では意見が一致していない。第一に、ドラモンド他（Drummond *et al.*, 2008）が医療技術評価に十分な社会的視点の導入を提言する一方、多くの諸国は「医療」支払者の費用しか検討していない。理論的には、社会的視点は社会福祉を最大化するために用いられるべきである。しかし、実際には、医療政策担当者の政策使命は医療予算または医療支出から得られる利益を最大化することである。そのため、経済評価は公的支払者またはすべての医療支払者の費用を検討することが多い（Johannesson *et al.*, 2009）。

第二に、一部の諸国は、透明性ルールに反するとして、秘密データを医療技術評価において考慮することができないと考えている。

第8節　結論

医療提供を合理化することは効率向上を達成する有望な方法である。エビデンスに基づく医療（EBM）に基づく臨床ガイドラインの作成と普及は、そのような合理化プロセスに貢献する可能性がある。医療技術評価（HTA）は、新技術に価値があるかどうかを保険適用の決定を伝えることによって、エビデンスに基づく臨床ガイドラインの利用を補完することができる。

HTAの実施には情報が必要である。処置や治療の量と費用に関するデータを提供する情報システムの構築は、HTA開発の前提条件である。また一部の諸国は評価を実施するために必要な熟練した労働力を開発する必要もある。

各国はより積極的に、とくにガイドラインに関するHTA勧告の導入の監視に努めるべきである。現在、勧告による影響を監視するために調査をおこなうか委託するHTA機関はごく少数である。

関心のある諸国はHTAの分野においてすでに構築されている豊富な国際協力を足場とすること

ができる。欧州諸国や国際的なネットワークが存在し、参加者が経験や技能を共有し、HTA実施基準に関するガイドラインを作成し、評価を必要とする技術の早期発見を可能にする[15]。消費者と支払者はおそらく、より標準化されたHTAの手法から利益を享受するだろう。経済評価の結果は――治療の構成、さまざまなインプットの相対価格、さらには専門的診療や疫学的状況の違いから――各国間で必然的に異なるが、データ要件を統一した基準で報告されることが望ましい。

HTA実施機関の業務として、新薬や新技術を検査する機能とエビデンスに基づく臨床ガイドラインの構築を結びつけることは有望と思われる。臨床効果についての医学的思考と、経済評価手法の費用効率と利用についての経済学的思考を結びつけることは重要である。これは医療に対する合理的な意思決定としてその中心にある臨床経済学的評価へつながっている。

注記

1. 米国で実施されたいくつかの調査を総合し、研究者は、1990年代に米国で実施されたすべての処置の3分の1以上が効果に疑問の余地があったとの結論を下した（RAND, 1998）。
2. しかし、医療専門家の自主規制という長い伝統があり、これらの活動は依然として一部の諸国では医師会や医学部に依存している。たとえば、スイスでは、医薬品の処方の実施基準の推進は主に医師や薬剤師からなるQCサークルに依存しており、政府からは何の介入もなく、保険会社からは後方支援（データ収集に関する）を受けるのみである（Paris and Docteur, 2007）。
3. 米国議会技術評価局（OTA）は1972年に設立されたが、数年後、米国議会によって解散させられた。
4. ドイツ医学文書情報研究所（DIMDI）はHTAプログラムを管理しており、HTA報告書を適格な専門家に委託し、すべてのHTA報告書（IQWiGの報告書を含む）とともにデータベースを維持している（*www.dimdi.de/static/en/index.html* 参照）。
5. この定義によると、ICER閾値は厳格な予算制約のない社会保障制度や社会的観点が導入される場合には成り立たない。
6. *www.effectivehealthcare.ahrq.gov/index.cfm/guides-for-patients-and-consumers/*（2010年3月8日閲覧）。
7. *http://guidance.nice.org.uk/CG90/PublicInfo/pdf/English*（2010年3月8日閲覧）。
8. *www.nice.org.uk/usingguidance/evaluationandreviewofniceimplementationevidenceernie/ niceimplementationuptakecommissionedreports/nice_implementation_uptake_commissioned_reports.jsp*（2010年3月8日閲覧）。
9. *www.nice.org.uk/usingguidance/benefitsofimplementation/costsavingguidance.jsp* 参照。
10. 代理（サロゲート）マーカーは一種の「アウトカムの中間測定」である。たとえば、利用可能なエビデンスとして、ある医薬品が効果的に死亡率を引き下げることを今のところ証明していないが、効果的にコレステロール値を下げる（死亡リスクを引き下げることがわかっている）ことを示すことができる。
11. フランスのHASは、既存の競合製品と比較して、新薬ごとに「革新的な度合い」を5段階で評価する。正式な経済評価は実施されないものの、この評価は、既存の競合製品の価格とともに、価格決定を伝

える。もっとも革新的な製品はより高い「価格プレミアム」を付与される。
12. ホリス（Hollis, 2005）は、政策立案者が企業にこの種の製品への投資を促すためにオーファンドラッグに関する ICER 閾値（一般に、通常の基準より高い）を公表すべきであると提案している。
13. さらに、ICER 閾値が企業に規制がなければ設定していたであろう価格より高く（ただし、基準を超えない程度に）価格を設定するよう促す可能性があると主張する著者もいる。
14. しかし、そのような場合、提供者は革新を取り入れるより、NICE の決定（および NHS の追加資金）を待つことを選ぶ可能性がある。
15. 欧州医療技術評価ネットワーク（EUnetHTA, *www.eunethta.net/*）、医療技術評価機関国際ネットワーク（INAHTA）（*www.inahta.org/Publications/*）（INAHTA は 1993 年に設立され、現在、24 か国からの 46 の加盟機関まで拡大している）、ユーロスキャン・ネットワーク（*www.euroscan.org.uk*）、革新的医療技術に関する HTA 方法論（Inno HTA）（*www.inno-hta.eu/*）などを参照。

参考文献

Baker L. *et al.* (2008), "Expanded Use of Imaging Technology and the Challenge of Measuring Value", *Health Affairs*, Vol. 27, No. 6, pp. 1467-1478.

Battista, R.N. and M.J. Hodge (2009), "The 'Natural History' of Health Technology Assessment", *International Journal of Technology Assessment in Health Care*, Vol. 25: Suppl. 1, pp. 281-284.

Capallero, G., G. Fattore and A. Torbica (2009), "Funding Health Technologies in Decentralised Systems: A Comparison Between Italy and Spain", *Health Policy*, Vol. 92, pp. 313-321.

Chalkidou, K. *et al.* (2009), "Comparative Effectiveness Research and Evidence-based Policy: Experience from Four Countries", *The Milbank Quarterly*, Vol. 87, No. 2, pp. 339-367.

Cleemput I. *et al.* (2008), "Threshold Values for Cost-effectiveness in Health Care Health Technology Assessment", KCE Reports No. 100C, Belgian Health Care Knowledge Centre (KCE), Brussels.

Dartmouth Institute (2008), "An Agenda for Change: Improving Quality and Curbing Health Care Spending: Opportunities for the Congress and the Obama Administration", A Dartmouth Atlas White Paper, The Dartmouth Institute for health policy and clinical practice.

de Jong, J. *et al.* (2010), "Do Guidelines Create Uniformity in Medical Practice?", *Social Science and Medicine*, Vol. 70, pp. 209-216.

Docteur, E. and R. Berenson (2010), "How Will Comparative Effectiveness Research Affect the Quality of Health Care?", Timely Analysis of Immediate Policy Issues, Urban Institute and Robert Wood Johnson Foundation.

Drummond, M. *et al.* (2008), "Key Principles for the Improved Conduct of Health Technology Assessments for Resource Allocation Decisions", *International Journal of Technology Assessment in Health Care*, Vol. 24, No. 3, pp. 244-258.

Gómez-Dantés, O. and J. Frenk (2009), "Health Technology Assessment in Mexico", *International Journal of Technology Assessment in Health Care*, Vol. 25: Suppl. 1, pp. 270-275.

Gruskin S. and N. Daniels (2008), "Justice and Human Rights: Priority Setting and Fair Deliberative Process", *American Journal of Public Health*, Vol. 98, No. 9, pp. 1573-1577.

Hisashige, A. (2009), "History of Health Care Technology Assessment in Japan", *International Journal of*

Technology Assessment in Health Care, Vol. 25: Suppl. 1, pp. 210-218.

Hollis, A. (2005), "An Efficient Reward System for Pharmaceutical Innovation", Research Paper, Department of Economics, University of Calgary.

Institute of Medicine (2009), *Initial National Priorities for Comparative Effectiveness Research*, Institute of Medicine of the National Academies, Washington.

IQWiG (2009), "General Methods for the Assessment of the Relation of Benefits to Costs", Version 1.0, IQWiG, Köln.

Johannesson, M. *et al.* (2009), "Why Should Economic Evaluations of Medical Innovations Have a Societal Perspective?", OHE Briefing, No. 51, Office of Health Economics, London.

Jonsson, E. (2009), "History of Health Technology Assessment in Sweden", *International Journal of Technology Assessment in Health Care*, Vol. 25, Suppl. 1, pp. 42-52.

Joumard, I., C. André and C. Nicq (2008), "Health Status Determinants: Lifestyle, Environment, Health Care Resources and Efficiency", OECD Economics Department Working Paper No. 627, OECD Publishing, Paris.

Joumard, I., C. André and C. Nicq (2010), "Health Care Systems: Efficiency and Institutions", OECD Economics Department Working Paper No. 769, OECD Publishing, Paris.

Kim, C.-Y. (2009), "Health Technology Assessment in South Korea", *International Journal of Technology Assessment in Health Care*, Vol. 25, Suppl. 1, pp. 219-223.

McGlynn, E.A. *et al.* (2003), "The Quality of Care Delivered to Adults in the United States", *New England Journal of Medicine*, Vol. 348, No. 26, pp. 2635-2645.

McMahon, M., S. Morgan and C. Mitton (2006), "Common Drug Review: A NICE Start for Canada?", *Health Policy*, Vol. 77, No. 3, pp. 339-351.

Moïse, P. and E. Docteur (2007), "Pharmaceutical Pricing and Reimbursement Policies in Sweden", OECD Health Working Paper, No. 28, OECD Publishing, Paris.

Mousques, J., T. Renaud and O. Scemama (2010), "Is the 'Practice Style' Hypothesis Relevant for General Practitioners? An Analysis of Antibiotics Prescription for Acute Rhinopharyngitis", *Social Science and Medicine*, forthcoming.

Mullan, F. and J. Wennberg (2004), "Wrestling With Variation: An Interview With Jack Wennberg", *Health Affairs*, Web Exclusive, pp. VAR73-VAR80.

Mulley, A.G. (2009), "The Need to Confront Variation in Practice", *British Medical Journal*, Vol. 339, pp. 1007-1009.

Niezen, M.G. *et al.* (2009), "Finding Legitimacy for the Role of Budget Impact in Drug Reimbursement Decisions", *International Journal of Technology Assessment in Health Care*, Vol. 25, No. 1, pp. 49-55.

OECD (2005), *Health Technologies and Decision Making*, OECD Publishing, Paris.

OECD (2008), *Pharmaceutical Pricing Policies in a Global Market*, OECD Publishing, Paris.（『図表でみる世界の医薬品政策：グローバル市場で医薬品の価格はどのように決められるのか』OECD編著、坂巻弘之訳、明石書店、2009年）

OECD (2009), *Health at a Glance – OECD Indicators*, OECD Publishing, Paris.（『図表でみる世界の保健医療 OECDインディケータ（2009年版）』OECD編著、鐘ヶ江葉子訳、明石書店、2010年）

OECD (2010), *OECD Health Data*, OECD Publishing, Paris.

Paris, V. and E. Docteur (2006), "Pharmaceutical Pricing and Reimbursement Policies in Canada", OECD Health Working Paper, No. 24, OECD Publishing, Paris.

Paris, V. and E. Docteur (2007), "Pharmaceutical Pricing and Reimbursement Policies in Switzerland", OECD Health Working Paper, No. 27, OECD Publishing, Paris.

Paris, V., M. Devaux and L. Wei (2010), "Health Systems Institutional Characteristics: A Survey of 29 Countries", OECD Health Working Paper, No. 50, OECD Publishing, Paris.

Polton, D., P. Ricordeau and H. Allemand (2007), "Peut-on améliorer à la fois la qualité et l'efficience de la prescription médicamenteuse? ", *Revue française des affaires sociales*, Vol. 61, No. 3-4, pp. 73-86.

RAND (1998), "Assessing the Appropriateness of Care", *Rand Health Research Highlights*, Rand Corporation.

Sheldon, T.A. *et al.* (2004), "What's the Evidence that NICE Guidance Has Been Implemented? Results from a National Evaluation Using Time Series Analysis, Audit of Patients' Notes and Interviews", *British Medical Journal*, Vol. 329, p. 999.

Sorenson, C., P. Kanavos and M. Drummond (2007), *Ensuring Value for Money in Health Care: The Role of HTA in the European Union*, London School of Economics and University of York, London.

Velasco-Garrido, M. *et al.* (2008), "Health Technology Assessment and Health Policy Making in Europe – Current Status, Challenges and Potential", *Observatory Studies Series*, No. 14, WHO Regional Office for Europe on behalf of the European Observatory of Health Systems and Policies, Copenhagen.

Vernon, J., W.K. Hughen and S.J. Johnson (2005), "Mathematical Modelling and Pharmaceutical Pricing: Analyses Used to Inform In-Licensing and Developmental Go/No-Go Decisions", *Health Care Management Science*, Vol. 8, pp. 167-179.

第4章

医療の質の改善に向けた支払方法：
ペイ・フォー・パフォーマンス

　OECD加盟国の多くは、医療の質を改善する目的で医療提供者にインセンティブを提供するという新しい手法（しばしば「ペイ・フォー・パフォーマンス（P4P）」として知られる）を試みている。こうした医療提供者（病院、プライマリケア、総合システムなど）への新たな支払方法が、医療の質を大幅に改善し、医療における費用に見合う価値を高めるかどうかは——ひとつには優れたデータが不足していることから——今のところ不透明なままである。これまでの経験から、たとえば、がん検診などの公衆衛生上の介入において、また、医師に糖尿病や冠動脈疾患などの慢性疾患に関するエビデンスに基づく臨床ガイドラインにしたがうよう説得するうえで、それに注意を払うことによって質と効率性を高めることが可能なことが示されている。本章は、P4Pスキームが良好な結果をもたらしていると思われる事例を考察し、質尺度の確立、データの収集や業績に関する監視にかかわる課題など（有効なP4Pスキームの構築の前提条件）、インセンティブプログラムの導入に影響を及ぼす多数の要因を分析する。

第1節　序論

OECD加盟国の多くは、医療の質を改善する目的で医療提供者やときには患者に何らかの支払いをおこなう新しい手法（しばしば「ペイ・フォー・パフォーマンス（P4P）」または「成果に基づく支払い」として知られる）を試みている[1]。報酬に関する新しいモデルを検証するスキームは、米国、英国、ニュージーランドなどのOECD加盟国において、ブラジル、中国、インドなどの中所得国において、さらにはルワンダなどの低所得国においてますます増加している。これらのP4Pスキームは、総合的な成果評価基準を用いている医療提供者（病院、プライマリケア、総合システムなど）に対する新たな支払方法が、医療の質の改善を示し、医療における費用に見合う価値も改善するかどうかを検証するものである。これらのスキームが新しく、また、その多くが正式な評価を限定的にしか得ていないことを考えれば、今のところエビデンスはかぎられてはいるものの、これまでの経験からP4Pスキームによって質と効率性が高められることはある程度は示されている。

現在、医療提供者のほとんどは医療の質を改善したとしてもそれに対する報酬を受けていない。医師に対する伝統的な支払方法は、給与、出来高払いまたは人頭払いなど、質ではなく量に対しての支払いである。たとえば、多くの保険制度で普及している料金体系の典型は、サービスの質ではなく、サービスの単位に対して、または中間的医療効果を高めるかどうかに対してのみ支払うものである。たとえば、人頭払い方式（医療行為に参加した1人あたりの支払い）の場合、医療の質が不適切だと判断される場合には患者が診療所を変更できるので、この方式は質評価を患者に任せていることになる。また、病院においては（ケースミックスを調整するために）、診断名に基づき患者ごとに定額を支払う診断群分類（DRG）のような新たな支払方法が導入されていたとしても、この方式ですら医療の質を正しく測定しているわけではない。

患者の選択肢を広げることで生じる医療提供者間の競争が医療の質を高めると考える向きもあるが、競争だけでは、医師と患者の間や医師と支払側の間に存在する情報の非対称性という長年の問題を解決できない。医療の質を評価するためには、患者が手頃な価格で入手できるものについて知りうる情報以上のもの——たとえば、入院率、院内感染率、治療の全般的有効性などの情報——が必要である。つまり、医療の質の中身を検討し、その構成要素を決定し、適切な測定方法を考案することが、有効なP4Pスキーム構築の前提条件となる。

第2節　医療の質を定義し測定する際の困難

　医療の質のように多次元的なものを測定することが困難であることは想像に難くない。この20年の間に医療の質に対する考え方に革命があった。それは、質を改善するために質測定をすることの重要性を示したW.エドワード・デミング（W. Edwards Deming）やジョゼフ・M.ジュラン（Joseph M. Juran）の「生産プロセスにおける品質についての研究」が発端となった。この問題は、米国医学研究所（IOM）の影響力のある二つの報告書において強調された。ひとつは、医療の質についての考え方に新たなパラダイムを創出した報告書『医療の質：谷間を越えて21世紀システムへ（*Crossing the Quality Chasm*）』であり、もうひとつは、米国では交通事故よりも医療過誤での死者のほうが多いことを強調した報告書『医療の安全性（*To Err is Human*）』であった。IOMは、医療の質を「保健医療サービスが、望まれる医療アウトカムを得られる可能性を高め、また、最新の専門的知識と一致するかどうかを示す度合い」と定義した。

　医療の質の中心にあるのは臨床効果——医療介入が医療効果を高めるかどうか——である。しかし、医療効果は、それ自体が複雑で多次元的であり、生活の質や利用者の満足度など、臨床効果を超えた領域を含んでいる。質測定の複雑さを説明するために、乳がんと診断された女性の治療の質の事例を検討してみる。がんと診断されるステージ（病期ステージ）は、その女性があとどのくらい生きられるかを示している。このことは、病院と医師グループの間に生じるアウトカムの違いを理解するためには、疾患の重症度——医療政策の専門用語でケースミックスとして知られるもの——を調整する目的でステージの違いを説明することが必要であることを意味する。また、がんが発見されたステージは、がん検診プログラムの質とこの検診の保険適応の有無に左右されており、多くの諸国で、そのステージでの検診の保険適応率が低いレベルにある。そのため、医療の質のひとつの尺度は、がん検診の適応可否に基づくものとなり、この測定基準は、多くのプライマリケアのP4Pスキームにおいて用いられている。

　しかし、がんの実践治療（保健医療サービス）における医療の質とは何であろうか。第一の目標は、医療アウトカムを高めることである。死亡率は集団の尺度であるが、個人にとってより有意義な統計値は診断時からの生存期間である。第1期の乳がんでは、がんが乳房以外に転移していない場合、90％以上の女性は5年以上生存し、現在ではほとんどの女性が一般に10年以上生存する。そのため、医療アウトカムの測定は長期にわたるプロセスを必要とし、また、その質の測定は、がんプロトコルが適切であるかどうかなど、より中間的なプロセス指標に基づくものになる。ほとんどの介入について、血圧やコレステロールの低下のような中間（代理）アウトカムが医療アウトカムの改善につながると仮定することが必要である。

　臨床効果あるいは技術の質に関するこのような問題のほかにも、生活の質（Quality of Life,

QOL）を含む別の質の側面もある。たとえば、白内障の手術は視力を改善するが、寿命を延ばすわけではない。さらに患者は、臨床スタッフが礼儀正しく、丁寧に接し、長時間にわたって待たせなかったかどうかなど、より人的な要因や設備に基づき医療の質を判断することも多い。患者はしばしば医療の質を臨床以外の要因で判断する。

医療の質を測定することは難しいものの、扱いやすい問題でもある。医療で扱われる「質」には、臨床効果（Clinical Effectiveness）、患者安全（Patient Safety）、患者体験（Patient Experience）という三つの側面がある。過去5年間にわたって、OECDは、臨床領域のほとんどに及ぶ標準化されたアウトカム評価基準についてのデータを収集してきた。次第に、生活の質は患者体験を含むアウトカム評価基準に変わりつつある。英国は患者報告アウトカム（PRO）評価に顧客満足度を組み込む新たな手法を試みており、有望な成果をあげている。最後に、P4Pスキームは英国のプライマリケアに関する医療の質とアウトカムに基づく報酬体系（QOF）のように質評価基準を支払制度に組み込む新たな手法を構築しつつある。

第3節　ペイ・フォー・パフォーマンス：新しいパラダイム

ペイ・フォー・パフォーマンス（P4P）制度は、正式に医療の質を測定し、その対価を支払うことによって制度を変化させつつある。現在OECD加盟国内外には、質を組み入れた支払制度に新開地を開拓しようと試みている多くの新しい実例がある。確定的な結論を引き出すには依然としてエビデンスが不十分であるが、P4Pスキームのもたらす結果は、あたかも常識的であるかのように「医療の質はその対価として支払われるときに高まる」ということを示唆している。とくに効果的と思われるのは、予防サービスや公衆衛生サービスに対価を支払うことであり、がん検診、予防接種率などの保険適応対象を広げることができる。ほとんどの場合、プライマリケア医は、がん検診、血圧測定とその治療、禁煙や食生活の改善を患者に助言するなどの予防サービスをおろそかにしている。もっとも成功しているP4Pプログラムは、このようなサービスの提供や一定の目標の達成に追加的に対価を支払っているものである。これらのプログラムは、通常、医療の便益を最大化する可能性が高く、こうした重要な公衆衛生介入の利用を大幅に増加させる。

またP4Pスキームは、糖尿病などの慢性疾患の予防や治療連携におけるインセンティブの提供についても効果的である。糖尿病患者が重要な予防検査に取り組むことを促し、また、糖尿病の専門医（病院に勤務することが多い）とプライマリケア提供者の間の連携を促進する可能性がある。

P4Pプログラムを悩ませてきた重大な問題のひとつは質指標のモニタリングである。多くの場合、質に関する情報は日常的に収集されるわけではない。そのため、P4Pプログラムの一部には情報の収集があり、コンピュータ、研修、ソフトウェアへの高価な先行投資を必要とする。加えて、一般に医師の業務については臨床指標を報告する文化がないため、なんとか工夫して情報を提供さ

せる必要がある。多くの P4P プログラムでは、情報提供に関するインセンティブ（医師の記録管理をコンピュータ化するための資金提供を含む）を医師に支払っている。短期的には、このような先行投資費用は生み出されたコスト削減を上回ることが多い。

P4P 制度は通常、最初の 2〜3 年間は費用のほうが大きく嵩むが、制度がうまく機能し、人々が健康になるにつれ、時間とともにこの投資額を回収する可能性がある。さらに、制度のほかの部分でコスト削減が生じる可能性がある。たとえば、プライマリケアにおける予防的治療の拡大は入院の減少につながるだろう。英国の国民健康保険（NHS）のような単一制度では、単一の購入者である保健省にコスト削減が取り込まれている。一方、複数支払者制度の場合には、支払者がその便益に気づかない可能性があるため、コスト削減の評価はより困難である。P4P スキームが実際にコストを削減するかどうかは、P4P スキームを導入した組織にとっての長期的なコスト削減につながるかどうかに左右されるだろう。しかし、さらに重要な問題はコストを削減するかどうかではなく、費用に見合うまでに質を高められるかどうか、つまり、費用に見合う価値を得られるかどうかである。

医療の質が向上したかどうか、あるいは P4P 制度が医療の質に関する報告に単に適応させているだけなのかどうかを断定するのは困難である。P4P 制度は、それまで存在していなかった標準的な質データの収集を新たに求めることが多いが、もしかすると、医師はそれまでも質の高い治療を提供していたが、単にそれについて報告していなかったのかもしれない。また、P4P 制度は医療制度全体にわたる費用の長期的な情報収集を必要とするため、この制度が効率を高めるかどうかを判断するのは困難である。さらに、P4P 制度のほとんどは、結論を出すのが困難であり、とくに対照群の使用において、かぎられた評価に悩まされている。しかし、多くの OECD 諸国における P4P 制度の経験から、この制度が医療の質を高めると推測される。カリフォルニアのプライマリケアの P4P の経験は、費用効率がとても高く、医療におけるベストバイ（おすすめ商品）の一部である、がん検診、予防接種、禁煙などの重要な公衆衛生介入を奨励するために P4P スキームを用いることができることを示唆する。このモデルはブラジルで模倣され、また、同様のモデルはルワンダでも用いられており、これによる予防的サービスや公衆衛生サービスの利用の増加がはっきりと示されている。

第 4 節　ペイ・フォー・パフォーマンスの適切なデザインを考える：複数代理人の問題

ペイ・フォー・パフォーマンス（P4P）制度を設計するうえでもっとも複雑な課題のひとつは、医療提供者に対する最適な償還制度をみつけることである。医師は、患者が医師にかかる理由——まさに患者が必要とするもの——についての専門知識を有しているが、患者は医師が言っていることが真実なのかどうかを判断できない。というのも、これを判断するには、患者が少なくとも同様

の専門知識——基本的に医師になるための知識——をもつことが必要であり、それは容易なことではないからである。これは情報の非対称性に関する古典的な問題であり、場合によっては、医学知識における不確実性の問題によってさらに悪化する。医師ですら必ずしも個々の患者に何が効果的であるかを知っているわけではないからである。医学知識は平均的な患者についてのものであるが、平均的な患者などいないため、個別の介入に応じてアウトカムが変わってくることになる。

情報の非対称性と医療の不確実性は、保健医療分野における「本人対代理人の問題」をほとんど解決が困難なものとする。患者は、医師のほうが医学知識に長けているので、自らの知識不足を補う代理人として自らの利益のために行動してくれる者としてその医師を雇うのである。一方、医師は患者の利益になるように行動することになっているが、患者と医師が異なる利益、目的、情報をもつことがあるため、医師は患者の利益になるように行動しないことが多い。

患者がしばしば治療の対価を支払わず、その代わりに保険会社や政府などの第三者によって支払いがおこなわれるという事実によって、この状況はさらに複雑なものになる。これは、医療において最低価格で質を向上させるためにインセンティブを調整することが非常に困難であることを意味している。それぞれが異なる目的と異なるレベルの情報をもつ三者がいるためである。これが複数代理人の問題である。

伝統的な出来高払いモデルでは、医師は提供するサービスの数に応じて償還を受けるため、医師には余分な治療を提供しようとする強力なインセンティブがある。また患者は、情報の欠如だけでなく文化的要因を含むさまざまな理由から、通常、医師の指示を受け入れる。出来高払い制度では、支払いを増やすためにサービスの量を増やす傾向が強い。極端な例は、現在ほぼ出来高払いだけで支払いを受けている中国の医療提供者によるサービス量の急激な増加である。中国の場合、病院は入院数によって支払いを受けているため、入院件数が急増している（Wagstaff, 2009; Herd *et al.*, 2010）。また、中国の健康保険は急速に拡大しているものの非常に限定されているため、サービス量のこのような増加は患者による自己負担で大部分が支払われている。

OECD加盟国では、医療費の大半は第三者——政府または保険会社——により支払われる。患者は医療サービスにかかる真実の費用に直面しないため、過剰利用する傾向がある。医師がサービスをより多く提供するインセンティブがあり、かつ、患者がサービスの利用に際し、事実上、費用を負担しなくてよい場合、これが利用増加の強力な圧力となるので、増え続ける費用を抑制するために第三者支払機関は何らかの方法をみつけることが必要となる。

上記の事例が示すように、医療から費用に見合う最大の価値を得るために患者と医療提供者のインセンティブを調整することは困難かもしれない。数ある問題のひとつは、取引の一環としての医療の質の尺度がないことである。医療の質を正式に測定することによって、これを可視化することができれば、このことは医師、患者、支払者の間の情報の非対称性を低下させる可能性があり、また、医療の質に基づいて支払うことによって医師と患者のインセンティブを調整することが可能になるかもしれない。このことはP4Pがうまく機能する理由の理論的基礎である。

第 5 節　ペイ・フォー・パフォーマンスの定義

　ペイ・フォー・パフォーマンス（P4P）の一般に認められた国際的定義はなく、成果に対する支払いまたは成果主義型資金拠出（RBF）と同様の意味で用いられることが多い。RBFは、ノルウェー、英国、オーストラリアによって世界銀行に設置された大規模な世界基金として、とくに国際保健の分野において用いられている。この基金は、P4Pスキームを適切に評価するために開発助成金を提供しており、この助成金は、P4Pスキームを導入しP4P介入群と非介入対照群とのランダム化比較試験（RCT）を用いた優れた実験計画の利用などに充てられている。

表 4.1　ペイ・フォー・パフォーマンス（P4P）の定義

機関	ペイ・フォー・パフォーマンス（P4P）の定義
医療研究・質調査機構（AHRQ）	**質計測に基づく、すぐれた成果に対するより高額の支払い**（AHRQ, 日付なし）
メディケア・メディケイドサービスセンター（CMS）	**質向上**を奨励するための支払い方式およびその他のインセンティブの利用ならびに患者中心の高価値ケア（CMS, 2006）
ランド研究所	医療の質または効果に関連して期待される一定の成果をあげた医療提供者（医師、クリニックまたは病院）に報いることによる、**質向上**のための全般的戦略（RAND Corporation, 日付なし）
世界銀行	インセンティブに基づく支払いを通した、医療システムの成果の改善をもたらすようにデザインされた一定範囲のメカニズム（World Bank, 2008）
米国国際開発庁（USAID）	**積極的な医療成果達成**に報いるための（通常、財政的な）インセンティブの導入（Eichler and De, 2008）
世界開発センター	**相当に重要な活動をおこすか、またはあらかじめ設定された成果目標に達する**ことを条件に、金銭または重要な財の引き渡し（Oxman and Fretheim, 2008）

注：太字は著者による強調。

　表 4.1 は、その地域でもっとも重要な利害関係者の一部が用いる P4P の定義を示している。P4Pの動きが米国ではじまったことを考慮し、最初の三つの定義は米国の観点からである。具体的には、1）医療研究・質調査機構（AHRQ）、2）メディケア・メディケイドサービスセンター（CMS）、3）ランド研究所（Rand Corporation）の三つの機関によるものである。これらは多少異なる定義がなされているものの、それらのすべてが医療の質向上に重点を置いている。ランド研究所は効率性も尺度のひとつに含めている。続く三つの定義はより広範なアプローチをとり、開発途上国に対し深く関係している。4）世界銀行、5）米国国際開発庁（USAID）、6）世界開発センター（Center for Global Development）の三つである。世界銀行、米国国際開発庁、世界開発センターのそれぞれの定義は、医療提供者に対する供給サイドと、条件つきの現金給付のような患者に対する需要サイドの双方に関するインセンティブを含んでいる。加えて、開発途上国当局による定義は、受診、

検査、ワクチンまたは健康評価など、アウトプットに基づく尺度を含み医療の生産性をより重視しているのが特徴である。

本書では、医療の質をある程度含む供給サイドの介入（すなわち、患者ではなく供給者への支払い）に重点を置き、P4Pのより限定的定義を用いている。

第6節　ペイ・フォー・パフォーマンス・プログラムの設計枠組み

ペイ・フォー・パフォーマンス（P4P）プログラムがどのように設計され実施されるかを示すために、一般的なP4Pプログラムの枠組みを図4.1に示した。この枠組みには、評価基準、報酬の基準、報酬が含まれている。質と効率性は評価基準の二つの主要なカテゴリである。これらは医療サービスの提供に関連する提供者に基づく評価基準であるため、供給サイドのP4P評価基準としても知られている。

P4Pスキームの最初の要素は、質の測定（図4.1の最初の囲み）である。質尺度は、構造、プロセス、アウトカムからなる有名なパラダイムにしたがっている（Donabedian, 2005）。構造は、施設、機器、補給品、医薬品、情報技術、人的資源などの保健医療環境である。P4Pプログラムが構造に報酬を与える場合、情報技術への投資に関するものが多い。プロセスは、おおまかに定義すると、臨床ガイドライン、疾病管理プロトコル、予防接種率、検診率など、医療サービスの提供に用いられた手順である。P4Pプログラムは、小児が十分に予防接種を受けたか、あるいは女性が乳がん・子宮頸がんの検診を受けたかどうかなどのプロセス尺度を質尺度として用いることが多い。

アウトカム尺度はもっとも困難で、死亡率と罹患率を含むことはめったにない。たとえば、乳房以外に転移していない場合の乳がんの生存期間は、現在では一般に10年以上であり、そのような遠い将来に生じるアウトカムに関して医療提供者に報酬を与えることは困難である。結果として医療の質の測定は、血圧、血糖値やコレステロール値などの中間的尺度にもっぱら左右されることになる。効率尺度は費用に重点を置く。たとえば、医師の業績は、入院患者1000人あたりの入院日数や、より低コストの医療機関と比較した病院で生じる外来処置の比率によって測定される可能性がある。患者の病気の重症度は費用の主要決定要因のひとつであるため、これらの尺度はケースミックスにつき調整されるべきである。しばしば、年齢と性別がケースミックスの調整に用いられるが、これらは不十分であるため、患者の重症度の違いを調整するためにより複雑なケース調整分類体系が必要である。たとえば、一方の診療には健康な若者しかおらず、もう一方の診療には高齢の糖尿病患者がいたとすると、前者の診療が他方より優れたアウトカムを得ることは当然であろう。

P4Pスキームは高所得国と低所得国の間で異なる。とくに出来高払い制度をもつ高所得国では、より多くの優れたサービスに対する右肩上がりの需要を抑制することが課題となっている。医療従事者が公務員である、古くからの公的医療制度（「公的統合モデル」と称されることが多い）を有

図 4.1　ペイ・フォー・パフォーマンス（P4P）：枠組み

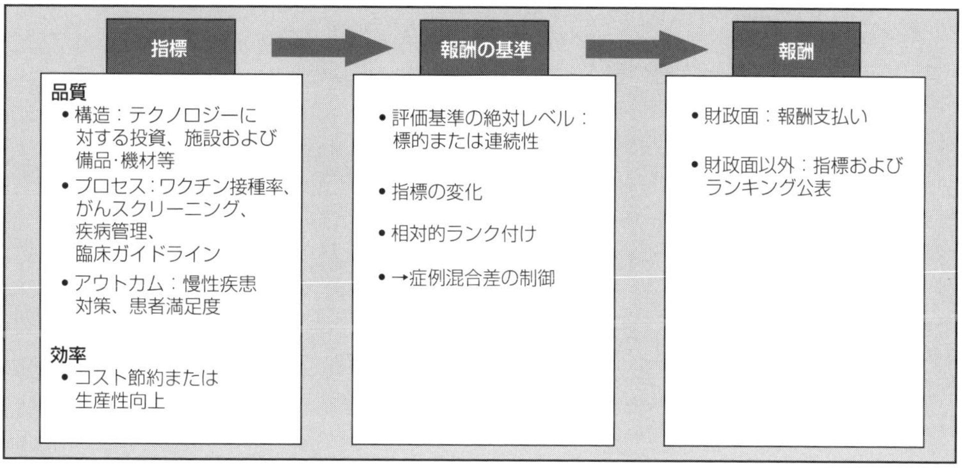

指標 → **報酬の基準** → **報酬**

品質
- 構造：テクノロジーに対する投資、施設および備品・機材等
- プロセス：ワクチン接種率、がんスクリーニング、疾病管理、臨床ガイドライン
- アウトカム：慢性疾患対策、患者満足度

効率
- コスト節約または生産性向上

- 評価基準の絶対レベル：標的または連続性
- 指標の変化
- 相対的ランク付け
- →症例混合差の制御

- 財政面：報酬支払い
- 財政面以外：指標およびランキング公表

出典：Scheffler（2008）をもとに作成。

する多くの低所得国では、しばしば、予防接種や妊娠中のケアのような公衆衛生における主要な医療介入の利用が低率であったり、保険適応除外となっているようなことがある。低所得国における目標は、より高い質で提供される最優先サービスの利用率をとくに高めることである。この点で典型的な例はルワンダのP4P制度であり、ルワンダの制度では、リストにある優先サービスには対価を支払っている。ほかの尺度事例には、民間部門ではなく公共部門で働かせるように医師に報酬を与える例（トルコなど）や、結核の患者を診断する医師に報酬を与える例（中国）などがある。

実際には、いずれの尺度も、予防接種の増加のように垂直型疾病プログラムが示す狭い目標から、プライマリケアの向上のようなより広範な目標にまで及ぶP4Pプログラムのなかから選択される可能性がある。英国における医療の質とアウトカムに基づく報酬体系（QOF）などのP4Pプログラムでは、さまざまな疾病特有の目標が単一の複合的な尺度に結合されている。

第7節　医療提供者への報酬

図4.1の2番目の囲みは医療提供者への報酬の基準である。報酬の基準となる主要なカテゴリーには、評価基準の絶対レベル、この評価レベルの変化、あるいは相対的ランキングが含まれる。第一に、絶対レベルの報酬とは、80％の予防接種率の達成などの「目標達成」に基づくか、あるいは「連続的指標」——たとえば、英国QOFでは、最小閾値に達した時点——に基づく可能性がある。ただ目標値という設定は、最適ではないかもしれない。なぜならば、ほぼ目標値に到達しているところからはじめる者、あるいは、すでに目標値を超えている者は、ほとんど改善することなく報酬

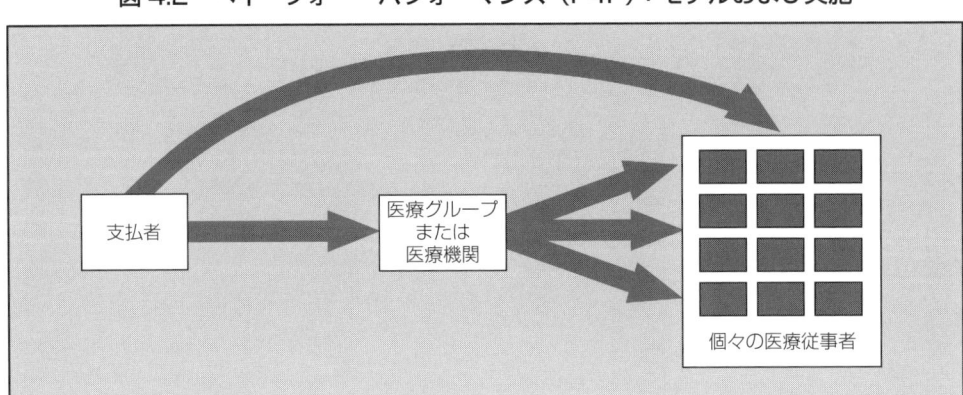

図 4.2　ペイ・フォー・パフォーマンス（P4P）：モデルおよび実施

出典：Scheffler（2008）をもとに作成。

を受けることになるからである。一方、目標値をはるかに下回るところからはじめる者には、目標の達成に向けて粉骨砕身させるための大きなインセンティブを必要とするであろう。第二に、評価レベルの変化であるが、医療提供者への報酬は、乳がん検診率が時間とともにどのように変化したかなど、経時的な評価基準の変化に基づいて評価されてもよいだろう。この場合、報酬の対象となるのは改善の大きさである。第三に、相対的な業績またはランキングに基づいて評価する報酬の事例がある。たとえば、ある医療行為では、上位10％以内にいる者に対して報酬が与えられるというものである。この支払いの基準は、すべての医療提供者に影響するランダム変動が制御されるので、ある程度魅力がある。報酬の基礎となるいずれの基準についても、支援の必要性が高い患者を回避するような医療提供者に対するインセンティブについては引き下げ、医療提供者の管理が及ばないアウトカムを適切に制御し、ひいては必要な危険保険料を引き下げるために、ケースミックスの差異を制御することが重要になる。

　図4.1の3番目の囲みは、金銭もしくは金銭以外のもの、あるいはそれらを組み合わせた場合の報酬である。報酬は、ボーナスまたは一時金払いであることが多いが、支払いや償還率の増加といった形をとることもある。金銭以外の報酬には、さまざまな評価尺度に基づく医療提供者ランキングの公表もありうる。公的ランキングは、直接には金銭支払いが発生するわけではないが、患者または保険会社が受診や契約する医療提供者を決定する際にランキングを利用することも考慮すると金銭的な報酬に匹敵するといえる。

　図4.2は支払いを分配する二つの主要な支払いモデルを示す。第一のモデルは支払者が医療グループまたは医療機関（病院など）に直接支払い、つぎに、これらの事業体が個々の医療従事者への支払いの分配方法を決定する形式のものである。第二のモデルは支払者が個々の医療従事者に直接支払う形式である。ほとんどのP4Pプログラムは報酬を医療グループまたは機関に支払っているが、これは医療グループや医療機関が支払者より多くの情報をもっていることから、医療従事者間

の支払いをどのように分配するのが一番よいかをうまく決定することができるためである。場合によっては、医療グループまたは医療機関が公的支払者、民間保険会社、個々の患者などの複数の支払者から支払いを受ける場合、報酬が異なる尺度に基づくことから、インセンティブが調整されないことがある。

どちらの支払いモデルに基づいても、個々の医療従事者への直接報酬は構造化するのが困難である。なぜならば、ケースミックスの差異、指導と監視にかかる多額の費用、特定の個別従事者が少数の患者を治療する場合に決められた評価基準の適用に対する信頼性の低さなどが障壁となっているからである。たとえば、特定の医療提供者が合併症をもつ患者や集中治療を必要とする患者を平均を上回る比率で診察するようなことがある。データ不足とデータ収集費用のため、このようなケースの管理をおこなうことはもっぱら困難といえる。医療従事者のそれぞれの業務を個別に監視または評価することができない場合、ほかの医療従事者との業務の合計に基づいてほとんどの報酬が決まるため、医療従事者は自身の業務を削減する——仕事を怠ける——傾向がある。これは報酬が医療従事者の間で均等に分配される場合にとくにあてはまる。

P4P スキームに関するもうひとつの問題は公平性である。最高の医師による最高の診療施設は、より裕福で教育水準の高い層が居住する富裕地域にあることが多い。彼らは自分の子どもに予防接種を受けさせ、喫煙せず、太りすぎず、医師の助言にしたがう人々である。貧困地域では、教育水準が低く、患者は診療所を訪れないことが多く、なおかつ医療ニーズが高い。成果に基づく支払いの問題のひとつは、すでにうまくいっている医療行為に報酬を与え、医療制度における不公平を拡大させる可能性があることである。P4P スキームに関する公平性を監視し、効率を高めつつ、公平性の側面からみた予期せぬ結果を回避するためにその構築に注意を払うことが重要である。

第 8 節　OECD 加盟国におけるペイ・フォー・パフォーマンス

ペイ・フォー・パフォーマンス（P4P）プログラムは多くの OECD 加盟国で普及している。そこで、『2008-09 年 OECD 医療制度の特徴に関する調査（*2008-09 OECD Survey on Health System Characteristics*）』で報告された P4P プログラムを表 4.2 に示している。P4P プログラムは、19 の OECD 加盟国でその存在が確認されている（プライマリケア医（15）、専門医（10）、病院（7）における評価基準を含む）。プライマリケア医および専門医に関していえば、ほとんどの報酬は、慢性疾患の予防治療や管理などの医療の質という目標についてのものである。病院については、報酬のほとんどはプロセスに関するものであるが、なかにはアウトカムや患者満足度に関するものもある。

当然のことだが、各国間では相当の差異がある。ベルギー、日本、トルコ、英国、米国などの諸国は、三つの部門（プライマリケア、専門医、病院）すべてにおいて P4P プログラムの存在が報

表4.2　OECD諸国におけるペイ・フォー・パフォーマンス（P4P）プログラムとその測定

	プライマリケア医に対する報酬支給の有無	その場合に関連する目標		専門医に対する報酬支給の有無	その場合に関連する目標		病院に対する報酬支給の有無	その場合に関連する目標			財政的インセンティブ
		予防的ケア	慢性疾患		予防的ケア	慢性疾患		臨床的アウトカム	プロセス	患者満足度	
オーストラリア	X	X	X								X
オーストリア											
ベルギー	X			X	X		X				
カナダ											
チェコ	X	X		X							
デンマーク											X
フィンランド											
フランス	X	X	X								X
ドイツ											
ギリシャ											
ハンガリー	X										
アイスランド											
アイルランド											
イタリア	X	X	X								
日本	X	X	X	X	X	X	X	X			
韓国							X	X	X		X
ルクセンブルク							X				
メキシコ											
オランダ											
ニュージーランド	X	X	X								
ノルウェー											
ポーランド	X	X	X	X	X	X					
ポルトガル	X	X	X								
スロバキア				X			X	X	X	X	
スペイン	X	X	X	X							
スウェーデン	n.a.			n.a.			n.a.				
スイス											
トルコ	X	X		X	X		X		X		
英国	X	X	X	X	X	X	X	X	X	X	X
米国	X	X	X	X	X	X	X	X	X	X	X

「n.a.」：データなし。
出典：Paris et al.（2010）。2010年7月での利用可能な情報による改訂。米国のデータは著者推定。
StatLink：http://dx.doi.org/10.1787/888932319782

告されている。一方、オーストリア、デンマーク、フィンランド、フランス、ドイツ、ギリシャ、アイスランド、ノルウェー、スイスは、P4Pプログラムがあるとの報告はないが、これは報告がなされていないだけの可能性もある（訳注：原典はOECDによる調査であるが、日本の制度について正しく回答されていない可能性がある）。

P4Pプログラムに参加している医師と病院の割合を報告したのは数か国にすぎない。各部門の割合はつぎの通りである。プライマリケアは、ベルギー（90％）、ポーランド（80％）、英国（99％）。専門医療は、ポーランド（5％）、英国（68％）。病院は、ルクセンブルク（9％）である。報酬支給により示された医師と病院の収入の比率は、数か国で報告されたにすぎず、英国を除き、概して5％以下であった。各部門の報酬の比率はつぎの通りである。プライマリケアは、ベルギー（2％）、ポーランド（5％）、英国（15％）。専門医療は、ポーランド（5％）。病院は、ベルギー（0.5％）、ルクセンブルク（1.4％）である。これらのデータは出発点にすぎず、明らかに、P4Pプログラムの特性を理解するためにもっと多くのデータが必要である。

8.1 米国：カリフォルニア州ペイ・フォー・パフォーマンス・プログラム

米国における最大のペイ・フォー・パフォーマンス（P4P）プログラムのひとつはカリフォルニア州ペイ・フォー・パフォーマンス・プログラムであり、2003年に開始された（Robinson *et al.*, 2009; Rebhun and Williams, 2009）。2009年現在、管理型医療保険組織（HMO）の8つの民間保険会社の1,150万人の加入者と、3万5,000人の医師を擁する約230の医師グループを対象としている。2003年から2007年に、これらの保険会社は2億6,400万米ドルを報酬として支払っているが、これは医師グループの収入のわずか2％にすぎない。目標は支払水準を10％にすることであった。しかし、これらの保険会社は、医療の質の向上に関するより強固なエビデンスがみつかるまでこの比率を引き上げることを渋っている。このプログラムは3つの領域における13の指標からはじまって、5つの領域の68の指標に拡大しており、関連する重要事項として含まれるものは以下の通りである。臨床の質（40％）、患者体験（20％）、IT対応システム（20％）、連携的な糖尿病治療（20％）、リソースの利用・効率性（個別のインセンティブプールをともなう）。

このP4Pプログラムにより、臨床成績は平均で年3ポイント改善しており、とくに糖尿病コントロールの優れた基準であるHbA1c（血糖）検査について、ベースラインがもっとも低いグループがもっとも改善している。最大の変化は特定のIT活動を採用しているグループであり、平均で年7ポイント改善した。金銭以外のインセンティブとしては、上位20％やもっとも改善した者などについてのランキングの公表がある。公に認められたランキングは、医師グループが広告やマーケティング資料に利用しており、間接的な金銭的インセンティブに相当している。要約すると、医療提供者グループは、参加する意欲はあるものの、質の改善が大規模でないため、あまり乗り気ではない。これはひとつにはP4Pプログラムによる支払いが安く（わずか2％）、医療提供者にやる気を起こさせるには不十分である可能性が高い。

8.2 米国：メディケア

メディケア・メディケイドサービスセンター（CMS）は、多くのペイ・フォー・パフォーマンス（P4P）実証プロジェクトに参加している。しかし、4,200億米ドル近いメディケアに関する2009年度予算と比べて、約4,000万米ドルというP4Pプログラムの支払いはごくわずかである（Tanenbaum, 2009）。これらのプログラムのうち二つをここで取り上げる。

質尺度の収集と報告を増やすために、メディケア医師を対象として医療の質の報告イニシアティブが2007年にスタートし、質尺度をCMSに報告した場合、認められた料金の2％を追加で医師に支払うことになった（CMS, 2009）。2007年における医師の参加率は16％であった（Porter, 2008）。

グループ診療（PGP）実証事業は、2005年にスタートし、これには10のPGPとその対照群を含んでいた（Trisolini et al., 2008）。また、実証事業には質と効率の両方の尺度が含まれていた。32の質尺度が、CMSによる診療所の質（DOQ）プロジェクトから選び出され、5つの疾患モジュール（冠動脈疾患、糖尿病、心不全、高血圧、予防治療）に関連する尺度にとくに重点を置いている。たとえば、糖尿病の尺度のひとつはHbA1c（血糖）検査を年1回以上受けた糖尿病患者の比率である。それぞれの質尺度に関して、PGPでは少なくとも三つの目標のひとつを達成しなければならない。1）75％のコンプライアンス、または同程度のデータが入手可能な場合、メディケアの医療保険・雇用主データ・情報セット（HEDIS）による尺度の平均値のうち、いずれか高いほう、2）70パーセンタイルのHEDIS水準（この場合も、同程度のデータが入手可能な場合）、3）実証事業の基準年にPGPが達成した水準と1年目における100％のコンプライアンスの間の差の10％またはそれ以上の縮小。最初の二つの目標は閾値目標であるが、三つ目の目標は経時的な改善目標である。実証事業の導入による初期の成果はある程度有望なものである。すべてのグループは10の糖尿病質尺度のうち、7以上で目標とする業績水準を達成した。

また、PGPは効率性またはコスト削減に基づいて支払いを受けることができる。それぞれのPGPに関して、実証事業によるメディケアの削減は実際の支出と目標を比較することによって算出される。つまり、比較群の支出の伸び率によって示されたPGPの基準年の1人あたりの支出である。PGPと比較群のケースミックスは、治療患者の種類の違いを説明するために調整される。PGPは2％の削減基準を上回る削減額の80％を受け取る資格がある。10の医師グループのうち二つは対照群と比べてメディケア支出の伸び率が少なくとも2％低かった。

8.3 英国：医療の質とアウトカムに基づく報酬体系

英国の医療の質とアウトカムに基づく報酬体系（QOF）は、世界最大のペイ・フォー・パフォーマンス（P4P）スキームである。2004年にスタートし、ほぼすべての国民が参加している一般開

業医（GP）のためのインセンティブ支払いプログラムであり、プログラムに参加したGP診療は英国における登録患者の99.8％であった。QOFの目標は何人の患者がリストに入っているかだけでなく、どの程度患者をケアしているかについてGP診療に報酬を与えることである。

QOFには、臨床、組織、患者の体験、追加サービスという領域で知られる、4つの主要な分野がある。各領域における指標は、QOFに参加する診療が自らの患者に関して達成するよう求められる特定のプロセスまたはアウトカムを定義している。たとえば、冠動脈性心疾患（CHD）の臨床指標のひとつは、「現在、β遮断薬で治療を受けているCHD患者の比率（禁忌または副作用が記録される場合を除く）」である。こうした臨床指標はプライマリケアへの医療介入の有効性についての入手可能な最善のエビデンスに基づいている。現在QOFでは、臨床の質、組織の質、患者体験について、146の指標を用いてGP診療に対してポイント（最大値は1,000ポイント）を付与している。

ポイントは換算係数によって金銭的インセンティブに換算される。2004年の場合は、最大値が1,050ポイントであり、76英国ポンドの価値があった。現在は最大値が1,000ポイントであり、126.77英国ポンドの価値がある。QOFがどのように機能するかを説明するために、過去15か月間にぜんそくの検査を受けたぜんそく患者の比率に基づくぜんそくの質指標の例を以下に示す。検査率が25％に達するまでポイントは入らず、ぜんそくの場合の最高ポイント数の20は、検査率が70％に到達した場合に与えられる。検査率が25％から70％の場合、獲得ポイント数は検査率が増えるとともに直線的に増加する。2004年から2005年の間、平均的な一般開業医は最大1,050ポイントのうち、1,003ポイント（95.5％）を獲得した。

GP診療が達成したポイント数は予想よりはるかに高かった。QOFが取り決められたとき、獲得ポイントの平均値は約75％になると予測されたが、最終的には90％以上となった。QOFは一般開業医の総平均収入を2万3,000英国ポンド引き上げた。QOFの導入以前は、一般開業医は一般的に7万～7万5,000英国ポンドの収入であった（Doran et al., 2006）。QOFの導入にともなって支払いが大規模になったため、2006/07年度のポイントの最小閾値はすべて引き上げられ、最大閾値の一部も引き上げられた。

対照群がなかったため、医療の質がQOFの結果として向上したかどうかを判断することは困難である。実際、ほとんどすべてが参加しているため、自然実験ではなかった。しかし、QOFが導入される前と後のデータを分析したキャンベル他（Campbell et al., 2009）によれば、医療の質の改善率がぜんそくと糖尿病については当初上昇したが、心臓疾患については上昇せず、また2007年には、改善率は各疾患とも減速したことがわかった。また、このプログラムがアウトカムの公平性を改善したというある程度のエビデンスもある。しかし、重要な発見として、インセンティブに関連しない治療の側面に関する質、たとえば、ぜんそくや心臓疾患については質が低下したことがあげられる。

QOFの批判のひとつは、どの疾患とどの医療介入がQOFに含まれるのかを決定するプロセス

にあった。これは政治的ではなく、技術的行為であるとみなされた結果、英国医療技術評価機構（NICE）に所管が移行された。NICE は、2009 年 4 月 1 日から QOF 医療・臨床改善指標の策定と見直しをするための新たな独立した透明なプロセスを監督するようになった。今後、QOF に含まれるこれらのトピックの相対的優先順位は、正式には「プライマリケア医療の質に基づく診療報酬体系指標諮問委員会（Primary Car Quality and Outcomes Framework Indicator Advisory Committee）」として知られる独立した諮問委員会によって検討されることになる。それぞれの推奨指標には一連の裏付情報――たとえば、新指標または更新された指標がいつ再検討されるべきか、財務的価値について費用対効果のエビデンスに関する情報――が添付されることになる。

8.4　ニュージーランド：業績に基づくマネジメント

2006 年、ニュージーランドは、プライマリケアサービスを提供する非営利組織である一次医療機関（PHO）に対して「業績に基づくマネジメント（PBM）プログラム」を開始した（Buetow, 2008）。2007 年 1 月までに 81 の PHO が PBM プログラムに登録し、これはニュージーランド国民の 98％以上による加入に相当する。PBM 設立時の支払いは PHO につき 2 万ニュージーランドドル、これに加えて参加メンバー 1 人につき 60 セントであった。2007 年 12 月までに PBM プログラムに参加した PHO については入会者ごとに 1.00 〜 1.50 ニュージーランドドルの最低支払額が保証されていた。臨床指標（60％）、プロセス指標（10％）、経済的指標（30％）を含む、すべての目標が達成された場合には、入会者 1 人あたり 6 ニュージーランドドルの最大支払額を得ることができた。臨床指標には、子どもと高齢者の予防接種、頸管スメア（子宮頸がん検査）および乳がん検診などが含まれる。プロセス指標には、必要性の高い者へのアクセスの確保などが含まれる。最後に、経済的指標には、医薬品および検査への支出などが含まれる。支払いは PHO に対しておこなわれ、つぎに、PHO は個々の医療従事者への資金の分配方法を決定する。29 の PHO についての調査によると、PBM の結果として、臨床ケアの連携とデータ管理が向上したことが報告された。

8.5　オーストラリア

オーストラリア政府は、予防接種提供者と子どもに予防接種を促す親の双方に金銭的インセンティブを提供している。一般開業医予防接種奨励制度（GPII）は子どもの予防接種サービスに関して一般開業医に報酬を与えるために 1997 年に導入された。予防接種に関するペイ・フォー・パフォーマンス（P4P）制度は、金銭的インセンティブを用いて広範な医療制度の目標を達成する、より広範な奨励制度であるメディケアの医療奨励プログラム（PIP）の一環である。このプログラムは、インセンティブ支払いを受ける資格のある GP 診療に関して、オーストラリア GP 学会の一般診療基準の認定を受けるか、認定に向けて努力することを求めている。現在、一般診療基準の認定

については、時間外診療、ぜんそくや糖尿病などの慢性疾患の治療、先住民の健康、ドメスティックバイオレンス、e-ヘルスなど、13の広範な要素がある。

　GPIIの目標は、7歳未満の子どもの90％以上に完全に予防接種を受けさせるようGP診療の90％以上に奨励することである。一般開業医へのインセンティブに加え、保護者への追加的なインセンティブもある。これには、子どもに年齢相応の最新の予防接種を受けさせている保護者に報酬を提供する予防接種手当や、子どもが年齢相応の最新の予防接種を受けていることを証明することを家族に義務づける保育給付が含まれる。後者の取り組みは、保護者が子どもの成長の節目に予防接種を受けさせる重要性に気付かせるためのものである。このPIPプログラムの導入以来、平均予防接種率は約76％から約92％に上昇している。オーストラリア小児予防接種記録簿による予防接種率に関するデータは、『感染症情報機関ジャーナル（*Communicable Disease Intelligence Journal*, CDI）』において継続して定期的に公表されている。

8.6　ブラジル

　ブラジルでは、需要・供給の両サイドを含め、さまざまなペイ・フォー・パフォーマンス（P4P）スキームがある。ブラジルは、ほかの多くの中南米諸国と同様に需要サイドにおけるP4P導入の動きが急速に進んでおり、教育現金給付（*Bolsa Escola*）、食糧現金給付（*Cartao Alimentacao*）、ガス調理ガス補償（*Auxilo*）、貧困層への条件付きの現金給付の拡大（ボルサ・ファミリア）など、これらは現金給付の基準のひとつとして医療アウトカムを含んでいる。供給サイドでは、民間保険会社UNIMEDベロオリゾンテ（*Belo Horizonte*）が最大のスキームを実施しており、その成功がプライマリケアの公的提供者についての新たなスキームにつながった。UNIMEDスキームは、ブラジル第三の都市のベロオリゾンテにおいて実施されており、80万人にサービスを提供する258の医療提供者のネットワークを含んでいる[2]。その目的は心臓血管疾患、糖尿病、小児ぜんそくの患者の治療とアウトカムの改善、さらには健康児童ケアである。これらの疾患や健康状態についてはエビデンスに基づく臨床ガイドラインによって管理されている。暫定的な結果は、P4Pスキームに登録した患者の健康状態の改善を示すもので、血圧管理が向上し、血清コレステロールが減少し、グルコースを最適に調節する心臓血管疾患と糖尿病の患者数が増加した。また、ぜんそく児の入院の低下もみられた。

　UBIHスキームは国を挙げて学んだ事例である。2007年、UNIMEDの取締役は、質に関する測定および支払いの新たな手法の構築における指導者であるカリフォルニアのカイザー・パーマネンテと接触し、カイザーとの提携関係をスタートさせるとともに、カリフォルニアにおけるP4Pの有意義な体験を広めるために、P4Pサミットを主催する統合型医療協会（Integrated Health Care Association, IHA）と連携した。UNIMEDの取り組みは、カリフォルニアで実践されているスキームをブラジルの状況に合わせて修正し、成功したということが判明しつつある。

大成功のように思われるものの、カリフォルニアとブラジルの両スキームの評価はかぎられている。どちらのスキームにおいても対照群がないため、P4Pの効果を把握するためには導入前後を比較するしかない。現行のスキームは非常に有望であるが、よりよい評価がおこなわれれば、ほかの効果からP4Pの効果を切り離すことが可能になると考えられる。また、これらのスキームの多くは実施の費用を適切に測定しないため、追加費用を考えると十分に医療の質を向上させているかどうかについてP4Pの費用対効果を疑わざるをえない。

8.7 韓国

韓国はいくつかの部門において成果主義に基づく支払いの長い伝統がある。最近の調査は、従業員100人以上の韓国企業の45.2％が個々の業績に基づく報酬方式を実施していると報告している（Park and Yu, 2002）。しかし、医療におけるペイ・フォー・パフォーマンス（P4P）は比較的新しく、医療支出の増加によってもたらされた費用に見合う価値に対する懸念の増大への対応である。韓国は依然としてほかのOECD加盟国と比べて医療支出が比較的低いものの（2008年のGDPの6.5％）、1995年から2008年における1人あたりの実質医療支出の伸びはOECD諸国でもっとも高く、平均で年8％に達している。

2000年以来、韓国ではかなりの医療改革が続き、多数の健康保険基金が単一支払者制度へと統合されている。2000年に設立された韓国健康保険審査評価院（HIRA）は、診療報酬表を見直し医療サービスが適切な水準と費用で提供されているかどうかを評価することを所管する独立行政機関であり、医療の質のばらつきの縮小など、医療の質の大幅な改善を目的として国レベルでの質評価プログラムを開始した。医療の質を金銭的インセンティブと結びつけることは韓国が医療の質の改善に用いている最新の手段である。

2007年、保健福祉部とHIRAは、二次医療サービスを提供する43の三次病院を対象とするP4P制度である「価値奨励制度」を開始した。この制度は二つの重要な疾患に重点を置いている。急性心筋梗塞（AMI）と帝王切開による出産（比率が非常に高い）に関する治療の質である。HIRAは統合的な質尺度を構築した。心筋梗塞については、プロセス指標（再かん流療法の適時性、アスピリンの投与）およびアウトカム指標（致死率）をはじめとする7つの指標がある。帝王切開の比率については、16の臨床危険因子がある。報酬の支払いは2007年の指標に関するベースライン調査からの質の向上に基づき医療提供者におこなわれ、病院は5段階にランクづけされた（図4.3参照）。2009年、業績の高い者と業績を改善した者は国民健康保険公団からの償還の1％に相当する報酬（3億7,500万米ドル）を受け取ったが、2007年の基準値を下回った者は支払いの1％のペナルティを科された。

価値奨励制度の結果は2007年から2008年に心筋梗塞尺度の合計スコアの1.55％の増加を示したが、帝王切開の比率は0.56％低下した。また、医療提供者間の質のばらつきの減少と最低業績グル

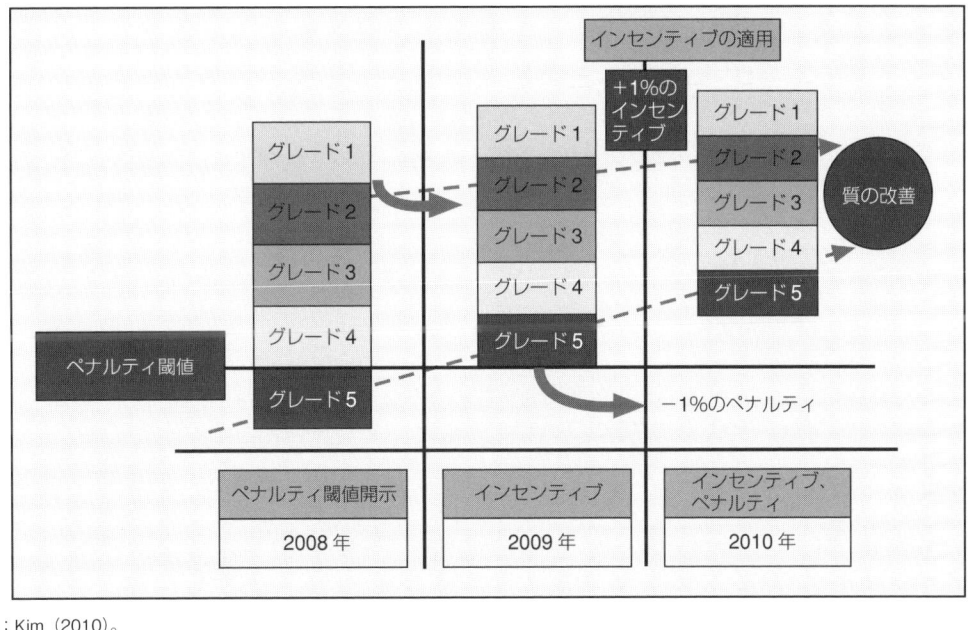

図4.3 価値インセンティブプログラムの仕組み：韓国の事例

出典：Kim（2010）。

図4.4 急性心筋梗塞の総合質点数：韓国の事例

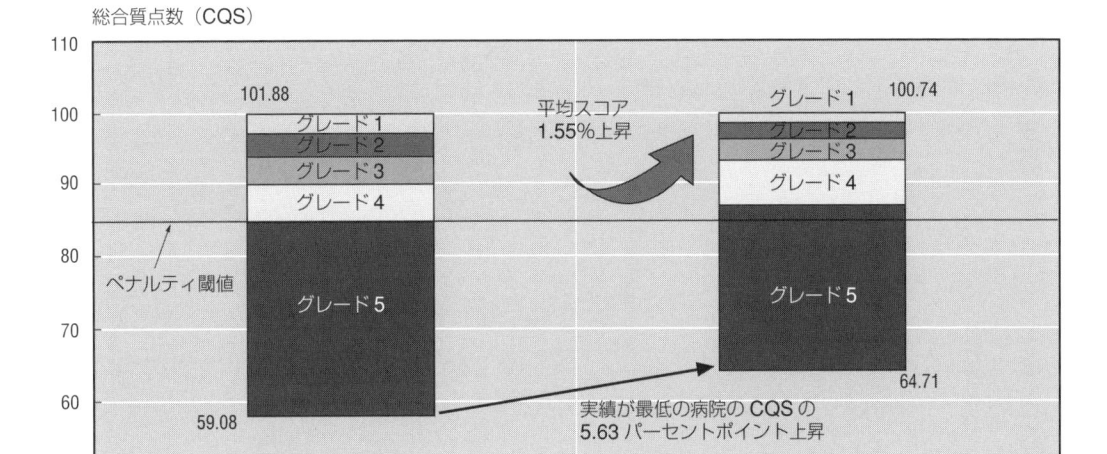

出典：Kim（2010）。

ープの著しい改善もみられた（図4.4参照）。

韓国におけるP4Pの進展は相当なものであるが、つぎの段階ではP4P制度にもっと多くの病院（総合病院を含む）を参加させ、対象とする臨床領域を拡大し、さらにインセンティブ率を2％に高めることである。

第 9 節　結論

　ペイ・フォー・パフォーマンス（P4P）プログラムは OECD 加盟国で広く導入されているが、それらを評価する調査設計は医療の質とコストに対する P4P プログラムの影響について明確な回答をするには不十分であることが多い（Rosental and Frank, 2006）。

　適切に評価された P4P プログラムの一例があるが、驚くべきことにそれはルワンダの P4P プログラムによるものである（Box4.1 参照）。ルワンダの P4P からの教訓は用いられたインセンティブの種類ではなく、むしろ P4P の効果をほかの改革から分離することを可能にする評価への適切な取り組みである。実際ルワンダの経験は、ほかの諸国において模倣されており、まもなく、OECD 加盟国より発展途上国での P4P において「何が役立つか」に関するきわめて優れた根拠がみつかることになるだろう。

　しかし、OECD 加盟国での評価がかぎられたものであったとしても、P4P プログラムの初期成果は有望と思われ、医療サービスの支払者と提供者に医療の質の測定を促している（Rebhun and Williams, 2009）。がん検診など、優先公衆衛生介入を奨励することがうまく機能し、また、P4P が医師に糖尿病や心臓血管疾患のような慢性疾患に関してエビデンスに基づく臨床ガイドラインにしたがわせるのに役立つというエビデンスが増えていると思われる。しかし P4P には、依然として困難な測定と設計の問題がある。医療の質の測定は引き続き向上するだろうが、質が多次元的で、臨床効果だけでなく患者体験も含み、また、アウトカムはとくに個人に関して測定が困難であり、長い間現れないことが多いため、これは難しい領域であり続けるだろう。これらの制約事項を考慮すると、質に関する支払いは医療の質を測定するよりよい方法の探求へと導き続けるだろう。さらに、英国の医療の質に基づく診療報酬体系（QOF）などの一部の注目すべき例外を除き、インセンティブの規模が小さいことで P4P スキームの影響が限定的になることが多い。

　P4P スキームは医療部門における技術および配分効率の改善を実現する唯一の方法ではない。一部の領域では、供給サイドのインセンティブの代替手段は医療サービスに対する需要に影響を及ぼすことである。患者インセンティブプログラムは広く普及しつつあり、たとえば就学を促すために用いられるものなど、教育において構築された条件つき現金給付プログラムから生じている。

　これらのプログラムが機能する方法と時期については依然として検討すべきことが多くある。提供者の行動を変えるための支払インセンティブの理想的な水準とは何か？支払いはどのように分配されるべきか？OECD 加盟国が現在実施している P4P スキームの適切な評価が可能となれば、ほかの諸国は何が役立つのかを学ぶことができ、また、すべての諸国は将来的に医療の質と効率の真の向上から恩恵を受けることができる。

Box 4.1 ペイ・フォー・パフォーマンス評価の限界を克服する：ルワンダの驚くべき事例

　ルワンダはおそらく世界でもっとも評価されたペイ・フォー・パフォーマンス（P4P）制度がある国である。ルワンダは、給与支払いでアウトプットを増やす意欲をほとんどもたない公共部門の医療提供者による根本的な業績不振に対応するために、2002年にP4P制度の試みを開始した。医療提供者はアウトプットよりインプットによって支払われていたため、予防接種、妊娠中のケアや医療センターでの出産など、主要な公衆衛生介入の普及率が低かった。主要な介入に関して報酬を支払う料金体系を利用し、また、民間提供者との契約を含むパイロットプロジェクトを設立するためにさまざまな支援者（オランダ、ベルギー、Cordaid）の援助を受けて、いくつかのパイロットプロジェクトが設立された。パイロットプロジェクトは2005年初頭に世界銀行からの支援を得て国営制度に転換された。

　国営制度はドイツや米国のメディケアにおける伝統的な料金体系と類似する一連の優先サービスと各サービスに関する重量単位を含み、構造指標とプロセス指標によって測定される医療センターにおける医療の質の統合的な測定基準も有する。これには設備の清浄度に加え、家族計画のようなサービスの利用度や子どもの成長の観察などのプロセス測定も含まれる。評価制度にはいくつかの困難があった。何よりもまず、追加リソースとインセンティブの効果の分離の問題がある。多くの制度には、制度に資金提供するために用いられる追加リソースがあるため、改善がより多くのリソースに起因するのか、インセンティブに起因するのか明確ではない。ルワンダの場合、国営制度の展開をうまく利用し、まだP4P制度を導入していない対照群と比較して最初にP4P制度を導入したものを用いている。最初に制度を導入したものは無作為割当によって選定された。

　さらに、2002年の人口の5％未満から2008年までに人口の85％に成長したミュチュエル制度（補足保険制度）を通した共同体形式の保険の急速な拡大など、ルワンダにはいくつかのほかの改革も同時に生じている。保険による補償は、人々が直接窓口負担する必要がなくなり、これが医療サービスに対する一層の需要を増幅させたため、医療センターの利用に対する需要が増加したことを意味した。加えて、政府は分権化プログラムの一環として出来高契約を導入した。Imihigoとして知られるこのプログラムは、中央政府から地方へ包括的補助金を提供するもので、地方の首長は健康などの重要な公共サービスを改善するためには大統領との契約書に署名する必要がある。地方への資金の分権化は劇的で、地方の医療資金の比率は2003年の37％から2007年には85％に増加した。医療支出は2005年から2008年までに4倍になり、750万米ドルから3,030万米ドルに増加している。

　ルワンダにおける急速に変化する状況を考慮すると、P4Pの効果を医療支出の増加、保険適用の拡大や分権化など、ほかの効果から分離することは困難である。しかしルワンダの場合、影響評価にP4Pはないが、その他すべての変化があった交差比較可能な対照群となる地方が含まれていた。P4Pは医療センターでの出産を増加させ、予防接種など、子どもの予防介入を増加

させた。また、小児死亡率の低下と子どもの身長の上昇にもつながった。P4Pの有効性を示すほとんどの介入において、大きな変化が観察されている。この成功により、多くの低所得国はルワンダの経験から学び、試験的に導入した制度の改良版を構築している。

注記

1. ペイ・フォー・パフォーマンス（P4P）は、メキシコにおける「機会（*Opportunitades*）」のような条件つき現金給付プログラムなど、需要サイドのインセンティブも含む成果主義型資金拠出として知られることの多いより広範な一連の政策介入の一部である。加えて、分権化された医療制度はアルゼンチンにおける新生児プログラム（*Plan Nacer*）など、政府のレベル間（たとえば、連邦政府から州政府まで）でインセンティブ制度をますます利用している。質に関する提供者へのインセンティブに重点を置く、このようなほかの手段は本章には含まれないが、成果主義型資金拠出のより広範な定義に含まれる、これらの制度は医療制度の業績向上のための有望な手段でもある。
2. ベロオリゾンテのUNIMED（UBH）は健康保険会社であり、民間健康保険に関する競争の激しい市場で営業をおこなう医療協同組合でもある。UNIMEDは大都市圏における540万人の総人口のうち、80万人にサービスを提供している。現在、4,700人の医師が同協同組合に属しており、UBHは7つの施設を所有し運営している。UNIMEDはそれ以外に258の施設と契約を結んでいる。

参考文献

Agency for Healthcare Research and Quality（AHRQ）, *Evaluation of the Use of AHRQ and Other Quality Indicators*, undated, accessed 17 February 2010 at *www.ahrq.gov/about/evaluations/qualityindicators/qualindsum.htm*.

Buetow, S.（2008）, "P4P in New Zealand Primary Health Care", *Journal of Health Organization and Management*, Vol. 22, No. 1, p. 36.

Campbell, S.M., D. Reeves, E. Kontopantelis, B. Sibbald and M. Roland（2009）, "Effects of Pay for Performance on the Quality of Primary Care in England", *New England Journal of Medicine*, Vol. 361, pp. 368-378.

Casalino, L.P., G.C. Alexander, L. Jin and L.T. Konetzka（2007）, "General Internists' Views on Pay-for-Performance and Public Reporting of Quality Scores: A National Survey", *Health Affairs*, Vol. 26, No. 2, pp. 492-499.

Centers for Medicare and Medicaid Services（2006）, "State Medicaid Director Letter", No. 06-003, 6 April 2006.

CMS（2009）, "Physician Quality Reporting Initiative（PQRI）", accessed January 2010 at *www.cms.hhs.gov/pqri/*.

Deming, W.E.（1986）, "Out of the Crisis", MIT Press.

Donabedian, A. (2005), "Evaluating the Quality of Medical Care", *The Milbank Quarterly*, Vol. 83, No. 4, pp. 691-729, reprinted from *The Milbank Memorial Fund Quarterly*, Vol. 44, No. 3, pp. 166-203.

Doran, T., C. Fullwood, H. Gravelle, D. Reeves, E. Kontopantelis, U. Hiroeh et al. (2006), "Pay-for-Performance Programs in Family Practices in the United Kingdom", *New England Journal of Medicine*, Vol. 355, No. 4, pp. 375-384.

Eichler, R. and S. De (2008), *Paying for Performance in Health: Guide to Developing the Blueprint*, USAID/Health Systems 20/20 Project, May 2008, accessed 17 February 2010 at *http://pdf.usaid.gov/pdf_docs/PNADN760.pdf*.

Glassman, A., J. Todd and M. Gaarder (2007), *Performance-based Incentives for Health: Conditional Cash Transfer Programs in Latin America and the Caribbean*, Center for Global Development, Washington, DC.

Herd, R. et al. (2010), "Improving China's Health System", OECD Economics Department Working Paper, No. 751, OECD Publishing, Paris.

Institute of Medicine Committee on Quality of Health Care in America (2001), *Crossing the Quality Chasm, A New Health System for the 21st Century*, National Academy Press, Washington. (『医療の質：谷間を越えて21世紀システムへ』米国医療の質委員会／医学研究所著、医学ジャーナリスト協会訳、日本評論社、2002年)

Juran, J.M. (1951), *Quality Control Handbook*, McGraw-Hill, New York.

Kelly, T., V. Gray and M. Minges (2003), "Broadband Korea: Internet Case Study", International Telecommunication Union.

Kim, B.Y. (2010), "Quality Assessment and Pay for Performance in Korea", HIRA, Korean Health Insurance Review Agency, May. 4.

Kohn, L.T., J.M. Corrigan and M.S. Donaldson (2000), "To Err is Human: Building a Safer Health System", Committee on Quality of Health Care in America, Institute of Medicine, National Academy Press, Washington, DC.

OECD (2009), *Achieving Better Value for Money in Health Care, OECD Health Policy Studies*, OECD Publishing, Paris.

Oxman, A.D. and A. Fretheim (2008), *An Overview of Research on the Effects of Results-based Financing*, Report No. 16-2008, Nasjonalt kunnskapssenter for helsetjenesten, Oslo, accessed 17 February 2010 at *http://hera.helsebiblioteket.no/hera/bitstream/10143/33892/1/NOKCrapport16_2008.pdf*.

Paris, V., M. Devaux and L. Wei (2010), "Health Systems Institutional Characteristics: A Survey of 29 OECD Countries", OECD Health Working Paper, No. 50, OECD Publishing, Paris.

Park, W. and G. Yu (2002), "HRM in Korea: Transformation and New Patterns", in Z. Rhee and E. Chang (eds.), *Korean Business and Management: The Reality and the Vision*, Hollym Corp., Seoul.

Paul-Ebhohimhen, V. and A. Avenell (2008), "Systematic Review of the Use of Financial Incentives in Treatments for Obesity and Overweight", *Obesity Reviews*, Vol. 9, No. 4, pp. 355-367.

Porter, S. (2008), "Preliminary Report Offers First Glimpse of Quality Reporting Progress", AAFP, available at *www.aafp.org/online/en/home/publications/news/news-now/practice-management/20080305pqrireport.html*.

RAND Corporation, RAND COMPARE Glossary, accessed 17 February 2010 at *www.randcompare.org/glossary/16/letterp*.

Rebhun, D. and T. Williams (2009), *The California Pay For Performance Programme: The Second Chapter Measurement Years 2006-2009*, Integrated Healthcare Association, Oakland, California.

Robinson, J.C., T. Williams and T. Yanagihara (2009), "Measurement of and Reward for Efficiency in California's Pay-for-Performance Programme", *Health Affairs*, Vol. 28, No. 5, pp. 1438-1447.

Rosenthal, M.B. and R.A. Dudley (2007), "Pay for Performance: Will the Latest Payment Trend Improve Care?", *JAMA*, Vol. 297, No. 7, pp. 740-744.

Rosenthal, M.B. and R.G. Frank (2006), "What is the Empirical Basis for Paying for Quality in Health Care?", *Med Care Res Rev*, Vol. 63, pp. 135-157.

Scheffler, R.M. (2008), *Is There a Doctor in the House? Market Signals and Tomorrow's Supply of Doctors*, Stanford University Press, Palo Alto, California.

Tanenbaum, S. (2009), "Pay for Performance in Medicare: Evidentiary Irony and the Politics of Value", *Journal of Health Politics, Policy and Law*, Vol. 34, No. 5, pp. 717-746.

Trisolini, M. et al. (2008), *The Medicare Physician Group Demonstration: Lessons Learned on Improving Quality and Efficiency in Health Care*, Commonwealth Fund, New York, February.

Wagstaff, A. et al. (2009), *Reforming China's Rural Health System*, World Bank, Washington, DC.

World Bank (2008), *Health Systems and Financing: Results-based Financing (RBF)*, accessed 17 February 2010 at *http://web.worldbank.org/WBSITE/EXTERNAL/TOPICS/EXTHEALTHNUTRITIONANDPOPULATION/EXTHSD/0,,contentMDK:21840544XXXmenuPK:5364481XXXpagePK:148956XXXpiPK:216618XXXtheSitePK:376793,00.html*.

第 5 章

効果的な医療連携：
慢性疾患の管理と統合型医療

　OECD 加盟国における医療制度はますます複雑になっている。医療提供者が複数にわたること、治療プロトコルを遵守しないこと、診療報酬明細と集中管理されていない医療記録との中身が一致していないこと。これらは、ほとんどの OECD 諸国における医療制度で旧態依然とした問題である。医療制度自身が対処しなければならない問題も発生している。慢性疾患で複数の医療提供者から治療を受ける患者が増えるにつれて、医療制度のなかで分断化が生じている問題が高まっている。これは、効果がなく危険な治療とあいまって、患者にとって不幸な経験をもたらす。効果的な医療連携は、このような問題の解決に大きく貢献できるだろうか。医療連携を改善するためにどのような手段を用いることができるだろうか。本章では効果的な医療連携を実践する際の障害を検討し、OECD 加盟国全体を通じて医療制度における医療連携を向上するために何ができるかを考察する。

第1節　序論

　OECD加盟国における医療制度はますます複雑になっている。大半の人々にとって、接することのある医療関係者は助産師と地域の医師だけというのは遠い昔のことになってしまった。保健医療制度は、現在、多数の異なった職種が関与するものとなった。たとえば、看護師、臨床工学士などの技術者、専門外科医などの医療職から経営側である会計士、経営者、事務長などの事務系職種なども含まれている。医療は、さまざまな環境で――往診から診療所や大病院まで――実施され、公的および民間の保険基金を複雑に組み合わせて支払いがおこなわれている。

　保健医療制度が対処しなければならない健康問題も進化している。心臓血管疾患、がん、呼吸器系疾患、糖尿病や精神疾患など、慢性疾患は現在、疾病負担のなかでも最大の分野となっており、また医療費の大部分を占めている。WHOは、世界の死亡者の60%が慢性疾患（HIV/AIDSを除く）によるもので、欧州地域の死亡者においては86%を占めると推定している（WHO, 2004）。寿命を延ばしてきた経済と医学の進歩は、糖尿病、心臓疾患やがんなどの慢性疾患の発症の一因となる生活様式の変化にともなって生じたものである。基本的には、医療は、HIV/AIDSと同様に、かつて、またごく最近まで人々を死に至らしめる可能性があった疾病をもつ者を延命させるのに長けてきたのである。

　慢性疾患に関して複数の医療提供者から治療を受ける患者が増えるにつれて、医療制度内における分断化問題が表面化してきた。これは、効果がなく危険な治療ともあいまって、患者にとって不幸な経験をもたらす。慢性疾患のある患者はさまざまな専門家（医師・看護師以外のコメディカル職員を含む）から幅広い治療提供を受けている。医学研究の複雑化はかつてないほどに進展し、それを反映して医学的知識の専門性が深まっているという事実は、慢性疾患における難しい症例を管理するという重要な役割を専門医に与えている。しかし、慢性疾患に関する治療は、依然としてプライマリケア（開業医）でおこなわれている。こうした医療提供体制における分断は、専門医と開業医とでは異なる支払体系により、一般的に組織された二つの医療提供施設間の「協力態勢」という問題を顕在化させた。それだけではなく、二つの医療提供体制は、そもそも提携していないお互いに対立するインセンティブ構造（コスト管理および質に関連する）のもとで運営をおこなっていることが多いか、あるいは、しばしば異なる予算体制のもとで運営され、政府の異なったレベルの監督下にあることが多い。

　保健医療の枠組みを超えて、多重の慢性疾患を患う高齢者に対する介護と病院治療を連携させることは難しく、また、通常著しく異なった方法で組織され資金が提供される保健医療と社会医療の間における連携問題もある。制度の違いに関係なく、継ぎ目のない治療に対する患者の期待に対応するために、保健医療制度を超えた幅広い視点で医療連携を検討することが一層重要になるだろう。

治療プロセスにおける患者の役割も最近でははるかに大きい重要性をもつようになってきた。自らの慢性疾患を管理するうえで、重大であるにもかかわらず活用されていない患者の役割についての認識が広まりつつある。患者が自らの治療に責任を負うかどうかは医療効果に重大な影響を及ぼしうる。医療連携への多くの投資は、患者が提供されたサービスと支援を実際にどのくらい利用するかによって左右される。しかし、患者を自身の治療に自ら関与させるための最善策を決定するのは、とくに、情報、助言や治療ガイドラインに対する反応が人それぞれに異なるゆえに、非常に困難なことである。

　医療提供者が複数にわたること、治療プロトコルを遵守しないこと、診療報酬明細と集中管理されていない医療記録との中身が一致していないこと。これらは、ほとんどのOECD諸国における医療制度で旧態依然とした問題である。これらの要因のすべてが重なって、効果的な医療連携が妨げられ、慢性疾患患者が、保健医療制度を通じて自らの進む道を見つけるのを困難にする分断された構造がある。医療制度の規模と多様性を考えると、多職種連携は不可欠である。医師は、患者が別の医療提供者からどのような治療を受けたかを質問する。保険制度は、医療行為に対して償還するかどうかの決定を下さなければならず、そのため医療提供者から何らかの情報を得なければならない。制度がより複雑になるため、効果的な医療連携は自然には生じない。また、それぞれの職種が独自の文化と働き方をもっており、既存の個々の医療提供体制を連携させる問題を解決する特効薬をみつけた者はまだいない。必要なのは利用可能、効果的、安全、総合的で患者を中心とする時宜を得た治療である。

　慢性疾患に影響を受ける医療制度を管理するという課題に応えて、OECD加盟国（および各国の民間提供者）は医療連携の改善に向けたさまざまな取り組みを試みてきた。基本的に、効果的な医療連携という課題は、医療というパズルのさまざまな部分――病院、プライマリケア診療、介護施設などの複数の医療機関、そして患者の自宅において、医師（プライマリケア医および専門医）、看護師、カウンセラーや在宅医療提供者など、その他の医療従事者――をつなぎあわせることをともなう。本章で検討するように、主に米国における、一部の制度は、プライマリケアと専門的な入院治療を、共通のITシステム、共通の文化、調整されたインセンティブを備えた単一の組織に融合させた「マネージドケア」と呼ばれる、完全に統合されたモデルを導入している。多くの諸国は制度全体に過激な変更を加えることなく、よりよい医療連携による利益を得るために医療制度の一部を統合するプログラムの利用を開始している。

　医療連携は、医療制度における費用に見合う価値を向上させる可能性がある。第一に、とくに慢性疾患の患者について医療の質を改善する可能性がある。糖尿病のような慢性疾患の患者にとっては、服薬を遵守し、慢性疾患のよりよい管理を確保するために食習慣を変えることはきわめて重要である。加えて、フットケアや眼底検査のような予防策をとる必要がある。これらにより、合併症をほとんど引き起こさず長生きするなど、優れた臨床転帰を得られる可能性がある。さらに、自分の疾患をうまく管理することは、コストの削減につながる可能性があり、合併症の発症で入院する

ことになる可能性が低くなる。実際、このような合併症は非常に高くつく。たとえば、慢性疾患のよりよい管理をおこなうことで、腎疾患の発症や、高価な腎臓透析を必要とする可能性が低くなる。血管疾患の発症や、足切断術を必要とする可能性が低くなる。また、血糖値が高くなることで発症する糖尿病性昏睡——高価な緊急入院を要する——に陥る可能性も低くなる。米国のカイザー・パーマネンテ社が提供したような統合型医療提供システムによる経験からは、大半の医療制度が達成した水準よりもずっと少なく短い入院で良好な結果を得ることができることが示唆されている。

医療連携を向上させるためにさまざまな新手段が開発されている。これらには糖尿病や心臓病などの特定の疾患に関するかぎられた疾病管理プログラムから、保健医療と社会医療をつなぐ多軸評定を提供する統合された医療連携モデルにまで及ぶ。これらのプログラムには通常、一連の医療提供におけるさまざまな要素を合理化する手段が含まれている。エビデンスに基づく臨床ガイドライン、臨床医のための意思決定支援、患者の意思決定とエンパワメントのための優れた情報システムおよび支援などである。

医療連携が医療の質を向上させ、コストを引き下げる可能性があるという考えはほぼ常識となっている。治療の重複を回避し、過誤を削減し、患者が受ける治療を十分かつ適切に利用するのを支援することはすべて、コスト管理における明白な目標となる。しかしこれまでのところ、医療連携プログラムが期待される利益をもたらすかどうかは、とくにコストの引き下げに関するエビデンスにかぎられている。カイザーのように完全に統合化されたシステムは、医療制度のうちもっとも高価な部分である入院をほとんど要することが少なく、病院の在院日数が短くなると思われる。入院治療の効率改善は、コスト削減につながる。疾病管理プログラムのような「部分的統合モデル」がもたらす結果は、あまり決定的なものではない。それらは医療の質を改善すると思われるが、必ずしもコストを削減するわけではない。ドイツやオーストリアなどの事例では、費用に見合う価値を高めるうえで有望な結果を示すものもあった。

慢性疾患は引き続き増加し、医療制度は一層複雑になる可能性が高い。そのため、OECD加盟国が効果的な医療連携を通じて、医療の効率と効果を高める有望な手段をさらに模索することが重要である。本章は、さまざまな種類の医療連携とそれらが価値と効率に関して期待される利益をどのように示したか——または示さなかったか——を考察し、治療管理／連携によって医療サービスの提供を改善し、リソースを効率的に利用することができる方法を検討する。つぎに浮上する重要な問題は以下の通りである。どのような医療連携がもっとも有益か。どのような改善がより高い質を提供するのに役立つか。効果的な医療連携は医療をさらに効率的にすることができるか。管理を試みている制度からどのような結果を期待できるのか。慢性疾患のよりよい疾病管理は費用に見合う価値を高めることができるか。費用に見合う価値を高めている医療連携には、これまでのところどのようなエビデンスがあるだろうか。

第2節　OECD加盟国における疾病負担の変化

　公衆衛生における前例のない改善が過去1世紀にわたってOECD加盟国において進んでいる。平均寿命は平均で25〜35年延びている。主要な感染症のほとんどは大幅に減っている。乳児死亡率は妊産婦の死亡と同様に劇的に低下している。出生率も低下している。このような子どもの死亡率の低下と出生率の低下の組み合わせは、人口構造が高齢化へと移行し、人々が慢性疾患をともなって長生きする疫学的過渡期と称されることが多い。

　死亡率は劇的に低下したかもしれないが、慢性疾患の発症率については劇的に低下しているわけではない。全般的な長寿化により、慢性疾患に関連する罹患率が大幅に上昇した。人々が長生きするにつれ、現在OECD加盟国における身体障害と死亡の双方の主要な原因となっている慢性的な非感染症も蓄積している。併存疾患も年齢とともに増加し、人口はOECD地域において急速に高齢化している。西ヨーロッパでは、64歳以上の人口はこれまでの60年で2倍以上になり、80歳以上の人口は4倍になっている。結果として、多くの人々は複数の慢性疾患とともに生きてゆくことになる。60歳以上の男性の35%以上は二つ以上の慢性疾患を抱えている（WHO Europe, 2006）。

第3節　医療制度を慢性疾患患者のニーズを満たすよう最適化する

3.1　どのような基本的要素が効果的な医療連携モデルの一部として必要なのかについてのコンセンサス

　医療連携誕生への鍵は、1990年代にはじまった初期のマネージドケアシステムのひとつである米国ワシントン州のグループ・ヘルス（団体医療）でのエドワード・ワグナー（Edward Wagner）とその同僚による慢性疾患治療モデルの構築であった。このモデルは慢性疾患のある患者への医療サービスを改善するために必要な重要な要素を識別し、その主題に関するより広範な考察のための経験則として広く使われるようになった（図5.1参照）。慢性疾患治療モデルは、臨床ケアの「包括的レビュー」において、また政策の指針としてOECD諸国全体で用いられている。

3.2　エビデンスが示す、保健医療制度のほとんどが依然として困難に直面している医療連携プログラムの運営

　医療連携プログラムによる利点が広く認識されているにもかかわらず、ほとんどの保健医療

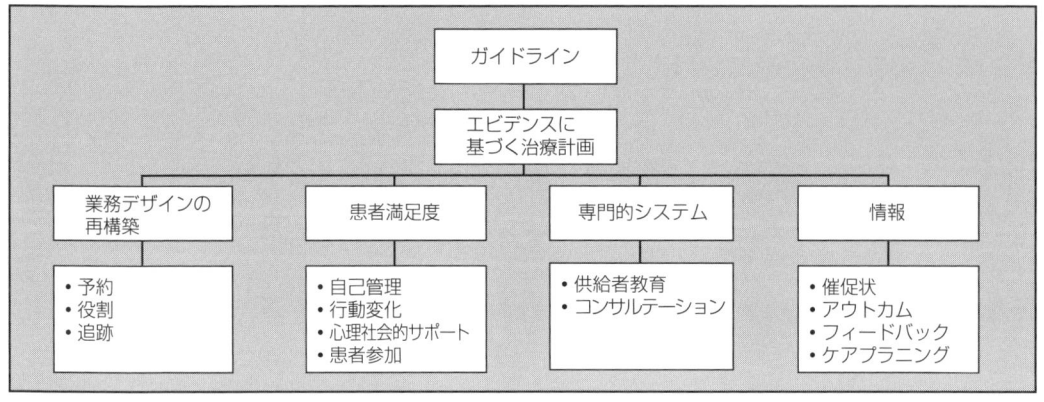

図 5.1　慢性疾患のアウトカムの改善

```
                    ガイドライン
                        │
                  エビデンスに
                  基づく治療計画
    ┌───────────────┼───────────────┬───────────────┐
業務デザインの      患者満足度      専門的システム      情報
  再構築
・予約             ・自己管理       ・供給者教育       ・催促状
・役割             ・行動変化       ・コンサルテーション ・アウトカム
・追跡             ・心理社会的サポート                ・フィードバック
                   ・患者参加                        ・ケアプランニング
```

出典：Wagner *et al.*（1996, 2001）をもとに作成。

は、慢性疾患に対する効果的な医療連携がもたらす長所の大半を達成できていない。コモンウェルス財団が実施したいくつかの OECD 加盟国における慢性疾患治療患者の包括的レビューは、医療連携に関する調査対象国の大半における組織的失敗を示唆している（表 5.1 参照）。このレビューは慢性疾患患者の家庭調査であり、慢性疾患に関する各国比較情報を作成するはじめての調査のひとつである（Schoen *et al.*, 2008）。

ほぼすべての諸国に関して、慢性疾患治療における医療連携には制度的な問題がある。この調査は患者の体験――プライマリケアから専門医の治療までの予約に長時間待たなければならない――に関する問題を記録している。また、投薬ミス、検査の重複など、無駄の比率が大きいことも示している。

第 4 節　OECD 医療連携調査

各国の保健当局に対する OECD 医療連携アンケート調査（Box.5.1 参照）によれば、回答のあった OECD 諸国ほぼすべてにおいて政策立案者が医療連携が適切に実施されていないことに懸念を示しており、回答者のほぼ 80% が慢性疾患のある患者と高齢者を不適切な医療連携によってもっとも影響を受ける集団と考えていると回答した。

アンケート結果――より一般的にはこの調査による――分析は、医療連携の問題に対する懸念が政策立案者、医療提供者、社会全般に広がっていることを示している。このような懸念は GDP に占める医療支出の比率の高い諸国においてより高いと思われる。また、アンケート調査に対する各国の回答には、医療連携についての政策議論が医療の質（すなわち、医療効果に対する影響と患者ニーズへの対応）、費用対効果、さらに程度は劣るものの医療へのアクセス確保の問題ともっとも

表 5.1　医療連携における問題点：慢性疾患治療における各国比較

タイプを問わず、慢性症状を有する患者の割合（%）	オーストラリア	カナダ	フランス	ドイツ	オランダ	ニュージーランド	英国	米国
退院時に薬物使用に関する話し合いができない [1]	39	42	44	23	41	45	35	30
予約時の検査結果／記録の利用は不可	16	19	15	12	11	17	15	24
医師のオーダーによる検査の重複	12	11	10	18	4	10	7	20
有害薬物に関する薬剤師による患者監視 [2]	30	23	12	15	38	20	17	20
慢性的に症状を有する患者								
過去2年間で4名以上の医師による診察	38	32	31	50	34	34	50	48
定期的に4種類以上の薬物を使用	33	41	38	39	39	35	50	48
2年間のコーディネーション中に医師による薬物の定期的検討がなされたことがない [2]	41	40	68	49	62	48	48	41
予防的医療サービスを受けた糖尿病患者	36	39	31	40	59	55	67	43
ケアの受け止め方								
医師推奨による治療にベネフィットは得られなかった	22	22	35	24	14	19	15	27
きちんと系統化されていなかったため、ケアは時間の無駄であった	26	29	20	31	21	23	18	36
専門医の予約をとるための待ち時間								
4週間足らず [3]	45	40	55	68	69	45	42	74
2か月以上 [3]	29	42	23	20	25	33	33	10
過去2年間に発生した医療・薬物・または用量のミス								
薬物または用量のミス	13	10	8	7	6	13	9	14
不正確な診断／検査室検査 [4]	7	5	3	5	1	3	3	7
異常な検査結果報告の遅れ [4]	13	12	5	5	5	10	8	16
ケアに対する患者関与								
医師はつねに治療オプションを提示 [5]	58	56	43	56	63	62	51	53
自宅でのケア管理のための文書による計画 [5]	42	47	34	31	35	43	35	66
病気またはケアが必要な時の医師へのアクセス								
同じ日の予約	36	26	42	43	60	54	48	26
過去2年間の救急室利用	53	64	41	39	26	45	40	59

1. 過去2年間に慢性症状のために入院し、新しい薬を投与されたことがある成人の割合。
2. 慢性症状があり、処方薬を定期的に使用している成人の割合。
3. 過去2年間に何らかの慢性症状があり、専門医による受診の必要があった成人の割合。
4. 血液検査、放射線、またはその他の検査を受けたことがある患者の割合。
5. 定期的な診察を受ける医師またはケアを受ける場所を有する患者の割合。
出典：2008 Commonwealth Fund International Health Policy Survey of Sicker Adults.

StatLink：http://dx.doi.org/10.1787/888932319801

密接に関連していることが圧倒的多数で示されている。より統一性のある医療連携によって「最善の診療」医学の遵守を徹底させ、質の高い医療の提供を推進させる可能性がある。

　アンケート結果の分析によれば、OECD諸国およびEU諸国には、医療連携の実践について共通の特徴が多数あることが示されている。

　●ゲートキーピングの取り決めの有無に関係なく、ほとんどすべての諸国は専門医の紹介に関す

Box 5.1　OECD医療連携アンケート調査

　統一性のある医療連携に関する各国の情報が大幅に欠如しているため、OECD事務局はOECD諸国およびEU諸国における現在の医療連携に関する懸念事項、問題点、実施に関する意見を調査し、情報を収集する目的でアンケート調査をおこなった。このアンケート調査は、各国の専門家に4つの領域（医療連携問題の重要性と影響を受ける人口集団、医療連携の実行、医療連携にあたっての障害、自国における「対象を絞った」プログラムの重要性）について質問し、OECDとEUの26か国から回答が寄せられた。アンケート調査における特定の記述または質問への回答は、問題、政策もしくは事象に関する懸念の強さまたは発生頻度を把握するためにリッカート尺度を用いており、3段階の尺度（ほとんどない、やや頻繁、頻繁など）が使用された。

　医療連携の監視と推進には政府の部門や機関、専門機関が関与しているため、各国はアンケート調査の回答に際して、政府および専門家レベルでのさまざまな利害関係者に協力を依頼することが求められた。連邦国については、OECD事務局は連邦当局または中央当局がアンケートの記入をおこない、可能な場合には地方レベルでの専門家の協力を推奨した（詳細についてはHofmarcher *et al*., 2007のAnnex2を参照）。

る何らかの形の規制上または行動上の制約がある。アンケート回答者の見解によれば、医療制度との最初のコンタクトは、プライマリケア（一般開業医）のレベルであり、患者は紹介状がなければ専門医の診察を受けることができない。

- 半数以上の国でプライマリケア提供者は、患者を指導するものとみられており、患者が医療制度のなかを移動し、そのうえで――少なくともある程度まで――医療コーディネータとしての役割を有している。しかし多くの諸国では、患者が病院などでの施設におけるケアを受けるようになると、患者を導くプライマリケア医の役割は低下するとみているようである[1]。
- アンケートの回答から、患者のフォローアップおよび医療連携を確保するためのプライマリケア提供者の重要性を反映して、病院からもとのプライマリケア提供者へ患者を戻すことが広くおこなわれていることがわかる[2]。病院からもとの外来診療専門医への逆紹介はほとんどなく、この逆紹介パターンおよびその結果生じる医療提供者の行動は、医療連携を推進する各国当局にとっての最大の関心事と思われる。
- 医療連携に特有の問題は、各医療提供レベルの境界（とくに介護へ移行の際に）で表出することが多い。約3分の2の諸国は、外来診療からの移行時に、また、5分の4の諸国は、救急治療からの移行段階に問題があることに「同意」している。他の医療従事者が、介護への移行を

管理しているという事実をかんがみるに、これらのサービスは医療連携への試みを成功させるには十分に準備されていないか、適切に策定されていないと思われる。多くの国において、病院と地域ケア間の連続性を改善する幅広い努力がなされているにもかかわらず、これらの問題が蔓延していると思われる（Leichsenring et al., 2004）[3]。

- これに対し、医療施設内で生じる問題はあまり重要ではないと思われる。たとえば、病院内における医療連携は大抵の場合、専門医レベルで実行されている。しかしながら、30％の諸国は、医療施設内における医療連携の問題を示し、病院内での医療提供組織を改善する余地があることを示唆している。
- 個々の独立機関による複数財源からの医療資金投入は、医療連携をより困難にし、医療提供者の各レベル間のコスト移転を促す可能性がある。
- 異なった医療従事者の診療規則に強い制約がある場合や、医療従事者間に相手に対する専門家としての敬意が欠如している場合には、医療連携は阻害される可能性がある。

アンケート調査への回答を要約すると、医療従事者が組織間の移行や個々の部門内で患者を誘導し、支援する何らかの形の医療連携に関して、各国間でかなり一貫したイメージがあることがわかる。しかし、アンケート調査に対する各国の回答は、医療コーディネータが異動のたびに異なる可能性があり、また実際に異なることが多いため、患者がどのような事例であっても単一の医療従事者によってフォローされるという保証はないことも示唆している。

多くの場合、現行の診療報酬体系では、慢性疾患治療の疾病管理、患者とのコミュニケーション、患者の支援およびほかの医療提供者（とくに社会医療または介護部門における）とのネットワーク作りを目的とした能力開発を促進できるとは思えない。一部の調査によれば、患者の診察に当てられる時間が、各国で適用される主要な支払制度間で大幅に異なる[4]。患者の利益となる医療のためにプライマリケア・コーディネータに予算を提供しているのはほんのわずかな諸国にすぎない。

医療連携の重要性が認識されているにもかかわらず、契約ベースで医療連携を後押ししている国はほとんどない。調査結果では、わずか31％の国のみしかプライマリケアレベルで医療連携に対する系統立った支払いシステムを導入していない。医療の質に関して、医療連携の目標や規定が明記されるものはさらに少ない。そのため、医療連携が報酬のある医療活動によって締め出されないようにしたいと考えるならば、医療連携のための時間と報酬が必要となるが、実際には医療連携の向上に関する金銭的奨励はほとんどないのが実情である。

第5節　医療連携モデル

医療連携には、統合型提供システムから疾病管理のようなよりかぎられた取り組みまでの連続し

た一連のモデルがある。統合型提供システムは、一般にプライマリケアと入院医療を結合し、単一の統合型医療提供システムへと進展させたものであり、一般に個人の医療ニーズのすべてを管理することに対して固定料金が支払われる仕組みである。疾病管理は、慢性疾患について綿密に連携された医療を提供するより限定された取り組みであり、通常、患者の症例を管理する医療コーディネータ1名で構成され（これはプライマリケア提供者または第三者である可能性がある）、その活動には慢性疾患の治療に関する診療プロトコルと患者管理支援が用意されている。日常診療における連携モデルには、慢性疾患モデルの主要な要素が含まれている。エビデンスに基づく臨床ガイドライン、臨床意思決定支援、情報システム、患者教育およびある程度の統合などがある。

5.1 カイザー・パーマネンテ：支払制度とサービス提供（プライマリケア医の外来診療と専門医の入院診療）を統合する疾病管理モデル

　米国のカイザー・パーマネンテ社による取り組みは、とくに慢性疾患に関するより効率的な医療を提供するための統合／連携医療のもっともよく知られた事例である。カイザーはプライマリケア医の外来診療と専門医の入院診療の間の溝を埋め、完全に統合されたシステムを提供する、米国最大の「疾病管理」組織である。統合モデルとデータの利用により、カイザーは高い業績を達成している。とくに慢性疾患治療に関しては、低コストで優れたアウトカムを達成できる連携マネジメントを可能としている。カイザーの革新・先端技術グループの取締役であるヤン・チョー（Yan Chow）博士は、「医療は、危機管理治療モデルではなく、患者と医療提供者が生涯にわたって関係を保つ予防治療モデルであるほうがずっとよい。予期せぬ入院は、システムが機能していない兆候であるという原則のもとで、カイザーは人々を健康に保ち、病院と地域社会の効果的なつながりを確保することに重点を置いている。そのため患者が治療を受けたい場合は、すぐに適切な支援が得られることになる」と述べている。

　カイザーは860万人の会員を擁し、そのうち650万人以上はカリフォルニア州に、残りは米国のほかの6つの地域に住んでいる。2009年、カイザー財団ヘルスプラン・アンド・ホスピタルは421億米ドルの営業収益を報告した。米国全体の医療支出に占めるカイザーの割合はごくわずかにすぎないが、OECD加盟国の小規模な国における医療制度と比べれば、対象とする人口、そして収入ともにその規模は大きい。米国のさまざまな事例にあるように、米国の連邦構造を含め、米国の医療制度の複雑さに対応するには手間がかかる。カイザーは、健康保険、病院、自律した医師グループという三者構造で構成されている。

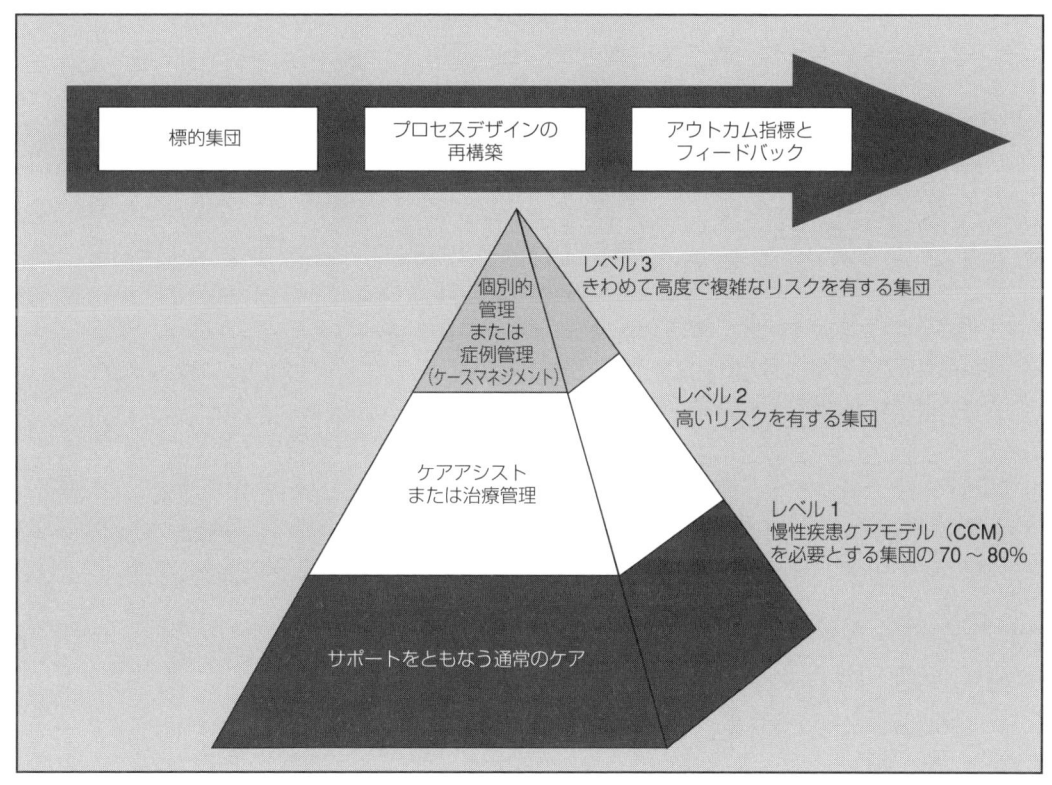

図 5.2　慢性疾患治療における治療・ケースマネジメントを超えたポピュレーションマネジメント：カイザートライアングル

（図：矢印「標的集団／プロセスデザインの再構築／アウトカム指標とフィードバック」、ピラミッド図　上から　個別的管理または症例管理（ケースマネジメント）＝レベル3　きわめて高度で複雑なリスクを有する集団、ケアアシストまたは治療管理＝レベル2　高いリスクを有する集団、サポートをともなう通常のケア＝レベル1　慢性疾患ケアモデル（CCM）を必要とする集団の70〜80％）

出典：Singh and Ham（2006）の「カイザートライアングル」をもとに作成。

5.2　統合型医療

カイザーの業績による貢献として統合型医療の三つの側面があげられる。

- **資金調達と提供の統合**：病院の経営者と医師は、定められた資金調達の枠内で連携しなければならないことを心得ている。
- **プライマリケアと二次医療（入院診療）の統合**：カイザーの従業員は、プライマリケアと二次医療を区別していない（Box5.2参照）。専門医は、医療センターでも地方の診療所でも両方で勤務している。専門医とプライマリケア医の相互交流の独創的モデルとして、たとえば、紹介や予約を待つのではなく、プライマリケア医が専門医に電話し、直ちに患者との三者協議をもつなどが挙げられる。
- **予防、治療、ケアの統合**：とりわけ、慢性疾患のある人々は地域社会で多くの専門分野にわた

第5章　効果的な医療連携：慢性疾患の管理と統合型医療

> **Box 5.2**　英国における統合型医療の試み
>
> 　英国の国民健康保険（NHS）は、長期慢性疾患のある人の治療の改善——治療を地域社会や家庭のより近くにシフトし、治療をオーダーメイド化し、人々がより長く自立して生活するのを支援するなど——に尽力してきた。しかし、現行の医療制度がその大望に及ばないことは明らかである。そのような目標の達成を困難にしているのは、一般診療と入院診療の組織的な分離というNHSの設計上の欠陥に起因しているといえるかもしれない。
>
> 　ダルジ（Darzi）卿による「NHSつぎの段階へ向けたレビュー（Next Stage Review）」は、プライマリケアとほかの臨床医が統合型臨床サービスに関する予算を設計し、提供し、最終的には管理することを促す目的で、統合型医療機関（ICO）のコンセプトを導入している。効果的な医療連携が医療の利用と最終的には医療費を低下させうるかどうかを調査するために、統合型医療における16のパイロット試験が2009年4月にはじまった。パイロット試験はさまざまな形態をとり、大半が統合予算のもとでの医療提供者ネットワーク（「仮想統合」）を形成し、心臓血管疾患、慢性閉塞性肺疾患、認知症、メンタルヘルス、薬物乱用など、さまざまな慢性疾患を対象としている。それぞれの試験の結果は、2年後に個別に評価される予定である。

る多職種医療チームからケアを受ける。チームは伝統的な一般開業医よりも診療規模が大きい。

5.3　慢性疾患治療

　カイザーは慢性疾患をもつか、これを発症するおそれのある会員に強い重点を置いている。会員は治療の三つのレベルに分類される（図5.2の「カイザートライアングル」を参照）。
　カイザーのポピュレーションマネジメントの取り組みには、予防、自己管理サポート、治療管理、および高度合併症をもつ会員のケースマネジメントに重点が置かれている。自己管理サポートにはITによる支援が増えており、これには情報および教育プログラムの提供が含まれる。つまり、患者本位の支援に強い重点が置かれているのである。

5.4　入院管理

　国際比較において、カイザーは英国の国民健康保険（NHS）と比べると患者を入院させる回数がかなり低く、入院期間も短い（Feachem *et al.*, 2002; Ham, 2008）。英国のNHSと比較してカイザーは、病床利用が約3分の1で、糖尿病や心臓疾患などの慢性疾患に関する予防手段の利用率が

高い。病床利用が低いのは、カイザーが、ケアパス、ディスチャージプランナー（退院調整者）、逓減的なリハビリテーション設備を利用した、入院患者の積極的な管理の重視により牽引されているからである。また、カイザーは、総合診療医を病院のケアマネジャーとして雇用し、さまざまな専門医による介入を調整している。カイザーによる相対的に低い病床利用は費用対効果を高める主要な要因であり、この病床利用率が、英国のNHSのようなほかの医療制度に適用されれば、大幅なコスト削減が可能になると考えられる（Feachem et al., 2002; Ham, 2008）。

5.5　ICTの利用

カイザーは、長年にわたり管理機能と臨床機能の支援に情報機器（IT）を利用している。カイザーは、高度な診療記録、臨床決定支援ツールおよび強力なオンライン患者支援を含む、新しく高度な医療情報システムである「ヘルスコネクト（Health Connect）」の構築と普及に45億米ドルを投入した。このシステムには以下が含まれている。

- 電子処方および検査オーダリング。
- 電子紹介状。
- スクリーニング検査のような予防的治療などのポピュレーションマネジメントツール。
- 投薬安全性の通知など、臨床決定支援ツール。
- 患者の登録および請求書作成。
- 性能監視。

ITシステムは、患者が電子メールを主治医に確実に送信することで対面予約を30%削減することができ、またITシステム「nudges」のカイザーグループ・スタッフが特定の方法で行動するよう促す。たとえば、新規加入者が喫煙者であれば、禁煙支援プログラムを紹介し参加をを提案する。また、カイザーには、慢性疾患の患者の自己管理のための広範なITシステムがあり、患者は自分の診療記録にアクセスでき、慢性疾患のある患者には広範な支援ツールが用意されている。

ITシステムは、X線やその他の診断検査の解釈をおこなうなど、医師がプライマリケア医と専門医の間の「仮想診療所」を運営するのを可能にする。

カイザーは、医師と経営陣の協力関係を通して、医療制度のすべての要素に及ぶ管理と説明責任を果たすのを可能とする統合型医療システムを達成した。これにより、カイザーはもっとも適切な環境で患者を管理し、予防の取り込みを促進する慢性疾患の疾病管理プログラムを実施し、妥当性と費用対効果に基づく支出のトレードオフをおこなうことができる。カイザーは、病気の発症に応じて、また慢性疾患については患者の一生を通じて患者のニーズに基づき治療を設定する。カイザーは、その膨大なキャパシティで、外来サービスから病院や専門サービスまで（またその逆コース

まで)、患者の病状経過の管理を支援することにより低コストとすぐれた業績を達成したのである。

第6節　疾病管理：費用曲線をシフトするためのいまだ実証されないツール

6.1 「コストを回避するためのコストは、よくても回避されたコストにほぼ等しい」

　1990年代、米国の民間医療保険会社は、アウトカムを改善し、慢性疾患によって増大する医療費を減少させるために疾病管理プログラムを広く採用した。医療サービスの提供機能がカイザーのように統合されている疾病管理は、効果的な医療連携が実現されるならば、入院を減らし、慢性疾患患者により安価な医療費で医療サービスを提供できることを示した。しかし、カイザーのようなモデルは独特であり、とくに、ほとんどが出来高払いである不均一な医療制度や外来のプライマリケアと専門医の入院診療が分断している状況においては、模倣することが難しい。疾病管理は、慢性疾患に関する医療連携という同様の目的を達成するひとつの手段であるが、正式な統合はなく、制度における主要な構造変化もない。

　米国では、疾病管理プログラムは第三者医療コーディネータを通じて達成されることが多い。しばしば、診療管理（ケアマネジメント）は、看護師が患者に電話することによっておこなわれる。それらの役割には医療連携の確保だけでなく、エビデンスに基づく医療（EBM）に応じた臨床プロトコルの利用、さらには患者への服薬遵守の働きかけ、糖尿病患者のための眼底検査やフットケアなどの予防的サービスを患者が受けられるようにすることも含まれる。疾病管理プログラム（DMP）は当初、糖尿病、慢性閉塞性肺疾患／ぜんそくなどの慢性疾患、心不全およびその他の慢性疾患に重点を置いていた。その前提は、この種の疾病に関する医療連携が高価な入院を阻止することができ、また、プロトコルの利用によって医師をレベルの低い医療従事者に置き換えることができるため費用がより安くなるというものである。

　疾病管理とは何か。疾病専門機関によって定義された疾病管理とは、「自己管理努力が重要である疾患をもつ人々のための連携した医療介入およびコミュニケーションのシステム」である。疾病管理は、慢性疾患のある患者の治療をエビデンスに一致させる手段として提供され、それによってアウトカムを改善しコストを削減するものである。この定義には、さまざまな介入や環境、目標母集団が含まれる。

　ロバート・ウッド・ジョンソン財団（Robert Wood Johnson Foundation）は多くの施設で取り入れることができる疾病管理や医療連携で急成長している分野を分類した。

- **プライマリケア**は医療管理において適切な環境にある。しかし、多くのプライマリケア診療は規模が小さく、医療管理を実施する財務能力も組織的能力も欠いている。

- **大規模な複数の専門医による診療**：一部の大規模診療は個別の医療管理部門を有する。
- **ベンダー支援型**：民間の疾病管理モデルでは、診療管理は看護師によって電話を介して遠隔で実施される。
- **病院から家庭**：ケアマネジャーは退院に先立ち患者と面談し、退院後は訪問看護によりフォローアップをおこなう。
- **家庭**：ケアマネジャーは患者の自宅ですべてのサービスを提供する。

ドイツ健康保険では、法律で以下の通り定義している。疾病管理とは個々の提供者間の境界を超え、科学的かつ最新のエビデンスに基づいた、慢性疾患患者の連携治療に関する医療への組織的アプローチをさす（Bundesministerium der Justiz, 2008）。

6.2 米国メディケアにおける疾病管理の経験：コスト削減とならず、医療の質に限定的な効果しかない

疾病管理と医療連携のもっとも系統的な評価は、米国メディケア（高齢者・身体障害者用医療保険）およびメディケイド（低所得者用医療保険）の公的保険プログラムを運営するメディケア・メディケイドサービスセンター（CMS）によって米国で実施されている。メディケア支出は他部門を上回る速度で上昇し続けており、連邦予算のますます大きな比率を占めている。メディケア支出の抑制という最優先目標があり、慢性疾患に関する疾病管理プログラムはメディケア支出を削減するのに役立つ可能性のある政策手段としてもてはやされた。1999年から、疾病管理プログラムが慢性疾患のあるメディケア患者（とくに病院サービスの頻繁な利用者）に対象を絞ることによってメディケア支出の抑制に役立つかどうかを確かめる目的で、メディケアはさまざまな疾病管理プログラムを組織的に試みはじめた。

表5.2は、さまざまな疾病管理プログラム政策手段を検証し、35のプログラムを擁する7つの大規模な実証プロジェクトに関する期待はずれの調査結果を要約したものである。メディケア支出の削減に貢献したプログラムはほぼゼロである。入院を減少させることもあったが、疾病管理プログラムに要した費用は入院回避による費用削減を上回るものであった。医療連携には費用がかかり、このような費用は回避することで生じる費用を上回ることが多いことを忘れてはならない。

ごく最近、疾病管理プログラムの効果について15のランダム化比較試験（RCT）を含むメディケア連携医療実証事業（MCCD）の結果が公表されはじめている。この場合も、やはり調査結果は同様に否定的で、メディケアに関するコスト削減の効果はなく、品質指標の改善もほとんどなかった。15のRCTには疾病管理における第三者提供者だけでなく幅広い提供者が含まれていた。5つの疾病管理機関、3つの大学病院、1つの統合提供システム、1つのホスピス、1つの長期ケア施

表 5.2　米国メディケア疾患管理イニシアティブの評価：期待はずれの調査結果

実証事業	場所	人口	介入	成果
アイデア電話（情報科学、遠隔医療、教育的実証事業）	1	1093	看護症例管理者をともなう遠隔医療	患者満足度向上 臨床的アウトカム改善 メディケアのコストの正味上昇
症例管理（心不全、糖尿病に関する症例管理についての実証事業）	1	257	患者を前にしておこなう評価に基づく症例管理および電話による監視	ケアの質向上 入院数減少 プログラムで定められたコスト以下にコストを維持
コーディネートケア（メディケアを調整した実証事業）	15	13379	症例管理、電話による管理、電話による監視	ケアの質向上 メディケアのコストを 11％上昇
DIPA DM（重症慢性疾患に関するメディケア疾患管理）	3	18165	電話による疾病管理および心不全患者の遠隔監視をともなう処方薬物のベネフィット	ひとつのプログラムがケアの質を改善 メディケアのコスト増加
DM 二重適格者（二重受益者の疾患管理、メディケア＋メディケイド）	1	30000	主に看護師がおこなう電話による疾患管理、自宅における症例管理によって補われる	第一相のコスト上昇 標的集団に関する第二相の再デザインはコストの損失を取り戻しつつある
高コスト（高コスト受益者のためのケアマネジメント）	6	47000	各プログラムは異なる介入を試す、介入として医師、看護師の家庭訪問、自宅でのモニター用器具、介護人サポートと教育、予防のためのケア追跡と注意、看護師の 24 時間電話情報	3 分の 1 がコストを維持
メディケア医療サポート（MHS）（慢性的ケア改善プログラム）	8	206000	ケアおよび疾病管理、電話による健康指導、さらに電話による監視	メディケアのコストを 5〜11％上昇

出典：Botts *et al.*（2009）。

設である。臨床ケアの統計的に有意な改善は 15 の実証プロジェクトのうち、1 つにおいてしかみられなかった。MCCD からの重要な調査結果のひとつは、患者の行動を変えさせることが非常に難しいということである。パイロット試験の大半は、健康を改善し費用を削減するために患者に運動、食生活の改善、禁煙やその他の生活習慣の改善を努力させようとしたものである。需要サイドにおけるペイ・フォー・パフォーマンス（P4P）にとって有望と考えられる、金銭的インセンティブと組み合わせる余地があったかもしれない。

　CMS の実証事業からは、メディケア患者との関係において疾病管理の結果に関する豊富な経験が示された。これはメディケアが高齢者を対象とする、きわめて特別な状況であることを強調する必要がある。また、疾病管理プログラムがよくおこなわれる、競争的な保険市場においてではなく、伝統的な出来高払いのメディケア環境でも生じている。しかし、疾病管理に寄せられた初期の期待を考慮すると、その結果は落胆せざるをえない。エビデンスに基づく臨床ガイドラインおよび医療連携がコストを削減する可能性があるという理論は関心をそそるものであり、その主張はゆるぎないように思われるが、効果的に機能するというエビデンスはいまだに入手できていない。

　ほぼ 20 年間におよぶ経験を振り返って、メディケア職員はこう記述している。「CMS の実証事業の結果はエビデンスに基づく医療に応じた幅広い改善、提供者や受益者にとっての満足または広範な行動変化のエビデンスを明らかにしなかった。経費を差し引いた正味のコスト削減を生み出し

たのはごくわずかのプログラムしかなかった。残念ながら、測定されたプログラムや介入特性はひとつも、またはそれらのごく一部さえ、全体的なプログラムの成功に関する明確かつ一貫性のある決定要因として評価に値する特筆すべきものはない」。

診療管理のプログラムが定着しその成果が医療制度において価値を示すには時間がかかることは定説となっている。複雑なシステムにおける医療連携による成果は長い時間を要することが多く、あらゆる者が可能なかぎりもっとも低コストで質の高い医療に従事するカイザーのような共通の文化がない場合にはとくにそうである。また、相当な先行投資もあり、便益が現れるには何年もかかることが多い。メディケアは引き続き新たな実証事業を開発し、古い実証事業を改良している。OECD加盟国はこの豊富な経験から学ぶことができる。

6.3 慢性疾患を出来高払いのプライマリケアに組み込む経験：ドイツ、オーストリア

米国における疾病管理の革新は、ドイツ、英国、オーストリアなどの他国の医療制度にとっての詳細な調査の対象となった。プライマリケア／一般診療と病院の専門医の診療の間に長年にわたる格差のある制度をもつ国については、カイザーのような統合型ソリューションは実行不可能であった。疾病管理は、慢性疾患に関してプライマリケアと二次医療の連携による解決を約束するものである。上記の諸国は疾病管理に関する米国の経験に目を向け、自国の医療制度に適応させた。

米国は第三者営利目的企業に疾病管理の提供を依存しているため、米国の経験はほかの諸国とはまったく異なる。ドイツおよびオーストリアでは、疾病管理をプライマリケアに組み込むという考えである。これらの国における疾病管理は、医療連携をおこなう一般開業医への支払いに出来高払い制度における追加払いを導入することを意味する。伝統的な出来高払い制度では、一般開業医には予防または医療連携を優先させるインセンティブはほとんどない。そのため、追加払いは、臨床ガイドライン、ITの改善および患者支援などの役割を引き受けることにより支払われる。

ドイツにおける変化の背後にある推進力は、疾病金庫への資金提供方式に重大な変化があったためであり、この事例はとくに興味深い。リスク均等化スキームの変化は、疾病金庫が疾病管理プログラムに参加した患者に関して1人あたりの追加資金を受けることを意味する。これは、慢性疾患のある患者をプログラムに参加させ、医療の効率を高めることがその当時に価値があったためである。

ドイツの疾病金庫は、医療従事者に症例管理の原則を受け入れることを余儀なくさせた。2002年、政府は構造化された疾病管理を公的健康保険制度に正式に導入し、疾病管理を「個々の提供者間の境界を超え、科学的な最新のエビデンスに基づいた慢性疾患患者の連携治療に関する医療への組織的な取り組み」として法的に定義した。これには特定の疾病管理に関するプライマリケアへの定額払いが含まれる。疾病管理プログラムは、乳がん、II型糖尿病、冠動脈疾患（2004年）、ぜんそく（2006年）、慢性閉塞性肺疾患（COPD）（2006年）に関して導入された。2007年6月までに、疾

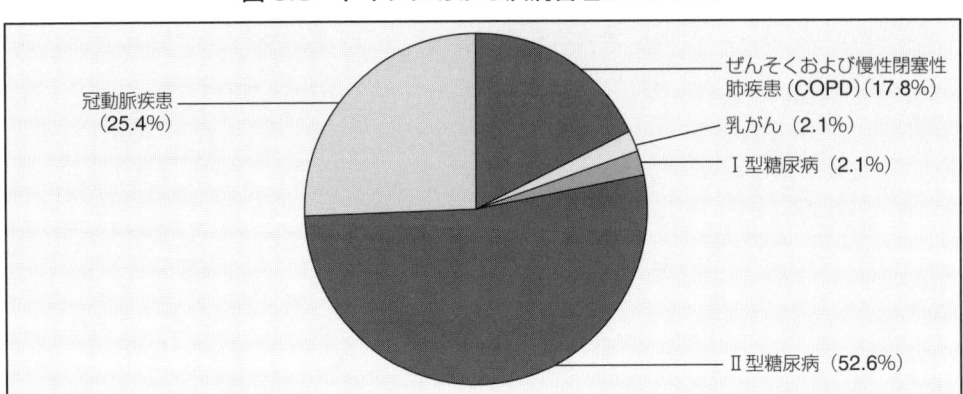

図 5.3　ドイツにおける疾病管理プログラム

- ぜんそくおよび慢性閉塞性肺疾患（COPD）（17.8％）
- 乳がん（2.1％）
- Ⅰ型糖尿病（2.1％）
- Ⅱ型糖尿病（52.6％）
- 冠動脈疾患（25.4％）

出典：AOK-Bundesverband（2009b）をもとに作成。

StatLink：http://dx.doi.org/10.1787/888932319516

病管理プログラムに関する 1 万 4,000 件以上の契約があった。2005 年までに、200 万人以上が疾病管理プログラムに参加した（図 5.3 参照）。ドイツでは、糖尿病患者の約 70％が疾病管理プログラムに登録されていると推定されている（Nolte et al., 2009）。

ドイツにおける疾病管理プログラムの導入は、ドイツの医療制度が慢性疾患に疾病負担がシフトしていることに適合していないことを示唆する医療発展評価審議会（SVR）による報告書への対策として生じたものである。この報告書において強調されたものは、救急治療の優位性、予防的サービスの欠如、さらには医療サービスの受け手としての慢性疾患患者の受動的な地位である。また、外来診療と入院診療の厳格な分離、インセンティブの欠如およびエビデンスに基づく臨床ガイドラインの欠如も指摘した。この報告書では、これらの要因のすべてが慢性疾患に対する不十分な医療連携と医療の質の低さが一因とされた。

疾病管理プログラム導入の主要目的は慢性疾患患者の医療の質の向上であり、単にコスト削減のためだけではなかった。ドイツの疾病管理プログラムは以下の重要な要素を含んでいる。

利用可能な最善のエビデンスおよびエビデンスに基づく臨床ガイドラインに応じた最先端の医療の要素は以下の通りである。

- 品質保証手段。
- 患者の適用および除外に関する標準化された基準および手順。
- 医療提供者およびとくに患者に関する組織化された教育／訓練。
- 業績尺度の監視。
- 効率および費用の評価。

効果的な医療連携：慢性疾患の管理と統合型医療　第5章

図 5.4　Ⅱ型糖尿病の疾病管理プログラムによる病院コストの削減：ドイツ

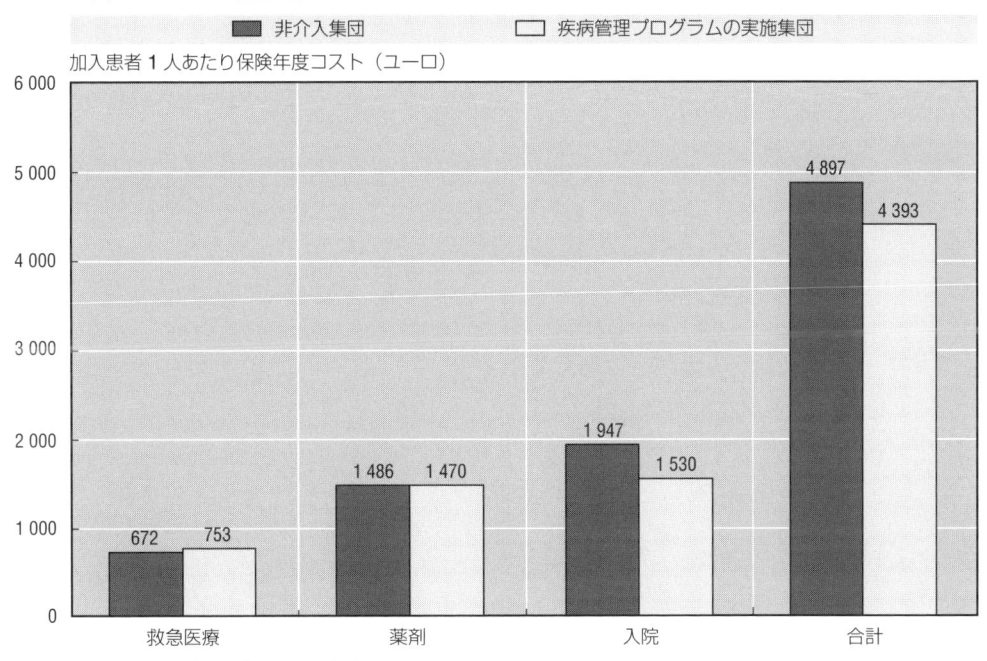

■ 非介入集団　　□ 疾病管理プログラムの実施集団

加入患者1人あたり保険年度コスト（ユーロ）

	救急医療	薬剤	入院	合計
非介入集団	672	1 486	1 947	4 897
疾病管理プログラムの実施集団	753	1 470	1 530	4 393

出典：AOK-Bundesverband（2009a）をもとに作成。

StatLink：http://dx.doi.org/10.1787/888932319535

図 5.5　Ⅱ型糖尿病の疾病管理プログラムへの地域別参加状況：オーストリア 2010 年 5 月

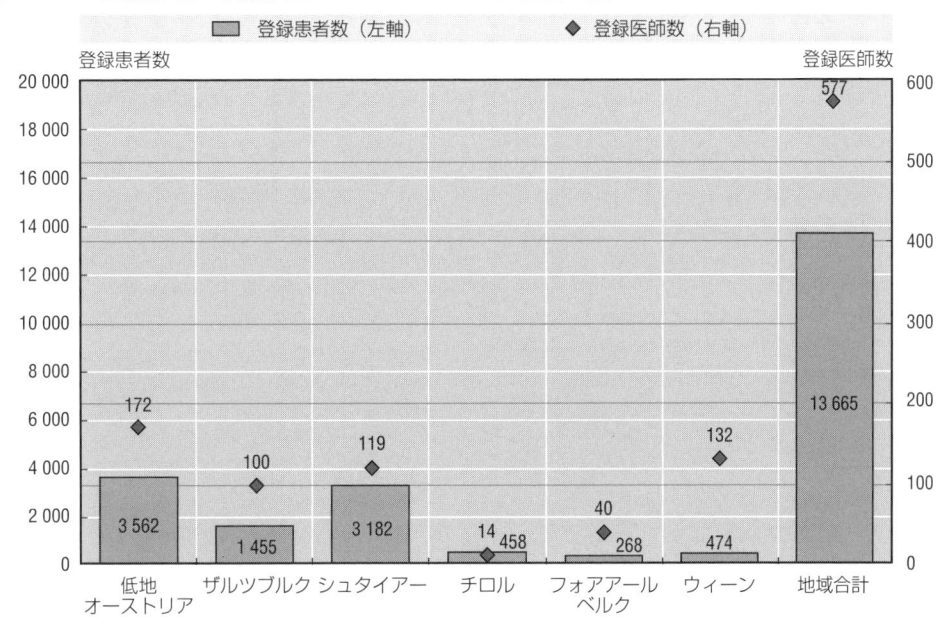

■ 登録患者数（左軸）　　◆ 登録医師数（右軸）

	低地オーストリア	ザルツブルク	シュタイアー	チロル	フォアアールベルク	ウィーン	地域合計
登録患者数	3 562	1 455	3 182	458	268	474	13 665
登録医師数	172	100	119	14	40	132	577

出典：http://diabetes.therapie-aktiv.at. をもとに作成。

StatLink：http://dx.doi.org/10.1787/888932319554

165

また、疾病管理プログラムは医療部門が異なることによって生じる障害を克服するために医療連携に関する特定の規則も含んでいる。治療勧告は医師に（異なる専門、病院、リハビリテーションの医師の間の）学際的な連携を向上させるよう促している。患者を適格な専門医へ移行させる時期は医療の包括性を確保するためにプログラムにおいて想定されている。

　疾病管理プログラムは医療の質（とくに糖尿病）の向上にプラスの影響を及ぼしたと思われる。ドイツ連邦医師会は、II 型糖尿病に関する疾病管理プログラムの全体的な質目標が 9 つの特定の臨床パラメータのうちの 5 つにおいて完全に達成されうると報告した（Kassenärztliche Bundesvereinigung, 2009）。別の調査では、疾病管理プログラムに加入した者の生活の質の改善を示した（Ose et al., 2009）。さらに、別の調査では疾病管理プログラムに参加した患者に、加入しなかった患者と比べて、医療の質に大幅な改善がみられた。最大の改善はフォローアップなどの医療連携の向上と患者の自らの治療管理へ参加が増えたことであった。

　ある調査は、II 型糖尿病に関する疾病管理プログラムへの参加が 3 年後の死亡率を引き下げたと報告している（Miksch et al., 2010）。全体の死亡率は疾病管理プログラムに参加したグループでは 11.3％、参加しなかったグループでは 14.4％であった。別の調査では、II 型糖尿病に関する疾病管理プログラムへの参加者には脳卒中と足切断術の比率が大幅に低かったことが判明した（Graf et al., 2009）。全体的に、糖尿病に関する疾病管理プログラムが慢性疾患のある患者の医療の質を大幅に改善したようである。

　ドイツの疾病管理プログラムがコストを削減するかどうかの問題は依然としてはっきりしていない（図 5.4 参照）。疾病管理プログラムに参加した患者が参加しなかっら者と比べて入院率が低いと思われるある程度のエビデンスがある。驚くことではないが、プライマリケアにより多くの訪問があったため、外来診療の費用は増加した。医薬品費用は変化がなかった。結局のところ、疾病管理プログラムによる入院減少による効率向上の余地があると思われる。

　オーストリアは、ドイツと同じ道をたどっており、疾病管理プログラムの導入を開始した。2007 年、II 型糖尿病に関する疾病管理プログラム（「Therapie Aktiv」）が開始され、急速に拡大している（図 5.5 参照）。ザルツブルクでは、クラスターランダム化比較介入研究が 98 人の医師（48 の介入群、50 の比較群）、および 1,494 人の患者（654 の介入群、840 の比較群）に関して実施された。ザルツブルクにおける調査研究は、疾病管理分野における最大のランダム化比較研究のひとつであり、糖尿病管理の改善（HbA1c 値の大幅な低下）、高血圧管理の改善（血圧の低下）、予防手段の利用の改善（目および足の検診の増加）を示した。この研究は引き続き患者を観察しており、将来、疾病管理の長期的効果に関する情報を提供するだろう（Sönnichsen et al., 2008）。

　ドイツおよびオーストリアの事例は疾病管理プログラム（とくに糖尿病に関するプログラム）の有効性に関する有望なエビデンスを提供していると思われる。これは、米国での状況と経験が必ずしも他国に適用できるわけではないこと、また、疾病管理が医療連携を改善し、潜在的に慢性疾患管理の効率と効果を改善する見込みがあることを示唆している。

ドイツとオーストリアの結果は、プライマリケアを医療コーディネータとして利用することから、米国とは異なると考える向きもある。これは個別の医療コーディネータを用いるより安価であるからかもしれない。医療連携に関して、プライマリケアに依存することは新たな組織を創設する負担も回避する。さらに、ドイツとオーストリアにおける疾病管理プログラムは、臨床ガイドラインを導入するはじめての重大な試みのひとつに相当する。加えて、米国の医療連携に関する試験は、疾病管理プログラムの勧告に対して自らの行動を変えない傾向のある65歳以上の患者に関するものだけであった。

コストに対する効果はまだ憶測の域を出ない。疾病管理プログラムの導入費用は高く、しかも、医療連携のための費用もある。問題となるのは、この費用が入院減少による費用削減によって相殺されるかどうかである。メディケア医療連携試験では、そのような費用削減が非常に小さく、追加のプログラム費用を相殺することはなかった。疾病管理プログラムが実際にコストを削減するかどうかを確認するにはドイツおよびオーストリアでのさらなる評価が必要である。

しかし、これらの投資が医療制度のコスト削減を生み出さないとしても、コスト効率のよい方法で健康を改善する可能性がある。疾病管理プログラムは医薬品のようなほかの介入に類似した「医療技術」と考えられるべきであり、おそらく同様の測定基準に基づいて測定されるべきである。これらの介入がコストを削減するかどうかを考える代わりに、それらが費用に見合う価値を達成するか、コストに見合ったアウトカムの改善を達成するかどうかを問うべきである。このより緩やかな基準が用いられる場合、これらの介入の多くはほかの標準的な介入と比べて費用対効果が高いとみなされるだろう。

6.4 その他の諸国

その他の諸国にはこの種の疾病管理プログラムの構築を開始するものもあれば、そのような取り決めを試みているものもあるが、依然としてごく初期の段階にあり、パイロット試験の形式をとっていることが多い。報告をおこなった諸国のうちわずかに4分の1がこの種のプログラムを表明しているにすぎず、そのほとんどは糖尿病に関連したものである。

そのようなプログラムが医療制度の業績に望ましい影響を与えるかどうかを評価することは容易ではない。構造と趣旨の観点からプログラム間に大きな違いがある。評価は、試験の期間や評価方法によって異なる。情報の大部分は米国に由来するが、米国では医療の財源と提供に関する制度的環境がほかの大半の諸国とは異なっている。これらのプログラムによる効果の最終的な像をとらえるのはおそらく時期尚早であるが、それでも医療の質に影響を及ぼすと思われる。ただし、その影響は疾病管理プログラムが対象とする病気によっても変わってくる可能性がある。

疾病管理プログラムによる影響を左右する要因として考えられる理由がいくつかある。疾病管理プログラムを設立し運営する費用が高いこと、これらのプログラムがまだ対処されていないニーズ

を明らかにする可能性があるという事実、さらには、治療とフォローアップの必要性の度合いとの不適切なマッチング、などである。後者は、とくにこの目的のために利用可能な臨床情報やその他の情報——家族の支援の度合いなど——がほんのわずかしかない場合には、技術的に難しくなる。医療制度のより優れた業績を一貫して達成するには、医療連携を向上させ、医療の提供をより患者中心にするなどの幅広い努力のもと、対象を絞ったプログラムが構築される必要があるかもしれない。

6.5 学んだ教訓：グッドプラクティスは何か

グッドプラクティス（診療指針）の観点から、IGAS（2006）は、肯定的な結果の機会を増やす可能性が高いと思われる三つの広範な条件を示している。

1. 医療提供者がより統合されている場合——医師グループネットワークモデル、カイザー・パーマネンテなどの管理型医療保険組織（HMO）のスタッフモデルまたは米国退役軍人病院のいずれにおけるかを問わない[5]。
2. 看護師、ソーシャルワーカー、薬剤師など、その他の医療従事者が治療プロセスおよびフォローアップに統合される場合。
3. 疾病管理プログラムが患者の教育や自助努力を通じて患者に行動を変えるよう促す場合——実際、患者の教育と、医師と比較してほかの医療従事者のより強力な役割の両方を組み合わせるプログラムは相互に補強し合い、より強力な全体的影響を及ぼすと思われる[6]。

要するに、たとえコストに対する影響は不透明なままであるとしても、疾病管理プログラムは医療効果を改善し、質の観点から医療制度の能力を向上させる可能性がある。しかし、これらのモデルは医療連携を強化する取り組みのひとつにすぎない。多くの諸国における最近の政策は、外来診療の医療提供の役割を強化することによって病院以外で適切で安全な医療を提供することも模索している。このような状況において、外来部門における情報の流れ、医療制度の能力、インセンティブおよび提供パターンを適切にすることに、より多くの注意を払う必要があるかもしれない。

第7節　疾病管理の費用対効果の改善

7.1　予測モデル

メディケア医療連携試験に関する問題のひとつは、慢性疾患患者すべてを対象としたことである。

対象を介入の効果があると予測される患者に限定することができれば、疾病管理プログラムの費用対効果は高まるだろう。実際、米国では、疾病管理プログラムを利用する民間保険会社がすでにこれをおこなっているようである（Lewis, 2010）。問題は、ケースマネジメントがうまく機能する患者を特定できるかどうかである。予測モデルは、本質的に、まさにランダム化比較試験とは正反対のものであり、誰が利益を得るかを予測する手段として患者の特徴に関する情報を活用するものである。

影響モデルは、予防ケアがうまくいくことが見込まれる、潜在的に危険な状態にある加入者を系統的に識別するために設計されたツールである（Weber and Neeser, 2006）。これは、予測結果が、投薬治療を受けるか中止する、検査をする、回避できる医療費を減らす、行動を変える、または人の環境を変えるなど、一部の特定の介入によって影響を受ける可能性がある場合には、病気の者、病気に関連する有害事象またはある健康（機能する）状態から別の状態への変化を予測するものである（Duncan, 2004）。

影響可能性モデルは予測モデルに基づいており、予期せぬ入院の危険性が高い者を識別するのに用いられる可能性がある。しかし、予測入院モデルは入院の危険性のある患者を識別するが、識別されたこれらの危険性の高い患者のなかには予防ケアを受け入れない可能性のある者もいる。影響可能性モデルは、予防ケアがうまくいくと見込まれる、潜在的に危険な状態にある患者の一部を識別することをめざしている。また、予防ケアに参加する可能性がもっとも低い患者を除外することもできる。さらに、うまく機能する可能性がもっとも高い患者の特徴と予防ケア介入を適合させるのに利用することもできる。

1980年代から、将来のリスクを予想し調整するツールは医療でより一般に使われるようになってきた。それらは、人頭払い制度、とりわけ、リスク調整を用いてさまざまな患者に関する疾病金庫への支払いを決定するオランダやドイツにおける新しい競争的な保険モデルの中核をなすものである。リスク調整は競争的な健康保険基金のこの新しいモデルに関する主要な構成要素のひとつである（Bevan and Van de Ven, 2010）。

リスク調整の手法は将来の入院を予測するために用いることができるが、これらの予測には信憑性がない。費用のかかる患者は将来、介入がなくても著しく費用が低くなるが、これは「平均への回帰」と呼ばれる現象である。これは、疾病管理プログラムが現在、複数の入院を経験している患者に重点を置くべきでないことを意味している。代わりに、将来、入院する可能性がより高い者の予測に焦点が置かれるべきである。この種の予測モデルは、入院を減らすうえである程度の見込みがある英国の「仮想病棟」プロジェクトにおいて用いられている。保健医療と社会医療を含む多軸型チームが予測モデルを活用して、患者に対して仮想往診を実施するものである（Lewis, 2010）。

別の有望な取り組みは、行動変化に対する受容性を予測するためのモデルの利用である。患者の禁煙や減量などの予防が、医療効果を向上させる可能性があることは広く受け入れられているものの、患者は行動を改めようとしないことが多い。予測モデルの手法のなかには、患者が自らの行動

を変える傾向にあるかどうかを予測するものもある。患者の受容性をはじめ、「患者の積極性」や「連携性」などの概念を用いた予防ケアとの関与を予測するために利用されている手法はさまざまである。一部の標準的手段は「患者の積極性評価尺度」などとして構築されるか（Hibbard *et al.*, 2004）、過去のノンコンプライアンスやほかの成功した患者との類似点など、患者の特性を利用している。

予測モデルおよび影響可能性ツールは、疾病管理ツールの費用対効果を大幅に高める可能性がある。高価な介入が、医薬品と同様に、効果が見込まれる者をターゲットとすることが可能な場合、その有効性は高められるだろう。それでもコスト削減とならないかもしれないが、疾病管理プログラムを費用に見合う優良商品にする可能性がある。

7.2 医療連携モデル：メンタルヘルスからの教訓

疾病管理がうまく機能すると思われるひとつの分野はメンタルヘルスである。メンタルヘルスには医療連携が結果を改善することを示す多数の臨床試験がある。メンタルヘルスにおける医療連携モデルの有効性に関する包括的なメタ分析は、このモデルが医療効果を大幅に改善したことを示しており、生活の質を6か月間に25％、5年間で15％改善したことを示した。英国の調査ではそれ以上の有効性を示している。これらは一般的な治療と比較してきわめて大きな効果である。

広範なランダム化比較試験（RCT）に基づく、うつ病の治療における医療連携モデルには以下の重要な要素が含まれる。

- 医師の時間。
- ケアマネジャーのサービス。
- 専門医の診察。
- 登録決定支援。

図5.6は、医療連携モデルの費用対効果に関する8つの調査を示したものである。プロットのそれぞれは中度のうつ病の治療に関する医療連携モデルの相対的有効性を示している。この図からは、介入の有効性を立証する膨大な数の調査があることがわかる（調査のすべてが臨床転帰の改善を示すなど）。調査の大半は、比較的低コストでアウトカムの改善がもたらされ、英国医療技術評価機構（NICE）が新薬評価に用いる伝統的な基準値（QALYあたり約5万米ドル）を下回っていることを示している。

医療連携は、その有効性についてきわめて慎重に推測してみても、費用に見合う十分な価値があると思われる。重要なことであるが、うつ病に関する疾病管理プログラムの費用対効果が必ずしもコストを削減することを意味するわけではない。しかし、非常に費用効率がよく、ほかの疾病分野

図 5.6　プライマリケアにおけるうつ病：医療連携モデルの費用対効果
増分費用（米ドル）

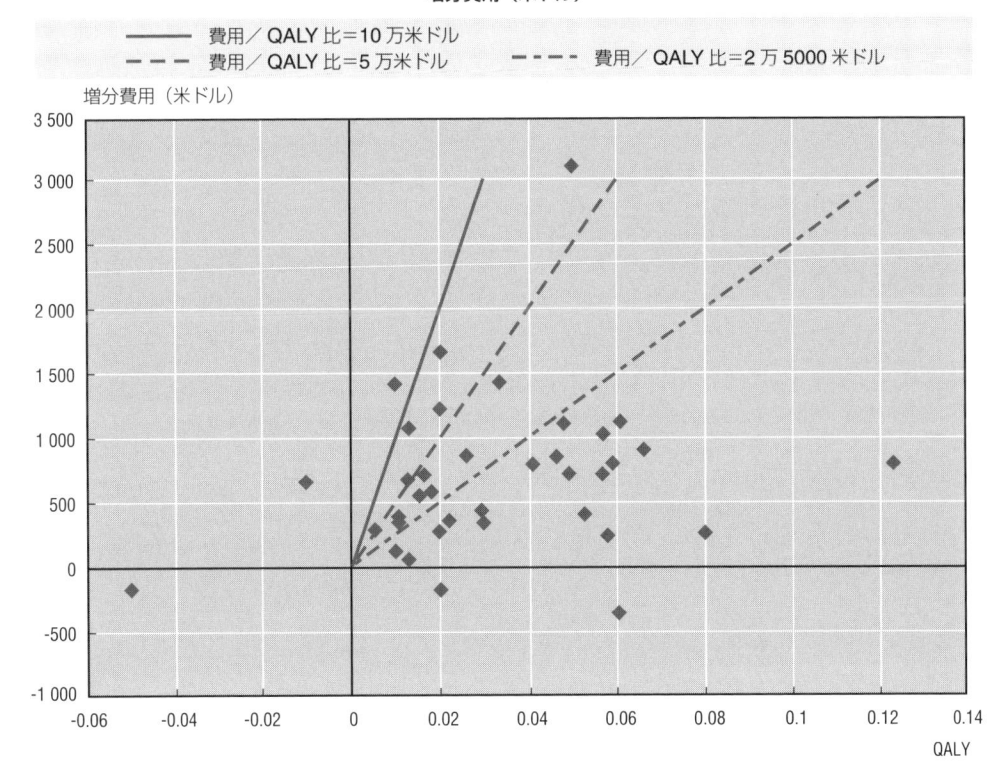

凡例：
― 費用／QALY 比＝10 万米ドル
--- 費用／QALY 比＝5 万米ドル
- - - 費用／QALY 比＝2 万 5000 米ドル

QALY：質調整生存年
注：データのポイントはランダム化比較試験を表す。
出典：Glied *et al.*（2010）をもとに作成。

における治療と比べても費用効率は高い。人件費など、費用のより広範な定義を含む場合には、費用対効果はさらに高められるだろう。うつ病の治療は、人々が仕事に復帰し、障害者制度から脱出する可能性を高めることを意味する。このための費用加算は費用効率を一層高め、バランス的にコスト削減になるかもしれない。

　段階的治療を用いる医療連携モデルはさらに費用効率が高い。これは、必要と証明された場合にかぎり介入が強化されるからである。患者はまず、効果が見込まれ、導入が比較的容易であり、比較的コストが低いか副作用が少ない介入を提供される。この段階での効果が不十分と判明した場合、治療はより複雑で値段が高いか負担のかかるレベルに引き上げられる。その目的は、すべての患者が適切な治療を利用できる一方、単純な治療では効果のない者のためにもっとも複雑な治療を確保しておくようにすることである。

　精神疾患に関する疾病管理は、ほかの多くの疾病に比べて費用効率が高いと思われる。おそらく、これは医療連携が疾病管理において中心的役割を担っているからである。第一に、投薬治療や心理

療法の遵守は良好な結果を達成するうえで決定的な役割を果たしている。疾病管理プログラムは心理療法の優れた標準を保証することができる。また、副作用について患者と定期的に話し合いをもち、必要に応じて治療を変更することが、投薬治療の遵守において重要な役割を果たす。加えて、精神疾患と身体的疾患の効果的な治療連携を確保することを可能とし、この治療連携は精神疾患にともなう重大な問題であることが多い。最後に、精神疾患の早期発見と早期治療は高価な入院を防ぐ可能性が高い。

7.3　疼痛緩和治療（緩和ケア）

　緩和ケアは、慢性または重篤な生命にかかわる疾患をもつ患者に提供される患者中心で迅速な治療である。感染症や急性疾患を対象とすることが多い根治治療とは対照的に、このアプローチは主として延命のための医療と治療を通じて痛みを軽減し、生活の質を改善することに重点が置かれる。総合的に患者の生理的要求と社会心理的要求を統合しながら、緩和ケアは患者の家族と社会的ネットワークの参加も模索する。実際的な要求のほか、患者の個人的目標を考慮に入れた医学的な意思決定がなされ、患者に十分に情報が与えられたうえで質の高い医療の管理がおこなわれる。

　緩和ケアは、病院から家庭、そしてホスピスまでのさまざまな環境において提供される可能性がある。一連の治療を通じて管理された緩和ケアは、従来型の医療従事者との連携によって、あるいは緩和医療の訓練を受けた専門家によって、病院や家庭に組み込まれる可能性がある。緩和ケアの焦点を、患者と家族への支援の提供に置いた革新的なアプローチが、ケアパスを通じて患者を管理し看護する専門的な訓練を受けた医療従事者とともに用いられている。がんや認知症など、進行期の疾患に対するこのアプローチは症状の管理を通じて生活の質と患者のエンパワメントを向上させるように思われる。患者と家族から、医療の質と受けた治療への高い満足度が報告されている。有効性調査から得られるデータはかぎられているものの、緩和ケアによる症状の疼痛緩和および患者と家族の満足度の向上を通じて医療の質と生活の質の改善が示されている（Gelfman, 2008）。

　病院での緩和ケアプログラムの最近の研究からは、これらが非常に費用対効果が高く、コスト削減効果もあることが判明している。病院での緩和ケア相談サービスによって、臨床ケアの改善と高価な集中治療室利用の減少の報告があったことが示されている（Morrison *et al.*, 2008）。緩和ケア相談は入院期間の短縮に関連しているという報告もある（Smith and Cassel, 2009）。

　ほかの医療アプローチは、既知のベストプラクティス治療を実施する医療従事者による、高価な技術で効果的な治療をおこなうことに重点が置かれているが、緩和ケアは明らかに患者中心で患者のエンパワメントを高めるアプローチを提案している。終末期に実施された場合、緩和ケアは患者と家族の目標にもっとも効果的に対応し、高価な積極的治療を回避することができる。介護を必要とする慢性疾患は先進国で増加しており、家庭での緩和ケアは、病院リソースの負担を軽減しつつ、医療の質と患者の満足度を高める可能性がある。家庭での緩和ケアによるコスト削減の一部は、一

一般に家族によって提供されるより非公式な（無償の家庭内）介護によるものであるが、介護者の満足度は高いと報告されている（Carter et al., 2010）。

終末期医療（とくにがん医療）は非常に高価である。生存率が上昇するにつれ、がんサービスはかぎられたリソースに一層の負担をかけつつある。終末期医療は医療のもっともコストのかかる段階で、費用対効果評価の対象とみなされることが多い。緩和ケアは従来の入院治療に代わって、終末期医療において、より効果的で（Garcia-Perez, 2009）、コスト削減になる（Remonnay et al., 2005）可能性がある。とくにがん患者にとって緩和ケアは、患者と家族が望む可能性のある家庭環境での継続治療という選択肢を提供することができる。緩和ケアは、先進国の医療のもっとも経済的負担が大きい分野の一部——慢性疾患、末期がんや認知症の介護など——の処置に関して、従来型の病院での治療に代わる選択肢を提供すると思われる。

7.4 医療連携とHIV/AIDS

効果的な治療の出現で、AIDSは死に至る感染症から、効果的な医療連携が不可欠な慢性疾患へと変化した。当初、AIDSに関する医療連携は主として、AIDS治療の費用を賄うことのできたOECD加盟国の問題であったが、AIDS治療薬の価格の低下と抗レトロウイルス療法へのアクセス改善に向けた国際社会による一致した努力によって、低所得国および中所得国においてAIDS治療を受ける人々の数が大幅に増加した。AIDS治療については、もっぱら救急治療だけを対象とするモデルから、抗レトロウイルス療法などのより広範な慢性疾患治療モデルへ転換する必要性について意見の一致がある。AIDSに対する新たな取り組みのひとつは、複雑な投薬計画を厳格に遵守することを確保する必要性であるが、これは、遵守しない場合には抗生物質と同様の薬剤への耐性発現につながり、多剤耐性HIVがますます増加しているためである。

医療連携の観点から、さまざまな医療ニーズと社会的ニーズがHIV/AIDS感染者から求められている。臨床ケアは効果的な医療連携を確保するために臨床管理の初期段階において日和見感染を識別することに重点を置くべきである。臨床管理の後期段階については、緩和ケアは社会的支援と併用されるべきである。また、AIDS感染の予防に引き続き重点を置かなければならない。医療サービスの提供への包括的アプローチには、地域の医療従事者または患者ナビゲータを通じておこなわれることの多い症例管理も含まれる。一連の治療を確保するために、患者の特定の臨床ニーズに対応する前にカウンセリングサービスを整備すべきである（Praag and Tarantola, 2001）。実際、医療のレベル（家庭・地域社会、一次、二次、三次）間には相乗効果があり、医療連携の各要素において明確に定義された役割と機能が求められている。

ケアマネジャーの中核機能はほかの疾病とよく似ている。ニーズ評価、ケアプランの策定、顧客とサービスを結びつけること、患者の経過の監視およびアドボカシー（権利擁護）または障害の撤去（Piette et al., 1992）である。AIDSの症例管理がアウトカムの向上につながっていることを示

す多数の研究がある（Katz et al., 2001; Sherer et al., 2002; Twyman and Libbus, 1994; Havens et al., 1997）。ほとんどの研究から、AIDS の症例管理が、治療の遵守、対処されていないニーズの減少、健康に関する生活の質の向上と関連していることが判明している（Chernesky, 1999; Kushel et al., 2006）。また、AIDS の症例管理が病院で計画される場合と地域社会でのケースマネジャーを通じて計画される場合の違いを比較した研究もある（London et al., 1998; Payne et al., 1992）。OECD 加盟国では一般に、ほかの慢性疾患の疾病管理と同様に、地域社会で患者を管理することにますます重点が置かれている。いくつかの研究では、地域社会の医療従事者による活動が AIDS 患者の医療効果とケアを改善していることが示されている（Gary et al., 2004; Fedder et al., 2003）。

第 8 節　医療連携から優れた効果をあげる

　医療連携の課題の中心にあるのは、慢性疾患患者に使用されるさまざまなリソースを一貫して監視する必要性である。上述の事例でみてきたように、これに取り組むにはさまざまな方法がある。しかし、実施可能な成功モデルはひとつもない。代わりに、これまでの成功と失敗から教訓を引き出し、医療制度が効果的な医療連携から得ることができる価値を高める可能性のある政策を提案することができる。医療連携のためには費用がかかり、これは利益によってバランスが保たれなければならないことを忘れてはならない。また、患者とその家族が治療を管理するうえでの役割を強調することも重要である。

8.1　インセンティブ

　多くの OECD 加盟国は、医療提供者が慢性疾患の医療の質を改善するのを促すために金銭的インセンティブをますます利用している。ほとんどのペイ・フォー・パフォーマンス（P4P）スキームは予防的サービスの利用やエビデンスに基づく臨床ガイドラインの遵守を奨励している。P4P に関する結果は、疾病管理プログラムと同様のものであり、系統的評価がなされていない。評価の大半は、効果があるかもしれないが、目覚しいものではないことを示している。疾病管理プログラムと同様に、介入自体に費用がかかる。たとえば、英国の医療の質に基づく診療報酬体系（QOF）は非常に高価で、医療の質の大幅な向上がないままプライマリケア医への支払いを大幅に引き上げた。

　P4P スキームには劇的な効果がなかったが、アウトカムの改善を達成するためにはインセンティブの調整は不可欠である。これらのモデルの能力は医療サービスの提供者と支払者の契約関係（出来高払いか人頭払いかなど）に強く依存する。慢性疾患に関する連携の重要性を考慮すると、支払制度は医療連携のサービスに対価を支払うべきである。また、インセンティブは情報を連携さ

せる多軸型チームの利用を促すよう調整される必要もある。インセンティブはエビデンスに基づく臨床ガイドラインの遵守など、提供者の行動を変えるうえでの役割も果たしている。

8.2　ICTの普及と障壁

　情報通信技術（ICT）がこの目的のための手段として期待できると思われる一方、この領域における政府の一層の取り組みと技術の大幅な向上にもかかわらず、情報技術の普及は多くの諸国において今日まで依然として低い。アンケート結果からは、医療記録および患者のニーズに関する情報が提供者間で共有されているのは半数の諸国にすぎないことが示されている。検査の重複、投薬ミス、予防介入の自動プロンプト処理などを減らす可能性のあるカイザーの医療情報システム「ヘルスコネクト」および統合された情報システムには程遠い。

8.3　供給サイドの制約：労働力

　技術の向上によって多くの個人が外来環境で治療を受けることが可能になったため、ほとんどの諸国は医療サービスの供給において入院から外来への環境移行を推進している。医療および医療以外の専門家を擁する総合医療チームは、複数の病状をもつ患者により一貫した治療を提供することが求められる。個人開業で営業し、出来高払いベースで支払いを受ける提供者主導の制度は、慢性疾患の治療ニーズを満たすのに適していないかもしれない。むしろ一般開業医は、同様の患者に対応する専門家の総合医療チームの中心となる必要がある。

8.4　介護への移行

　欧州の研究から、治療モデルに、それぞれの技能と手法とともに連携／統合がそれ自体課題であること、すなわち、「職業としての連携」が明示されている場合、介護への移行時の患者の管理がスムーズに促進されたことがわかった（Leichsenring *et al.*, 2004）。このような状況においては、チームにおける「共有文化」の推進は学際的作業に対する医療提供者の抵抗感の一部を軽減することが判明している（Coxon *et al.*, 2004）。そのため、医療従事者、とりわけ医療連携に従事している医療専門家のプロフィールを慢性疾患患者の「治療」と「介護」の多面的な課題に適合させる必要がある。

第9節　結論

　米国におけるメディケアの実証事業は地道なものであるが、その反面、予防がコストを削減する可能性があるという希望がある。これらの投資は医療制度のコスト削減を生み出していないが、コスト効率のよい方法で健康を改善する可能性がある。疾病管理プログラムは医薬品のようなほかの介入に類似した「医療技術」と考えられるべきであり、おそらく同様の測定基準に基づき測定されるべきである。これらの介入がコストを削減するかどうかを考える代わりに、それらが費用に見合う価値を達成するか、コストに見合ったアウトカムの改善を達成するかどうかを問うべきである。この、より緩やかな基準が用いられる場合、これらの介入の多くはほかの標準的な介入と比べて効果的である可能性が高い。実のところ、メディケア・メディケイドサービスセンター（CMS）のプロジェクトの一部は実際に小規模なコスト削減を示している。プログラムがもっともうまく対象を絞っていれば、さらに費用対効果は向上したと考えられる。

　カイザーのような統合システムによる経験は、費用に見合うよりよい価値を達成するために統合型医療の要素すべてを取りまとめることが重要であることを示している。これらの成果を達成するには、構造や技術的要素だけでなく、文化と戦略も必要である（Shortell *et al.*, 2000）。2～3の要素だけでは、成果は見込めないと思われる。しかし、メンタルヘルスと緩和ケアなど、とくに有望な分野がある。

　より効果的な医療連携が、たとえばある介入が別の介入の貢献を無効にしないこと、努力が重複しないこと、あるいは患者を含むさまざまな関係者が、何が、誰によって、どうして、さらには（見過ごされることが多すぎるが）いつおこなわれるかを十分に知らされていることを確保することによって、より優れた医療効果につながることは明白と思われる。しかし、この洞察と上述の経験の間には多くの食い違いがある。医療連携による便益に関する成果は期待はずれであることや、はっきりしないことが多い。医療連携の実現が非常に困難であるのはなぜだろうか。

　確固たるひとつの結論は、医療システムが最初から連携した方法で構築される場合には、医療連携はもっとも効果的に機能するというものである。これには構造（入院および外来診療）、技術的要素（エビデンスに基づく臨床ガイドライン、意思決定支援、共通のITシステム）、そして調整されたインセンティブだけでなく、文化と戦略も含まれる。ショーテル（Shortell, 2000）などの多くの研究からは、医療連携を、開業医、支払者、患者、病理学者といったまったく異なった集団に押し付けようとする試みは資源集約的で、医療効果がどうであれ、ほとんどコストを削減しない可能性が高いことが示されている。目標レベルを下げて、特定の病気に重点を置くか、連携していないシステムのもっとも相性の悪い部分を是正することによって、より高い利益を生み出すことができる。これは、たとえばドイツとオーストリアの疾病管理プログラムの成功によって説明できるか

もしれない。メンタルヘルスや緩和ケアなどの分野は、とりわけ、介護への移行とともに、部分的な統合から恩恵を受ける見込みもある。

健康政策（および実際には政策一般）のほぼすべての側面と同様に、医療連携を分析するために用いられたエビデンスと手段には隔たりと欠点がある。たとえば、米国の疾病管理プログラムをドイツのプライマリケアへ適応することに成功したことは、国外からの教訓に学ぶことの重要性を示し、他国（とくに、医療サービスが保険基金から購入される諸国）へ教訓を与えている。この点に関して、国外の教訓をうまく学ぶことを可能にする、より一般的な測定基準が設定されれば有益であろう。また、どこかのある状況で収められた成功を模倣する前に、現代の医療制度に関して慢性疾患によって引き起こされる継続的課題をよく理解し、どのような手段が、どのような状況下でもっともうまく機能するのかをよく理解する必要もある。

医療制度がワグナー（Wagner）の予測する慢性疾患治療モデルに接近する可能性はあるが、医師がまだ医療を支配していた時期に構築されたこのモデルを再検討するときがきているのかもしれない。慢性疾患治療モデルは、患者の権利を医療制度のより中心的なものにすることで、患者のエンパワメントの新たなモデルに進化しつつある。これは、個人の予算の一層の活用と患者である利用者グループの余地の拡大などの新たな手段——事実上、多くのOECD医療制度にとって未開拓の領域——を意味し、慢性疾患の治療における費用に見合う価値を改善する見込みを与えるものである。

注記

1. 4か国のうち、ほぼ3か国でプライマリケアと外来専門医の境界で患者を管理する一般開業医がみられたが、プライマリケアレベルからの指導の可能性は継続的にはこの境界で低下しており、患者への指導がプライマリケア提供者から「しばしば」提供されるとしたのは5か国のうちわずか1か国であった。
2. しかし、30％の諸国は、入院患者をプライマリケア提供者に戻すのはまれであると述べており、情報伝達の問題などが多くの諸国で重要であることを示唆している。
3. 加えて、これらの境界での問題にとくに関心がある諸国は、より一般的に効率性の問題への関心が非常に高い諸国でもあると思われる（表5.2参照）。
4. たとえば、ブールマ（Boerma, 2003）の研究から、提供者が出来高払いベースで支払いを受ける場合には往診の可能性が高く、また、一般開業医は複合的な人頭払い制度に基づき勤務する諸国（給与と出来高払いの諸国と比較して）では患者との時間が短いことがわかっている。
5. 優れた業績は後者の二つの機関における強力なICT支援システムにある程度起因する。これに関連して、ペイ・フォー・パフォーマンス（P4P）の取り組みもプラスの影響を及ぼしているとみなされた。
6. また、米国では、多くのほかの要因（保険適用の欠如、少数民族に対する文化的障壁、医療への近接性、併存疾患や精神的な問題など）がそのようなプログラムの影響を減らす可能性があることも指摘されている。

参考文献

Advisory Council on the Assessment of Developments in the Health Care System (2007), "Cooperation and Responsibility, Prerequisites for Target-Oriented Health Care".

AOK-Bundesverband (2009a), "Chronikerprogramme lohnen sich", *Gesundheit und Gesellschaft*, Vol. 6/2009.

AOK-Bundesverband (2009b), "Disease Management Programme", *Gesundheit und Gesellschaft*, Vol. Spezial 9/2009.

Bevan, R.G. and W. Van de Ven (2010), "Choice of Provider and Mutual Healthcare Purchaser: Can the English National Health Service Learn Dutch Reform", *Health Economics, Policy and Law*, pp. 1-27.

Bodenheimer, T., E.H. Wagner and K. Grumbach (2002), "Improving Primary Care for Patients with Chronic Illness", *Journal of the American Medical Association*, Vol. 14, pp. 1775-1779.

Boerma, W.G.W. (2003), *Profiles of General Practice in Europe: An International Study of Variation in the Tasks of General Practitioners*, NIVEL, Utrecht.

Botts, D.M., M.C. Kapp, L.B. Johnson and L.M. Magno (2009), "Disease Management for Chronically Ill Beneficiaries in Traditional Medicare", *Health Affairs*, Vol. 28, No. 1, pp. 86-98.

Bundesministerium der Justiz (2008), "Verordnung über das Verfahren zum Risikostrukturausgleich in der gesetzlichen Krankenversicherung", Bundesministerium der Justiz, Berlin, available at *www.bundesrecht.juris.de/rsav/BJNR005500994.html*.

Carter, G.L. *et al.* (2010), "Caregiver Satisfaction with Out-patient Oncology Services: Utility of the FAMCARE Instrument and Development of the FAMCARE-6", *Support Care Cancer*, published online 28 March 2010.

Chernesky R.H. (1999), "A Review of HIV/AIDS Case Management Research", *Care Manag J*, Vol. 1, pp. 105-113.

Coxon, K. *et al.* (2004), "Inter-professional Working and Integrated Care Organizations", in J. Billings and K. Leichsenring (eds.), *Long-term Care in Integrating Health and Social Care Services for Older Persons, Evidence from Nine European Countries*, European Centre, Ashgate, Vienna.

Darzi, Lord (2008), "High Quality Care for All: NHS Next Stage Review Final Report", Department of Health, United Kingdom.

Duncan, I. (2004), "Dictionary of Disease Management Terminology", *Disease Management Association of America*, Washington, DC.

Feachem, R.G.A., N.K. Sekhri and K.L. White (2002), "Getting More for Their Dollar: A Comparison of the NHS with California's Kaiser Permanente", *BMJ*, No. 324, pp. 135-143.

Fedder, D.O., R.J. Chang, S. Curry and G. Nichols (2003), "The Effectiveness of a Community Health Worker Outreach Program on Healthcare Utilization of West Baltimore City Medicaid Patients with Diabetes, With or Without Hypertension", *Ethn Dis*, Vol. 13, pp. 22-27.

Garica-Perez, L. *et al.* (2009), "A Systematic Review of Specialised Palliative Care for Terminal Patients: Which Model is Better?", *Palliative Medicine*, Vol. 23, No. 1, pp. 17-22.

Gary, T.L., M. Batts-Turner, L. R. Bone *et al.* (2004), "A Randomized Controlled Trial of the Effects of

Nurse Case Manager and Community Health Worker Team Interventions in Urban African-Americans with Type 2 Diabetes", *Control Clin Trials*, Vol. 25, pp. 53-66.

Gelfman, L.P. (2008), "Does Palliative Care Improve Quality? A Survey of Bereaved Family Members", *Journal of Pain and Symptom Management*, Vol. 36, No. 1, pp. 22-28.

Glied, S., K. Herzog and R. Frank (2010), "The Net Benefits of Depression Management in Primary Care", *Medical Care Research and Review*, Vol. 67, No. 3, pp. 251-274.

Graf, C., T. Elkeles and W. Kirschner (2009), "Is there a Selection Bias in Disease Management Programmes for Diabetes Care? Results of a National Insurance Survey Regarding DMPparticipants and Non-participants", *Zeitschrift für Allgemeinmedizin*, Vol. 85, pp. 74-81.

Ham, C. (2008), "Incentives, Priorities and Clinical Integration in the NHS", *The Lancet*, Vol. 371, pp. 98-100.

Havens P.L., B.E. Cuene, J.R. Hand *et al.* (1997), "Effectiveness of Intensive Nurse Case Management in Decreasing Vertical Transmission of Human Immunodeficiency Virus Infection in Wisconsin", *Pediatr Infect Dis*, Vol. 16, pp. 871-875.

Hibbard, J.H., J. Stockard, E.R. Mahoney and M. Tusler (2004), "Development of the Patient Activation Measure (PAM): Conceptualizing and Measuring Activation in Patients and Consumers", *Health Services Research*, Vol. 39, pp. 1005-1026.

Hofmarcher, M.M., H. Oxley and E. Rusticelli (2007), "Improved Health System Performance through Better Care Coordination", OECD Health Working Paper, No. 30, OECD Publishing, Paris.

IGAS (2006), "Améliorer la prise en charge des malades chroniques : les enseignements des expériences étrangères de 'disease management'", Report presented by Pierre Louis Bras, Gilles Duhamel and Etienne Grass, Inspection Générale des Affaires Sociales, Paris.

IMAI/IMCI publications, available at *www.who.int/hiv/pub/imai/en/index.html*.

Kassenärztliche Bundesvereinigung (2009), *Qualitätsbericht Ausgabe*.

Katz, M.H., W.E. Cunningham, J.A. Fleishman *et al.* (2001), "Effect of Case Management on Unmet Needs and Utilization of Medical Care and Medications among HIV-infected Persons", *Ann Intern Med*, Vol. 135, pp. 557-565.

Kushel M. B., G. Colfax, K. Ragland *et al.* (2006), "Case Management is Associated with Improved Antiretroviral Adherence and CD4+ Cell Counts in Homeless and Marginally Housed Individuals with HIV Infection", *Clin Infect Dis*, Vol. 43, pp. 234-242.

Leichsenring, K. *et al.* (2004), "Moments of Truth. An Overview of Pathways to Integration and Better Quality", in J. Billings and K. Leichsenring (eds.), *Long-term Care in Integrating Health and Social Care Services for Older Persons, Evidence from Nine European Countries*, European Centre, Ashgate, Vienna.

Lewis, G. (2010), "Impactability Models: Identifying Subgroups of High Risk Patients Most Amenable to Hospital Avoidance Programs", *Milbank Memorial Fund Quarterly*, Vol. 88, No. 2.

London, A.S., A.J. LeBlanc and C.S. Aneshensel (1998), "The Integration of Informal Care, Case Management and Community-based Services for Persons with HIV/AIDS", *AIDS Care*, Vol. 10, pp. 481-503.

Miksch, A., G. Laux, D. Ose, S. Joos, S. Campbell, B. Riens and J. Szecsenyi (2010), "Is There a Survival Benefit Within a German Primary Care-based Disease Management Program?", *American Journal of Managed Care*, Vol. 16, No. 1, pp. 49-54.

Morrison, S.P. *et al.* (2008), "Cost Savings Associated with US Hospital Palliative Care Consultation Programs", *Archives of Internal Medicine*, Vol. 168, No. 16, pp. 1783-1790.

Nolte, E., C. Knai, M. McKee (2009), "Managing Chronic Conditions: Experience in Eight Countries", EURO Nonserial Publication Series, Vol. 15, Observatory Studies Series, WHO Regional Office, Europe.

Ose, D., M. Wensing, J. Szecsenyi *et al.* (2009), "Impact of Primary Care-based Disease Management on the Health-related Quality of Life in Patients with Type 2 Diabetes and Co-morbidity", *Diabetes Care*, Vol. 32, No. 9, pp. 1594-1596.

Payne, F.J., C.S. Sharrett, D.N. Poretz *et al.* (1992), "Community-based Case Management of HIV Disease", *Am J Public Health*, Vol. 82, pp. 893-894.

Piette, J., J.A. Fleishman, V. Mor and B. Thompson (1992), "The Structure and Process of AIDS Case Management", *Health Soc Work*, Vol. 17, pp. 47-56.

Praag, E.V. and D. Tarantola (2001), "Evaluating Care Programs for People Living with HIV/AIDS", *Family Health International*, available at *www.fhi.org/NR/rdonlyres/ez7svgsmatlnljiupck35ipxkbfwqr 43tmidspsesufm2ptudeudeiithei2ufzwfbcsebjiilt4ca/31776textR1enhv.pdf*.

Remonnay, R *et al.* (2005), "Cancer Treatment at Home or in the Hospital: What Are the Costs for French Public Health Insurance? Findings of a Comprehensive-cancer Centre", *Health Policy*, Vol. 72, No. 2, pp. 141-148.

Shortell, S.M., R.R. Gillies, D.A. Anderson (2000), *Remaking Healthcare in America: The Evolution of Organized Delivery Systems*, 2nd ed., San Francisco.

Schoen, C., R. Osborn, S.K.H. How, M.M. Doty and J. Peugh (2008), "In Chronic Condition: Experiences of Patients with Complex Health Care Needs, in Eight Countries", *Health Affairs*, Web Exclusive, w1-w16 (avai lable at *http: / /content .heal thaf fairs.org/cgi /content /abstract / hlthaff.28.1.w1?ijkey=cOSQSi1j6fDlo&keytype=ref&siteid=healthaff*).

Sherer, R., K. Stieglitz, J. Narra *et al.* (2002), "HIV Multidisciplinary Teams Work: Support Services Improves Access to and Retention in HIV Primary Care", *AIDS Care*, Vol. 14, pp. 31-44.

Singh, D. and C. Ham (2006), "Improving Care for People with Long-term Conditions: A Review of UK and International Frameworks", Health Services Management Centre, available at *www. improvingchroniccare.org/downloads/review_of_international_frameworks__chris_hamm.pdf*.

Smith, T.J. and J.B. Cassel (2009), "Cost and Non-clinical Outcomes of Palliative Care", *Journal of Pain and Symptom Management*, Vol. 38, No. 1, pp. 32-44.

Sönnichsen, A., A. Rinnerberger, M. Url, H. Winkler, P. Kowatsch, G. Klima, B. Furthauer and R. Weitgasser (2008), "Effectiveness of the Austrian Disease-management Programme for Type 2 Diabetes: Study Protocol of a Cluster Randomised Controlled Trial", *Trials Journal*, Vol. 9, pp. 38-45.

Twyman, D.M. and M.K. Libbus (1994), "Case Management of AIDS Clients as a Predictor of Total Inpatient Hospital Days", *Public Health Nurs*, Vol. 11, pp. 406-411.

UNAIDS (2000), "AIDS Palliative Care", UNAIDS Technical Update, available at *www.hospicecare.com/*

resources/pdf-docs/unaids-pallcare-aids.pdf.

Vargas, R.B. and W.E. Cunningham (2007), "Evolving Trends in Medical Care-coordination for Patients with HIV and AIDS", *Current HIV/AIDS Reports*, Vol. 3, No. 4.

Wagner, E.H., B.T. Austin and M. Von Korff (1996), "Organizing Care for Patients with Chronic Illness", *The Milbank Quarterly*, Vol. 74, No. 4, pp. 511-544.

Wagner, E.H., B.T. Austin, C. Davis, M. Hindmarsh, J. Schaefer and A. Bonomi (2001), "Improving Chronic Illness Care: Translating Evidence Into Action", *Health Affairs*, Vol. 20, No. 6.

Weber, C. and K. Neeser (2006), "Using Individualized Predictive Disease Modeling to Identify Patients with the Potential to Benefit from a Disease Management Program for Diabetes Mellitus", *Disease Management*, Vol. 9, No. 4, pp. 242-256.

WHO (2004), "World Health Report – Changing History", World Health Organisation, Geneva.

World Health Organisation, Regional Office for Europe (WHO Europe) (2006), *Gaining Health. The European Strategy for the Prevention and Control of Noncommunicable Diseases*, WHO, Copenhagen.

第 6 章

医薬品の償還と価格政策：
市場競争と技術革新の促進

　OECD 加盟国の医薬品政策は一般に、「患者にとって医薬品を利用しやすく、手頃なものにする」「公共支出の伸びを抑制する」「将来の技術革新にインセンティブを与える」という三つの主要目標に重きを置いている。本章では、OECD 加盟国における現在の医薬品の償還および価格政策のほか、経済危機に対応するために導入された短期的措置を簡単に概観する。つぎに、「高額であるか、効き目が不確実な新製品の保険適用に関する決定」と「ジェネリック市場の発展」という二つの重要な問題にとくに重点を置く。

第1節　序論

OECD加盟国の医薬品政策は、「患者にとって医薬品を利用しやすく、手頃なものにする」「公共支出の伸びを抑制する」「将来の技術革新にインセンティブを与える」という三つの広大な目標のバランスをとる努力をしている。

各国は自国の医療制度の一般的な構造に合わせ、これらの目標を調整するためにさまざまなアプローチを採用している。OECD加盟国の大半は、ほかの医療給付に関して、標準化された薬剤給付を国民に提供するために中央レベルでの医薬品補償（カバレッジ）に関する規制をおこなっている。また、公的制度のもとでの医薬品の価格（または償還価格）も規制する。それ以外の国では、個々の民間保険または公的保険組織は、多かれ少なかれ規制された環境で、加入者に薬剤費償還のパッケージを考案している。いかなる状況でも、支払者はどの医薬品を補償対象とするかの決定、および（保険会社および患者に対する）価格決定をしなければならない。

製薬部門の革新を促すために、各国は基礎的な研究開発（R&D）への公共投資、民間のR&D支出に関する税額控除、技能の高い人材の教育・研修、知的財産権の保護など、さまざまな政策を用いている。『OECDイノベーション戦略（*OECD Innovation Strategy*）』（OECD, 2010b）で検討したように、各国にとって必要とされるのは、経済成長と公共の福祉（well-being）の寄与に不可欠な要因である技術革新をより強化するための努力である。しかし、本章は、イノベーション政策それ自体を取り上げるのではなく、償還と価格政策に重点を置く。

本章の主要目的は医薬品政策の最近の傾向を示すことである。第2節は医薬品支出と資金源に関する最新データを提供する。第3節はOECD加盟国における医薬品の償還と価格政策の概要を説明する。第4節は革新的な医薬品の償還および価格協定の最近の状況を考察し、第5節はジェネリック（特許切れ）市場から費用に見合うより多くの価値を得るための最近の政策イニシアティブを提示する。

第2節　OECD加盟国における医薬品支出

医薬品支出[1]は、OECD加盟国において平均で総保健医療支出の17％、また、GDPの1.5％を占めている（図6.1）。しかし、これらの平均値のばらつきは大きい。医薬品支出はノルウェーでは総保健医療支出のわずか8％にすぎないが、ハンガリーでは32％を占め、トルコ、スロバキア、メキシコでは25％を上回る。1人あたりの支出（購買力平価米ドル換算）は医薬品の量と価格の大きな差異を反映して、チリの132米ドルから米国の897米ドルに及ぶ（図6.2）（OECD, 2008）。

医薬品の償還と価格政策：市場競争と技術革新の促進　第6章

図 6.1　総保健医療支出および GDP に占める医薬品支出の割合（2008 年）

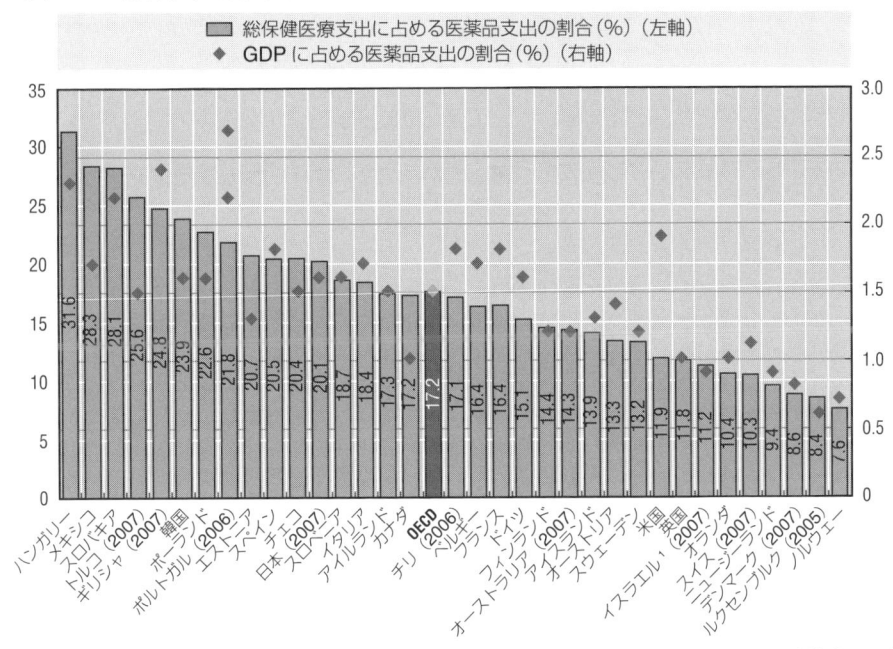

■ 総保健医療支出に占める医薬品支出の割合（%）（左軸）
◆ GDP に占める医薬品支出の割合（%）（右軸）

国	総保健医療支出に占める割合（%）
ハンガリー	31.6
メキシコ	28.3
スロバキア	28.1
トルコ (2007)	25.6
ギリシャ (2007)	24.8
韓国	23.9
ポーランド	22.6
ポルトガル (2006)	21.8
エストニア	20.7
スペイン	20.5
チェコ	20.4
日本 (2007)	20.1
スロベニア	18.7
イタリア	18.4
アイルランド	17.3
カナダ	17.2
OECD	17.2
チリ (2006)	17.1
ベルギー	16.4
フランス	16.4
ドイツ	15.1
フィンランド	14.4
オーストラリア (2007)	14.3
アイスランド	13.9
オーストリア	13.3
スウェーデン	13.2
米国	11.9
英国 (2007)	11.8
オランダ	11.2
スイス (2007)	10.4
ニュージーランド	10.3
デンマーク (2007)	9.4
ルクセンブルク (2005)	8.6
ノルウェー	8.4 / 7.6

1. イスラエルの統計データは、イスラエル政府関係当局により、その責任の下で提供されている。OECD における当該データの使用は、ゴラン高原、東エルサレム、及びヨルダン川西岸地区のイスラエル入植地の国際法上の地位を害するものではない。

出典：OECD（2010a）、WHO-NHAI（2010）、OECD 事務局推計。

StatLink：http://dx.doi.org/10.1787/888932319592

図 6.2　1 人あたりの医薬品支出（2008 年）

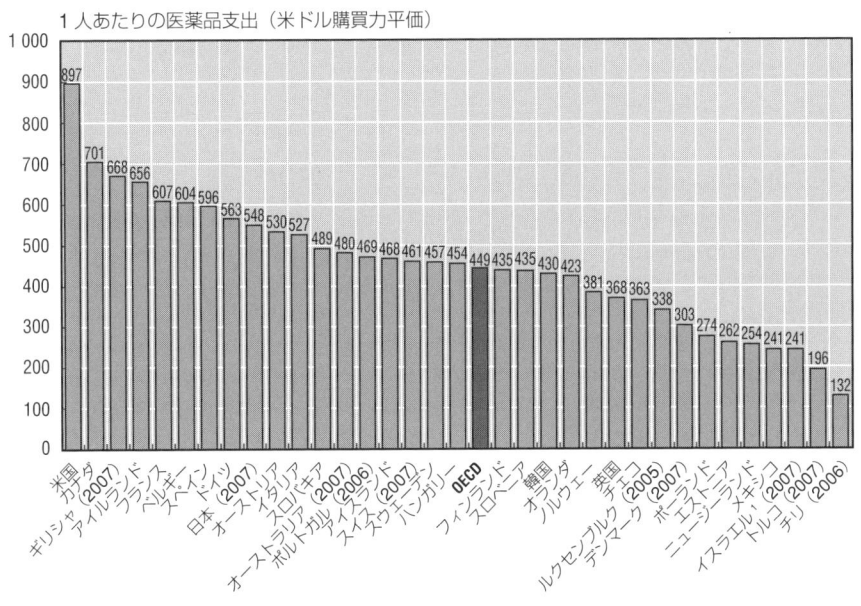

1 人あたりの医薬品支出（米ドル購買力平価）

国	支出
米国	897
カナダ	701
ギリシャ (2007)	668
アイルランド	656
フランス	607
ベルギー	604
スペイン	596
ドイツ	563
日本 (2007)	548
イタリア	530
オーストリア	527
オーストラリア (2007)	489
ポルトガル (2006)	480
スロバキア	469
アイスランド	468
スイス (2007)	461
スウェーデン	457
ハンガリー	454
OECD	449
フィンランド	435
スロベニア	435
韓国	430
オランダ	423
ノルウェー	381
英国	368
チェコ	363
ルクセンブルク (2005)	338
デンマーク	303
ポーランド (2007)	274
エストニア	262
ニュージーランド	254
メキシコ	241
イスラエル (2007)	241
トルコ (2007)	196
チリ (2006)	132

1. イスラエルの統計データは、イスラエル政府関係当局により、その責任の下で提供されている。OECD における当該データの使用は、ゴラン高原、東エルサレム、及びヨルダン川西岸地区のイスラエル入植地の国際法上の地位を害するものではない。

出典：OECD（2010a）、WHO-NHAI（2010）、OECD 事務局推計。

StatLink：http://dx.doi.org/10.1787/888932319497

第6章　医薬品の償還と価格政策：市場競争と技術革新の促進

図6.3　財源別の医薬品支出（2007年）

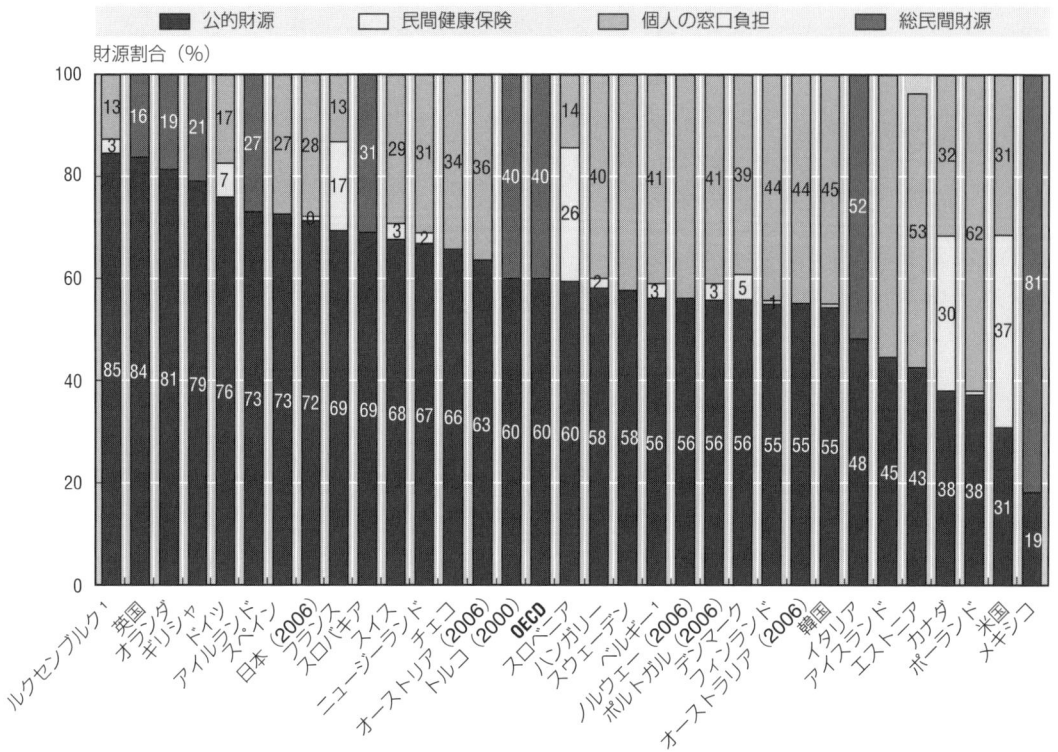

注：エストニアの場合は、医薬品支出の4％はプライベートセクターの団体の資金による。
1．ルクセンブルクおよびベルギーの場合はOTC医薬品の推定値は含まれない処方せん薬のみである。
出典：System of Health Accounts 2009, OECD（2010a）、OECD事務局推計。

StatLink：http://dx.doi.org/10.1787/888932319611

　外来医薬品に関する支出は、7か国（イタリア、アイスランド、エストニア、カナダ、ポーランド、米国、メキシコ）を除くすべてのOECD加盟国において、その大部分が公的制度によって賄われている。公的支出は一部のOECD加盟国（ドイツ、ギリシャ、オランダ、英国、ルクセンブルク）では医薬品支出の4分の3以上に相当する（図6.3参照）。米国（30％）、カナダ（30％）、スロベニア（26％）、フランス（17％）では、外来医薬品の財源として、それぞれ仕組みは異なるが、民間保険が重要な役割を果たしている。米国とカナダでは、国民の多くの割合についての医薬品消費に関する給付を民間保険が提供しているが（Box6.2参照）、フランスでは、社会保険の保険適用後の残りの自己負担分のみを対象とする。

　従来、医薬品支出は先進国では総保健医療支出より速いペースで増加してきた。現在この傾向は逆転している。2003年から2008年において、実質医薬品支出はOECD加盟国で平均して年間3.1％増加したが、総保健医療支出は4.5％増加している（図6.4参照）。この期間に、医薬品支出の伸びが総保健医療支出の伸びを上回ったのはOECD加盟国ではわずか7か国（ギリシャ、アイルラ

図 6.4 医薬品支出の増加率（2003 〜 2008 年）

■ 医薬品実支出の平均年間増加率（%）、2003 〜 2008 年
◆ 総保健医療支出の実質平均年間増加率（%）、2003 〜 2008 年

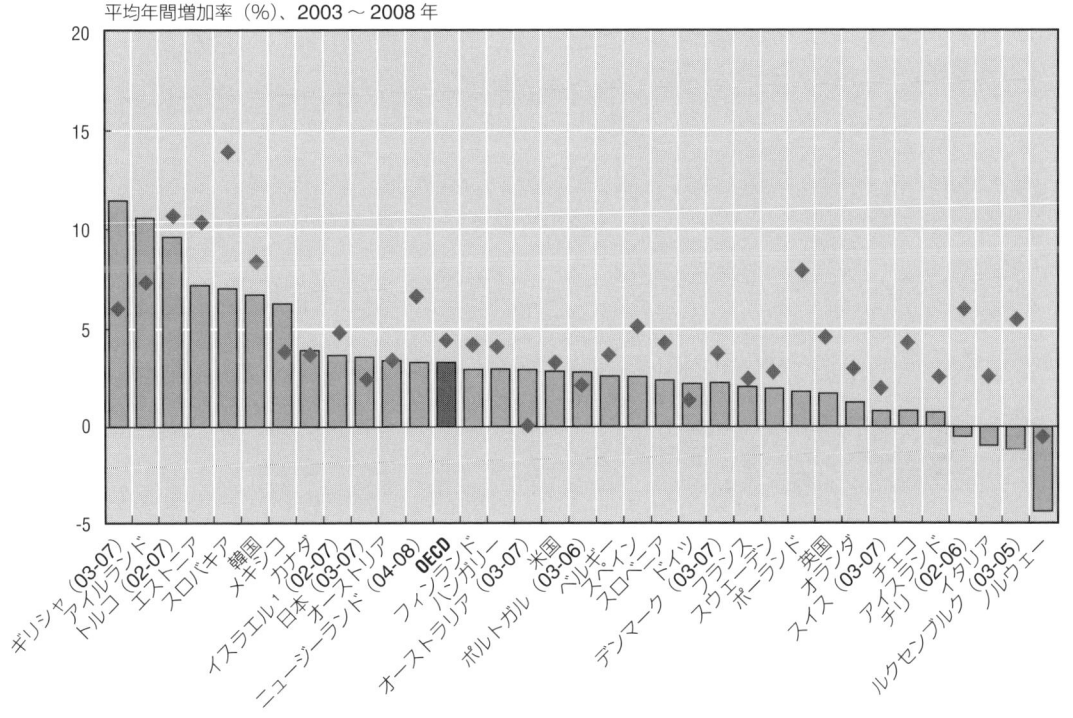

1．イスラエルの統計データは、イスラエル政府関係当局により、その責任の下で提供されている。OECDにおける当該データの使用は、ゴラン高原、東エルサレム、及びヨルダン川西岸地区のイスラエル入植地の国際法上の地位を害するものではない。
注：支出は、経済ーワイド（GDP）価格指数によって減少している。
出典：OECD（2010a）、WHO-NHAI（2010）、OECD事務局推計。

StatLink：http://dx.doi.org/10.1787/888932319573

ンド、メキシコ、日本、オーストラリア、ポルトガル、ドイツ）であり、ノルウェー、ルクセンブルク、イタリア、チリでは、医薬品支出の実質成長率はマイナスですらあった（訳注：OECDデータでは外来薬剤費のみが集計対象となっており、日本の医薬品支出の伸びは医薬分業の伸展によるみかけ上のものである。日本の2003年から2008年の国民医療費の伸び率は10.4％、薬剤費の伸び率は2.9％であり、日本のデータでは日本の医薬品支出の伸び率が医療費の伸びを上回っているとはいえない）。

2008年に世界を襲った経済危機は医薬品市場にも影響を及ぼしている。世界保健機関[2]の依頼を受けて調査された医薬品市場の動向に関するIMSデータでは、2008年第1四半期から2009年第4四半期までを四半期ベースで観察し、そのなかで、一部のOECD諸国（チェコ、エストニア、スロベニア、ロシアの公的医療制度）で1四半期以上（前年同期比で）において医薬品消費の大幅な減少（12％から25％に及ぶ）があったことを示している。しかし、この医薬品消費の減少が明

確に経済危機に起因すると考えることはできない。たとえばチェコでは、減少が景気後退に先立つ医薬品政策の変更に起因する可能性が高い。

厳しい財政圧力に直面した政府のなかには、医薬品支出の伸びを抑えるために2009年または2010年にドラスティックな対策をとった国もあった。たとえば、医薬品支出が非常に速いペースで増加していたアイルランドとギリシャでは、政府は緊急措置——主に大幅な値下げ——をとり、さらに構造改革政策を導入することを発表した（Box6.1 参照）。フランス、ドイツ、英国など、その他の諸国では、医薬品の値下げやリベートは、医療支出の伸びを抑制する（フランス）、疾病金庫の赤字対策に取り組む（ドイツ）、または国民健康保険（NHS）の売上に関して企業が得る利益の上限を定める（英国）などのための調整変数としてしばしば用いられてきた。

一方、一部の国では、医療と医薬品へのアクセスを確保する措置を講じることで危機に対処した。たとえば、オーストリアは医薬品に対する付加価値税（VAT）の税率を20％から10％に引き下げており、イタリアは社会的弱者に基本財または医薬品の購入引換券（1か月あたり40ユーロ）を配布した（Council of the European Union, 2009）。

OECD加盟国は短期的な政策にとどまらず、技術革新意欲を損なうことなく費用に見合う優れた価値を得るという長期目標を引き続き追求するだろう。以下の項目では現在の償還と価格政策を簡単に説明し、最近の展開を提示する。

第3節　OECD加盟国における償還と価格政策

OECD加盟国の大半において、各国のすべての国民は健康上のリスクに対する補償（税金で賄われる制度）を受ける資格を有するか、強制健康保険（社会保険に基づく制度）の適用を受けている。このような場合、医療給付の受給資格は、明白さと詳細の度合いは異なるが、中央レベルで決定されることが多い（Paris et al., 2010）。外来医薬品はほとんどの場合、公的制度または社会制度によって補償される標準的な福利厚生に含まれる[3]。一部の諸国では、さまざまな制度の存在により、患者は給付範囲にばらつきが見込まれる外来薬剤費の保険負担をしている（Box6.2 参照）。

普遍的で均一の受給資格を付与する諸国は、通常、全国レベルで償還または公的資金を受けることのできる医薬品リスト（「ポジティブリスト」）を作成するが、これとは対照的に、ドイツ[4]と英国は例外で、「ネガティブリスト」を作成している。また、ギリシャはポジティブリストを作成中である。薬剤費保険負担は一般に利用者窓口負担をともない、一部の国民の階層または医薬品区分による免除がある。

Box 6.1　最近の医薬品価格政策の展開の事例

チェコでは、2008年の改定で変更がなかったすべての医薬品に関して、2009年に価格と償還が7％引き下げられた。

ドイツでは、2010年4月、保健大臣はさまざまな短期的な構造政策を発表した。（参照価格の対象ではない医薬品に関する）医薬品価格に対する製薬企業からのリベートは6％から16％に引き上げられ、価格は2013年12月まで凍結されることとなった。2011年から、製薬企業は既存競合製品との比較を通じた、新薬の治療上の有効性に関する情報を、疾病金庫・病院・医師連邦共同委員会（G-BA）に提供することを義務づけられることになる。G-BAは必要に応じて「医療の質・効率研究所（IQWiG）」の助けをかりて製品を評価する。製品に付加的治療価値がない場合、参照価格のグループに分類される。製品に付加価値がある場合、製薬企業は疾病金庫の統括組織とのリベートの交渉を要請される。両当事者が合意に達しない場合、中央当局が国際的な価格ベンチマーキングを用いて、リベートを設定する。疾病金庫は、個別またはグループによるかを問わず、製薬企業とのさらなるリベートの交渉を認められる。

ギリシャでは、2010年3月、医薬品価格は当初の価格に応じて、3％から27％の範囲で引き下げられた。この緊急措置を超えて、ギリシャはつぎの通り償還と価格政策を改定しつつある。ポジティブリストの導入計画。EUにおける下から3番目の価格までを市場参入時のベンチマークとして使用。市場参入後に「動的価格設定（ダイナミックプライシング）」（年間売上増加が5％を上回る場合、2.5％の値下げする仕組み）を適用。ジェネリック価格設定には段階的価格モデルを使用。

アイルランドでは、政府およびアイルランド製薬医療協会（国際研究を基盤とする企業を代表する団体）は、広く処方されている約300の医薬品価格の40％の値下げに加え、公的制度に基づく売上に関し、製薬企業からアイルランド保健局に支払われる年間リベートの増加（より広範な範囲に対して3.53％から4％）に合意した。政府は処方せん料（処方せんごとに0.50ユーロ、1世帯・1か月あたり10ユーロを上限）の導入を決定し、参照価格制度（製品群に関する最高償還額）と、薬剤師がより安価な同等製品（存在する場合）に代替する権利の導入を発表した。

スペインでは、政府は医薬品価格を変更する目的で医薬品保証法（Ley 29/2006）に関して二つの変更を提案した。第一に、ジェネリック医薬品価格の25％引き下げ。第二に、2010年7月から国民健康保険（NHS）の医師が処方するすべての医薬品およびNHSの病院の採用医薬品の購入に対する7.5％の一般的リベートの適用。

スイスでは、償還医薬品の価格は比較6か国（オーストリア、デンマーク、フランス、ドイツ、オランダ、英国）と一致するよう見直された（通貨換算の変動を補正するために4％の許容差を認める）。この変更は約4億スイスフランを削減することが見込まれている。最近導入された措置には3年ごとの価格の定期的な見直しに加え、新たな適応症がスイス医薬品庁に認め

られた製品の価格の系統的レビューが含まれている。

英国では、2008年12月に5年間につき調印された新たな医薬品価格規制制度（PPRS）は、国民健康保険（NHS）が購入する医薬品に関して「価値に基づく価格設定」の導入をめざしている。政府と業界は、製薬企業が市場参入後、自社の医薬品の薬効について新たな証拠が提示された場合（医療技術評価機構（NICE）により評価される、本章第5節参照）、価格の引き上げを認められるという「柔軟な価格設定」の原則に合意した。NHSはNICEによって費用対効果が高いと判断されていない医薬品へのアクセスを保証するために「患者アクセス制度」を導入した。当面の間、PPRSではジェネリックの利用を高める措置（訳注：ジェネリック代替調剤の義務化）に加え、PPRSの価格調整において2009年には3.9％、2010年には1.9％の値引きをおこなうこととした。

米国では、医療改革は医薬品の保険適用を拡大し、関連費用を抑制するためにいくつかの措置を導入した。一連の措置は、医薬品の標準給付を備えた「メディケア・パートD薬剤給付プラン」の加入者に関する保険のギャップ（カバレッジギャップ）[1]を2020年までに段階的に廃止することを目標としている。2010年1月から、カバレッジギャップに該当する受給者は保険会社から250米ドルの償還を受けており、また、2010年7月から、メディケア・パートD薬剤給付プランのリストへの自社製品の掲載を望む製薬企業から薬剤費に対して50％の強制的割引を受ける。メディケイド医薬品のリベート率は、平均出荷価格に対し、ブランド医薬品については23.1％、凝固因子製剤および小児専用に承認された医薬品については17.1％、革新的とはいえない複数企業から供給される医薬品については13％まで上昇した。また、改革はブランド医薬品の製造業者と輸入業者に年間手数料を課している。同手数料は2010年については25億米ドルに設定され、販売量に応じて企業間で分担される。2018年に41億米ドルまで増加し、その後、減少する予定である。

---

1. 標準的なメディケア薬剤給付において、窓口負担の支払いが一定の水準を超える場合（2010年において2,850米ドル）、患者は窓口負担額が4,550米ドルに達するまで、処方薬の全額を支払わなければならない。その後、高額医療費保険の受給資格を得る。

3.1 すべてのOECD加盟国は少なくとも一部の市場セグメントに関して何らかの形の価格規制を用いている

医薬品の価格規制の観点から、二つの一般原則がOECD加盟国の大半にあてはまる。第一は、各国は、通常、保険の適用されない一般用医薬品（OTC）には価格規制をおこなっていないが、これはOTCへのアクセスが全国民・居住者に対して保証されるべきものである価値財とみなして

いないか、消費者の需要と価格感受性による価格競争を促すためである。対照的に第二に、大半のOECD加盟国は、市場の失敗に対応するために、保険が適用される外来処方薬については、価格または償還価格を規制している[5,6]。

しかしながら、このような一般原則にはいくつかの例外がある。たとえば、カナダとメキシコは、売り手の潜在的な市場独占から消費者を保護し、特許医薬品の価格が法外に高価なものにならないようにするためにすべての特許医薬品（保険適用の有無を問わない）の価格を規制している。カナダでは、最大企業出荷価格を設定しているが、購入者の購入価格はさらに交渉される。一方、メキシコは、保険適用外で購入される薬局での医薬品小売価格を制限している。

一部の諸国（デンマーク、ドイツ、英国、米国）は、製薬企業が市場参入時に外来処方薬の価格を設定することを認めている。デンマークでは、製造者は市場参入時に自由に価格を設定することができる。しかし、製品の価格は、治療価値に関して、保険適用の意思決定における主要な基準となっている（PPRI, 2008a）。

ドイツでは、最近の改革まで、社会保険で償還される医薬品についても、市場参入時に製薬企業が自由に価格設定できた。広範な参照価格制度は、新たな特許製品であってもジェネリックと同様の低価格製品に分類されうるため、治療法の選択肢が複数存在する場合には価格の下方圧力を与える。しかしながら、これまで疾病金庫は、本質的には本当に画期的な新薬のための「価格受容者（price-taker）」であった。そのため、2007年の改革では、疾病金庫が最高償還価格設定を支援する目的で「医療の質・効率研究所（IQWiG）」に新たな革新的製品の費用対効果を評価することを義務づけた。この措置は2011年から適用されている。

英国では、製薬企業は国民健康保険（NHS）サービスの対象とされるものを含め、自社製品の市場参入価格を自由に設定できる。ただし、いくつかの制約事項がある。第一に、医薬品価格規制制度（PPRS）はNHSの売上に関して企業が得た利益に対して年間上限を課しており、企業はこの上限を超えないように自社製品の価格を調整することを求められる。第二に、値上げは承認を条件とし、正当であることが証明される必要がある。第三に、英国医療技術評価機構（NICE）は製品がNHSによって補償されるべきかどうかを決定するために、高コストである、予算に対する影響力が大きい、あるいは便益が不明瞭か低いとされる医薬品の費用対効果を評価する。この最後の特性は直接の価格規制ではないが、治療法の選択肢が利用可能な場合はとくに、価格にある程度の圧力をかける。

米国では、医薬品価格は直接の価格規制の対象ではない。製薬企業は市場参入時に自社の医薬品の価格を設定できる。民間部門において、薬剤給付管理会社および保険プランは企業と価格を交渉するためにフォーミュラリ管理ツールを利用している。治療法の選択肢が複数ありうる場合、第三者支払機関は自らのフォーミュラリへの収載または「推奨薬」（自己負担額が安い）に位置づけることと引き換えに、企業から割引またはリベートを受けることができる。それ以外では、第三者支払機関の購買力は弱くなる。連邦当局（退役軍人健康庁など）が購入する医薬品またはメディケイ

ドプログラムに関する医薬品の価格はより強く規制されている。たとえば、企業が自社製品のメディケイドのフォーミュラリへの収載を希望する場合、連邦当局と国家的リベート協定を締結することを求められる。メディケイドに請求する価格は、リベート率（最近、特許薬に関しては23％に引き上げられた）の分を減額した平均出荷価格（薬局で供給される医薬品に関しては、値引き後に、すべての州において卸業者から製造者に支払われる価格）を超えてはならない。

外来医薬品の価格または償還価格を規制するOECD加盟国は三つの主要な手段を用いている。海外ベンチマーキング、治療ベンチマーキングおよび経済評価である。一部の諸国では、異なる市場セグメントにおいて適用する、これらの手段を組み合わせたものを実際に利用している（カナダ、フランス、スイスでは、目的は異なるが海外ベンチマーキングと治療ベンチマーキングの両方を用いている）。2008年に発表された、医薬品価格政策に関するOECDの報告書は加盟国が用いる政策を詳細に説明し、医薬品の価格と利用度に対するその影響を明らかにした（OECD, 2008）。

3.2 海外ベンチマーキング

OECD加盟の24か国は海外ベンチマーキングを用いて医薬品の価格（または最高価格）を規定している。新薬の最高価格は、一連の比較国が支払う価格を参考にして決定される。

「比較国」のリストは明らかにこの政策手段の重要な要素である。EU加盟国は通常、相互に医薬品の価格を参照しあい、同じような所得水準の諸国の一部を選択する。たとえば、チェコは、エストニア、フランス、ギリシャ、ハンガリー、イタリア、リトアニア、ポルトガル、スペインの価格を参照し、フランスは、ドイツ、イタリア、スペイン、英国の価格を参照する。カナダでは、連邦政府の処方薬価格レビュー委員会（PMPRB）が、（償還されるかどうかを問わず）特許医薬品の価格が法外に高価にならないようにする手段のひとつとして海外ベンチマーキングを利用している。カナダでは、グローバルな研究開発（R&D）費用に対して「公正な評価」をすべきであるという理念のもと、PMPRBは、医薬品の技術革新がある程度認知された一連の比較国（フランス、ドイツ、イタリア、スウェーデン、スイス、英国、米国）を参照する。メキシコは検討対象の製品に関して最大の市場シェアをもつ6か国で支払われた価格を参照する。

一般に、海外ベンチマーキングは市場参入前の価格設定および償還決定プロセス中におこなわれる。しかしながら、カナダでは、PMPRBが特許医薬品の企業出荷価格を事後規制しており、多くの場合、その出荷価格を比較国の中間価格に設定するため、これがあてはまらない。加えて、PMPRBは特許製品の価格が比較国の最高価格を超えないようにしている。国内価格が法外に高価とみなされる場合、PMPRBは特許権保有者に対して、累積超過所得を相殺するよう、当該医薬品の価格あるいは当該企業のほかの医薬品の価格を引き下げるか、連邦政府への支払いを命じる。価格が比較国における「最低価格と同程度」か、それに類した価格でなければならない旨を規則で厳格に規定している諸国もある（たとえば、スロバキアは価格上限を参照国のうちもっとも価格の低

Box 6.2　薬剤費保険負担に関する多元的制度のある諸国

一部のOECD加盟国（カナダ、チリ、メキシコ、トルコ、米国）では、外来医薬品は複数の制度によって補償されており、保険が適用される給付の範囲は保険ごとで異なる。

カナダでは、病院で投与される医薬品は普遍的で公的資金によるメディケアプログラムを通じて完全に保険が適用される一方、外来処方薬はカナダ保健法によって保証される保険給付には含まれない。州および準州ならびに連邦政府は、特定の層（高齢者、社会扶助受給者、先住民族、退役軍人など）を対象とする公的資金によるプログラムを通じて、カナダ居住者の約3分の1に補償を提供している。州および準州ならびに連邦政府は保険適用の決定をおこない、それぞれが管理する公的プランのそれぞれのフォーミュラリ（処方集）を作成する。カナダ居住者の約3分の2は民間保険（企業ベースまたは個別契約）によって処方薬の保険適用を受けている。民間プランはそれぞれフォーミュラリを作成しており、それらのなかには公的プランに類似したものもあるが、公的プランと比較するとより包括的な傾向がある。ケベック州では、すべてのプランは少なくとも公的フォーミュラリと同程度の補償を提供することを義務づけている（Paris and Docteur, 2006）。

メキシコでは、人口の半数以上は社会保障制度を通じて、20％は社会保障を利用できない層を対象とした公的補助による任意制度の国民健康保険（Seguro Popular）によって、また1％は民間任意保険によって保険の適用を受けている。これらの制度はすべて、しばしば費用の共同負担により、外来処方薬を補償している。無保険者は保健省または州の保健当局を通じて医療サービスを受けることができる。社会保障機関および公的機関は、中央レベルで規定された二つのフォーミュラリ（ひとつはプライマリケア用、もうひとつは二次・三次レベル用）を用いて医薬品を購入する（Moïse and Docteur, 2007）。

米国では、人々はさまざまなソースから医薬品保険を購入している。2008年、米国居住者の58％は雇用主が提供する民間保険プラン、9％は個別に購入した民間プランを通じて処方薬の保険適用を受けていた。その他、連邦政府によって助成され、民間保険会社によって運営される、高齢者のための任意プログラムであるメディケア・パートDプランに加入している者が9％である。人口の約20％は低所得者のための連邦・州共同プログラムであるメディケイドによって補償されている。民間保険会社は、フォーミュラリや費用の共同負担、保険料が異なる複数の薬剤給付プランから選択肢を提供することがある。メディケア・パートD薬剤給付プランのみがフォーミュラリの策定に関して法律によって多少の制約を受けている。メディケイドにおいて、処方薬はオプションサービスであるが、州のプログラムはフォーミュラリ、自己負担金および調合することのできる処方せん数の制限に各州間で大きな違いがあるものの、すべて医薬品に保険を適用している（Kaiser Family Foundation, 2010）。

い3か国の平均価格プラス10％と定めている）。一方、あまり厳格に規定していない国もある（フランスでは、比較国における価格と「一致」する価格が求められる）。

海外ベンチマーキングにはいくつか欠点がある。第一に、企業の市場投入戦略に影響を及ぼし、その後、（それらへの参照を避けるために）低価格諸国での市場投入を遅らせるか、販売を取り止める可能性が高い。第二に、「表示価格」と第三者支払機関が支払う実際の価格（製造者との秘密協定で承諾されたリベートを通じて得られることが多い）の乖離を助長することになる。この事実は、結果的に価格比較とベンチマーキングを曖昧にする可能性を高めることにつながる。エコノミストと政策立案者は、特許医薬品に関して各国間に価格差があることによって、企業がR&Dに投資するために必要な収益を獲得すると同時に、低所得国の人々が高価格では利用できないような医薬品を利用できるという双方に有利な状況が生じると一般的に考えている。支払者の観点から見ても、支払能力や支払意欲、各国の疫学的状況およびその他の医療に投入される費用に応じて、医薬品にはさまざまな価値がある可能性がある。しかし、海外ベンチマーキングは、単独では、価格設定が医薬品の各国特有の価値を反映することを保証するものではない。

実際、一部の諸国はかぎられた市場セグメント――もっとも画期的な製品――に関して海外ベンチマーキングを利用しており、市場のほかの部分については治療上の価格参照を用いる傾向にある。

3.3　治療ベンチマーキング：内部または治療上の価格参照

治療上の価格参照を用いる場合、各国は市場で競合する医薬品の価格と比較して新規製品の価格を規制する。まず、既存の競合薬に対する新薬の治療上の利点を評価し、つぎに新製品の革新性のレベルに関して「価格プレミアム」を決定する。この方針に基づき、付加的治療価値がない製品は既存の競合製品と同レベルかそれ以下に価格が設定される。この慣行は価格設定が自由な市場において企業が用いる価格戦略に酷似しており、このような市場では革新的でない製品は市場シェアを獲得する目的で市場参入時に競合製品より低く価格が設定される。

カナダ、ベルギー、フランス、イタリア、日本、スイスは、「革新的」（ブレークスルー）新薬とはいえない製品に関して治療上の価格参照を利用している。しかし、新規参入製品の治療上の「付加価値」はさまざまな方法で評価される。フランスでは、透明化委員会が5段階の尺度に基づき付加的な治療価値を評価する一方、スイスは交渉の余地をより多く残し、あまり形式化されていないプロセスを設けている。イタリアでは、製品の革新性を評価するためのアルゴリズムが定められている。いずれの場合でも、価格プレミアムは所定のルールなしにケースバイケースで設定または交渉され、予想販売量など、その他のパラメータを考慮に入れることが多い。

同一の特性をもつ製品群に関する最高償還価格を設定する「参照価格」制度は、治療上の価格参照の変形とみなされうるが、そこには決定的な違いがある。参照価格制度のもとでは、製品の価格――企業によって自由に設定されるか交渉されるかを問わない――は、患者が製品の「付加価値」

への対価支払いをいとわない場合、たとえそれがブランド・ロイヤルティによるものにすぎない場合であっても、最高償還価格を上回る可能性がある。参照価格制度はOECD加盟国の3分の1以上で採用されてきたが、同制度の範囲は大きく異なる（Habi et al., 2008）。大半の諸国は生物学的に同等な製品群（同一の活性成分または同じ方法で投与された活性成分の組み合わせをもつ）を対象とするが、一部の諸国（ドイツ、チェコ、オランダ、ニュージーランド、スロバキア）は「治療上同等な」製品のより広範なグループを対象範囲として定義している。結果として、最高償還価格の影響を受ける市場シェアは、数量ベースでフランスにおける製薬市場全体の5%からドイツにおける60%まで大きく異なる。

治療上の価格参照によって、新規参入者の価格は規制当局によって漸進的な革新に加えられる価値（新製品の「付加価値」）に大きく左右される。新薬の利点を評価するために採用された基準が各国で大きく異なっていることは経験から明らかである。加えて、新製品の価格は従来、競合製品に関して設定された価格に基づいており、必ずしも治療薬の現行価値を反映して改正されるとはかぎらない。最後に、治療上の価格参照は薬効分類内での価格の一貫性を確保するものの、薬効分類を超える価格の一貫性を保証するものではない。経済評価はこれを達成するのに役立つ可能性があり、つぎのセクションで検討する。

3.4 薬剤経済学的評価

OECD加盟国の半数以上は、製造者が提案する価格を前提として償還に関する決定を下すために薬剤経済学的評価（PEA）を考慮に入れている。そのためPEAは価格を規制するために直接用いられないが、製造者が償還要件を満たす目的で自社製品の価格を引き下げるインセンティブを与える。ポジティブリストへの掲載を申請するすべての製品に関して系統的にPEAを用いているのは一部の諸国にすぎない。オーストラリア、オランダ、ニュージーランド、スウェーデンである。英国では、費用が高い、予算に対する影響力の強い、または臨床効果に関して不確実性が高い製品にかぎり、国民健康保険（NHS）によって補償されるべきかどうかを決定するために経済評価が実施される。カナダでは、カナダ医薬品・医療技術局の一部である「政府間一般医薬品審査会（Intergovernmental Common Drug Review）」が、公的制度での医薬品補償の決定のために新規有効成分の含まれる製品の費用対効果を系統的に評価する。イタリアでは、PEAは価格設定と償還に関する決定を支援するために交渉プロセスで用いられる。ドイツとフランスは、新たな規定（2007年および2008年）では、画期的な新医薬品は経済評価を受けるべきとしているが、実施方法は議論の途上である。韓国は最近保険適用の意思決定においてPEAを導入した。

ほとんどの場合、経済評価に対して責任を負う機関は、治療法の代替選択肢との比較によって、新たに得られた質調整生存年（QALY）ごとの追加費用を計測するために増分費用効果比（ICER）を計算する。通常、分析視点は、公的支払者の立場であるが、これは、公的保険制度に関

する費用への関心と潜在的費用削減のみを検討することを意味する。これとは対照的に、スウェーデンとノルウェーは社会的な立場での分析を採用しており、便益と費用の両方が（第三者支払機関だけでなく、患者、その家族、雇用主および政府に関連する）社会全体レベルで見積もられる。ICER 閾値（これを超える医薬品については、補償対象とされる可能性が低い）は一般的に明確に定義されないが、過去の決定から推測することができる。

薬剤経済学的評価は、社会による新薬への負担が臨床上の便益向上に比例することを保証しており、いろいろな意味で、償還の決定をおこなうためのもっとも合理的な手段である。また、支払者の支払意欲につながる便益やより重視される便益の種類について業界にシグナルを送ることにもなる。一方で、経済評価の実施には専門知識を要するため、すべての OECD 加盟国で利用可能とはかぎらない。さらに、こうした評価が医療支出の効率を高める手段としてよりも、給付制限（レーショニング）の手段として認識されている場合には、社会、業界および医療専門家から広く受け入れられない。最後に、ICER 基準を用いている諸国では、終末期に用いられる高価な医薬品やオーファンドラッグ[7]（費用対効果基準を満たす可能性が低い）によってすでに倫理的問題が提起され、それらの製品の特性を考慮する政策対応をおこなっている。

上述の三つの主要な手段以外に、OECD 加盟国はさまざまな手段を用いて医薬品価格を規制している。たとえば、イタリアでは、価格のほか、NHS による売上から得られた収入に対する各製薬企業の個別上限（これを超えると、企業はリベートを支払わなければならない）についても交渉する。スペインはコストプラス（原価加算）方式を用いている。英国は製薬企業の利益に上限を定めている。また、一部の国は製品固有の価格設定協定を策定している。これらの協定は医療支出の効率を促進する興味深い手段として政策立案者の注目を集めている。それらは本章第 5 節で検討されている。

3.5 価格規制および価格水準

これまでの検討は、OECD 加盟国が医薬品価格を規制するために用いる主要な政策手段の便益と、見込まれる欠点を簡単に説明している。ここでは重要な結論を強調したい。すなわち、価格規制は必ずしも低価格につながるわけではないのである（OECD, 2008）。2005 年の医薬品の小売価格は OECD 平均を 68％下回るものから 185％上回るものまであり、価格規制のある一部の諸国が高価格であった（スイス、カナダ）のに対し、市場参入時に直接の価格規制のない諸国は比較的低価格（英国など）であった。医薬品価格は 1 人あたり GDP（ただし、小売価格の違いのわずか 5 分の 1 を説明する所得の違いしか見られなかった）および経済全体の価格水準（医薬品価格の違いの半数以上を説明する違い）に部分的に関連している。これは驚くにはあたらない。なぜなら、実際、規制当局はつねにもっとも安い価格を設定しようとしているわけでもないし、購買力を失うようなこともしない。医療支出の静態的効率性を改善する努力は R&D 投資と将来の技術革新（動態的効率

性）のためのインセンティブを維持する望みによって相殺される。さらに、価格は一面的なものの見方である。すなわち、医療支出の効率性は医薬品の適切な処方および利用ならびに効率的な流通網にも左右されるからである。

　この結論は、現行の医薬品価格政策が理想的であるとか、医療支出額に見合う価値を確保している、といっているわけではない。医薬品の価格とその「価値」をよりよく結びつける努力が問われているのである。一部の諸国はすでに費用に見合うより多くの価値を得る対策を講じている。最近の取り組みを以下で検討する。

第4節　新医薬品の償還と価格政策における最近の展開

　製造者が致死的または身体に障害を引き起こす病気の治療のための新製品について高価格を提示した場合は、政策立案者はとりわけ難しい決断を迫られることがある。制約された財源のなかで、新しい治療法の費用および便益と、公的財源補償を先送りされるその他の医療サービスの便益とを比較検討しなければならない。

　否定的な償還決定についてのマスコミ報道——たとえばイングランドとウェールズにおける医療技術評価機構（NICE）の決定など——は人々がいかに「治療の拒絶」に敏感であるかを示している。最近の米国の医療改革の反対者は給付制限（レーショニング）がおこなわれるのではないかという不安をあおったが、米国の実情は、高価な医薬品を必要とする者のアクセスを確保しているという状況には程遠い（Faden et al., 2009）。従来、イングランド、オーストラリア、ニュージーランドでは、費用対効果の低い医薬品への公的財源補償を拒絶することが政治的に困難であることがわかっており、自国の費用対効果の閾値を回避する方法を模索せざるをえなかった（Raftery, 2008）。

　実際、政策立案者は深刻なジレンマに直面している。費用対効果の研究は新しい治療法の便益と費用（機会費用を含む）についての科学情報を提供する。しかし、国民は必ずしも合理的な情報であると納得しているわけではない。効率性の基準を満たさない治療でも、寿命を延ばしたり、重篤な症状を軽減して、価値があるとみなされることもありうる。ときにエコノミストが定義する「合理的な選択」と、集団の選好とが一致しないことがありうることも明白である。

　市民自身が、治療の真の費用と便益、潜在的な悪影響、不確実性および機会費用を熟知していないともいえる。あるいは給付制限に反対する同じ市民が、必ずしも医療制度への支出を拡大することを容認するわけでも、現在の便益を失ってもよいとするわけでもない。どの治療を公的補償の対象とするかについて、おおまかな妥協に達するには一体どうすればよいのだろうか。

　オーファンドラッグや終末期に用いられる医薬品など、一部の層を対象とする医薬品でこの種の問題が生ずる可能性がもっとも高い。製造者は（生産量の少なさを埋め合わせるために）提示価格

> **Box 6.3** 米国の民間保険会社が高価な医薬品に対応するために用いる戦略

米国では、一部の公的および民間の保険会社は薬剤経済学的評価（PEA）を用いて薬剤給付を策定している。PEA はほとんどの場合、製造者と価格を交渉する目的で代替的治療法と比較し、自己負担額を差別化し、より安価な代替手段の利用を奨励することに用いられる。また、めったにないが、より制約の多いフォーミュラリから医薬品の収載を除外するために用いられることもある。しかし、多くの保険会社は、代替手段のない治療法をフォーミュラリから除外することはない。そのため、新しい高価な治療法の財源は保険料の引き上げや患者への費用の転嫁によって賄われる。

一部の民間保険は4層目の自己負担制を最近導入した。伝統的に、民間保険はもっとも安い医薬品の利用を促すために3層構造の自己負担制を用いている。月々の自己負担額は通常、ジェネリック医薬品については5米ドルから10米ドル、手頃な価格のブランド医薬品については20米ドルから30米ドル、高価なブランド医薬品は50米ドルに及ぶ。高価な医薬品からのコスト圧力に対応するために、民間保険は20％から30％の自己負担金という形式で「第4の層」を導入した。この4層制度は、メディケア処方せん薬剤給付保険の86％、民間の薬剤給付保険の10％に導入されている（Lee and Emanuel, 2008）。価格が年間5万米ドルを上回る医薬品については、共同保険は1万米ドル以上の窓口負担に相当する。

出典：Lee and Emanuel（2008）、Faden *et al.*（2009）。

を非常に高くすることを望み、政策立案者は、経済的理由で治療を拒否する立場をとらずに、重症疾患のある一部の人口集団のための医薬品を開発するインセンティブを企業に提示したいと思っている。

これらすべての懸念に対して、政策立案者は一部の政策手段と意思決定の基準を適応させている。以下ではこのような政策手段の一部を説明する。OECD 加盟国のほぼすべてが公的制度で補償される医薬品の償還および価格を中央レベルで規制しているため、この議論は主に公共政策に重点を置く。しかし、公的以外の制度でも高価な医薬品がもたらす問題がないわけではない。たとえば米国では、高価な医薬品に対応する目的で公的および民間の保険会社によってさまざまな戦略が導入されている（Box6.3 参照）。

4.1　経済評価および費用対効果の低い医薬品

多くの OECD 加盟国では、公的財源の導入の決定において検討される不可欠の指標は、臨床効

果についてのものである。高価な新薬であっても、厳しい規制または予算への影響を制約するために、使用について事前承諾がともなうとしても、その有効性が証明され、便益が高いかぎりにおいては、ほとんどの場合、最終的には公的プログラムによって償還されることになる。たとえばオーストラリアでは、薬剤給付諮問委員会（PBAC）は、治療によって利益を得る最大の可能性をもつ患者についてのみにアクセス制限した特別プログラムの範囲内での薬剤利用を提言することがある（Nikolentzos et al., 2008）。

　一般に、価格規制と償還ルールは、病院環境のみで用いられる医薬品については、外来診療で用いられる医薬品より厳しくない。ほとんどの場合、病院の医薬品購入は、第三者支払機関と患者からの支払いで賄われている。通常、病院は予算制のもとにあり、支払制度が高価な医薬品を利用する能力を決定する。現在OECD加盟国で広く用いられている、国際的な予算と支払制度は、高価な新薬を利用するインセンティブをほとんど提供しておらず、新薬の費用が、疾病ごとに価格設定される標準的な平均費用に含まれない場合にはとくにそうである。この困難を克服するために、一部の国では、案件ごとの上限支払額に加えて、高価な医薬品に財源投入をおこなう特別プログラムを導入している（ドイツ、フランスなど）。ほかの国では、高価な入院医薬品へのアクセスは公平ではなく、病院の支払能力や支払意思と関連している。

　償還決定のために費用対効果を検討する国では、経済評価の結果と公共の期待のトレードオフに対する明確な回答を提供しようとしている。第一に、費用対効果に基づく保険適用決定における共通の特徴は、ある閾値（基準値）を超えると新薬に公的財源での補償がなされることがないとする、明確かつ最終的な「ICER閾値」を定義した国はないということである。代わりに、各国は、ほかの確かな基準を考慮する必要があることを認めたうえで、これを超えると医薬品に公的財源補償される可能性が低くなるという柔軟な閾値を利用している。

　スウェーデンには保険適用の決定において費用対効果以外に考慮されるべき明確な基準があった。「必要性と連帯の原則」では、意思決定に際して重篤な病気に対し、より高い優先権が与えられなければならないと述べている（Box6.4参照）。この要件を満たすために、薬剤給付委員会は治療を受けた病気の重症度に関連するさまざまな費用対効果の閾値を利用している。結果的に、これまでにQALYあたり9万ユーロを超える費用をともなう治療にも、公的財源補償をおこなっている（Garau and Mestre-Ferrandiz, 2009）。加えて、スウェーデンでは、評価プロセスにおける「予算への影響」は、オーファンドラッグなど、使用されうる母集団が小さい高コスト医薬品には、有利な検討がおこなわれる。意思決定者は見込まれる予算への影響が合理的と考えられる範囲内であるかぎり、QALYあたりのコストが高い医薬品でも公的財源補償をおこなう可能性が高い。

　英国では、経済評価を担当する機関はこれらの問題を考慮するために自らの研究ガイドラインの修正をおこなった。2009年7月、イングランドとウェールズにおいて、英国医療技術評価機構（NICE）は延命治療と終末期治療の評価に関するガイドラインを修正した（Box6.4参照）。同様に、スコットランドでも、スコットランド医薬品コンソーシアムが意思決定において、ICER以外の基

Box 6.4　社会的価値および経済評価

　増分費用効果比（ICER）は新薬の価値を評価し、保険適用を推奨するかその決定を下すために広く用いられている。ICERは、一般的に「社会的価値」と切り離して検討されることはない。

スウェーデンにおける社会的価値と保険適用の決定に関する基準
　薬剤給付委員会（LFN）[1]は外来診療で用いられる医薬品に関する保険適用の決定をおこなう。決定は三つの基準に基づいておこなわれる。

- **人的価値の原則**：人間の平等と一人ひとりの完全性を尊重すべきである。保険適用の決定は年齢、性別、人種などを理由に差別してはならない。
- **必要性と連帯の原則**：償還の決定において、もっとも必要とする者が優先される、すなわち、より重篤な疾患のある者はあまり重篤でない者より優先される。
- **費用対効果の原則**：医薬品を利用する費用は、医学、人道的および社会経済的観点から合理的でなければならない。

　スウェーデンでは、費用対効果は社会全体の立場から評価される。つまり、誰が支払うのか（第三者支払機関および患者）や誰が医療利益から恩恵を得るのか（患者、雇用主、中央政府または地方自治体）に関係なく、すべての費用と便益が検討される。

延命、終末期治療の評価に関するNICEの新しいガイドライン
　英国医療技術評価機構（NICE）は、イングランドとウェールズの国民健康保険（NHS）における保健医療技術の利用などを提言するために1999年から費用対効果を評価している。2008年、NICEは評価プロセスにおける社会的価値の検討に関する報告書を発表し、「救助の原則（rule of rescue）」[2]を関連する決定基準から明確に除外した（NICE, 2008）。しかし最近になって、NICEは延命、終末期治療の評価に関するガイドラインを修正し、ICERが通常のQALYあたり3万ポンドの基準を上回る治療についても公的財源投入を認めた。ガイドラインの補足的部分は以下の場合に適用される。

- 平均寿命が短い（通常、24か月未満）患者に関して指示される治療である。
- 現行のNHSの治療と比較して、治療が寿命の延長（通常、3か月以上の延命）をもたらす十分なエビデンスがある。
- 治療が少数の患者集団に関して認可されるか、指示されている。

　このような状況において評価委員会は、ICERにおいて終末期疾患の後期に達成されたQALY

を重視することの影響を検討し、現行の基準範囲内に入るために必要な追加の重要度を評価する予定である。この補足的勧告を用いて作成されたガイドラインは2年以内に見直す必要がある。

1. 薬剤給付委員会（LFN）は2002年に設置され、現在は歯科・薬剤給付庁の一部である（スウェーデン語の略称はTLV）。
2. 「救助の原則」とは、重大な脅威にさらされている者を救う試みには、いかなる対価を払っても、利用可能なあらゆる手段を用いるべきであるということを意味する（同様の原則が山で遭難した人に適用されている）。一部のアナリストは、この原則を重篤な疾患の高コスト医薬品の無制限の使用を正当化するものと意見表明している。

出典：LFN（2007）、Mason and Drummond（2009）、NICE（2008, 2009）。

準を考慮に入れることとした――この基準は、致命的な病気を治療する医薬品かどうか、生存年延長や生活の質（QOL）を大幅に改善する、または「根治」的治療との隔たりを埋めるかどうかなどである（Garau and Mestre-Ferrandiz, 2009）。

意思決定のための基準の適応以外に、これらの諸国では、費用効率が低いか予算への影響が大きい医薬品に関しては、製品ごとの協定も利用している。

4.2　製品固有の価格設定協定

支払者と製薬企業は、高コストであるものや予算への影響の大きい医薬品へのアクセスを高めるために製品ごとの価格設定協定を考案してきた（IMS, 2009; Carlson et al., 2010）。第三者支払機関と製薬企業の間のこれらの協定は、医療利益に関して新製品によってもたらされた「価値」と単価を結びつけるか、あるいは基本的に、予算の影響を制限しようと努めている。このような協定を分類するための類型論がすでに考案されている（IMS, 2009; Carlson et al., 2010）。ここでは、合意されたレベルを超える企業の利益部分の抽出、公的予算への影響の制限、有効性や費用対効果に関する根拠の強化、あるいは、不明瞭な便益のリスクの分担など、さまざまな目的に応じて協定を分類する類型論が用いられている（図6.5参照）。

量・価格協定において、製品単価は販売量に結びつけられ、生産量が増加すると価格が低下する。売り手が販売量の増加と引き換えであれば留保価格の引き下げを厭わないという考えと一致している。価格の引き下げは、多くの場合、製造者と第三者支払機関の間で合意された非公開の割引またはリベートの形をとる。量・価格協定は、米国の民間保険会社や薬剤給付管理会社によって広く用いられており、フォーミュラリへの収載または「推奨薬」の地位（消費者の処方せん料が安い）と引き換えに割引またはリベートを交渉するのに利用されてきた。フランスでは、価格交渉時に、予想以上の使用量となる不適切な使用のリスクがある場合に、規制当局によって量・価格協定が締結される。また、オーストラリアでは、合意された販売量を超える場合には値下げし、支出上限を超える場合には製造者がリベートを支払うという同じ論理の二種類の協定を利用している。量・価格協定は、実際には第三者支払機関が支出を抑制するのを可能にするわけではなく、単に企業の利益

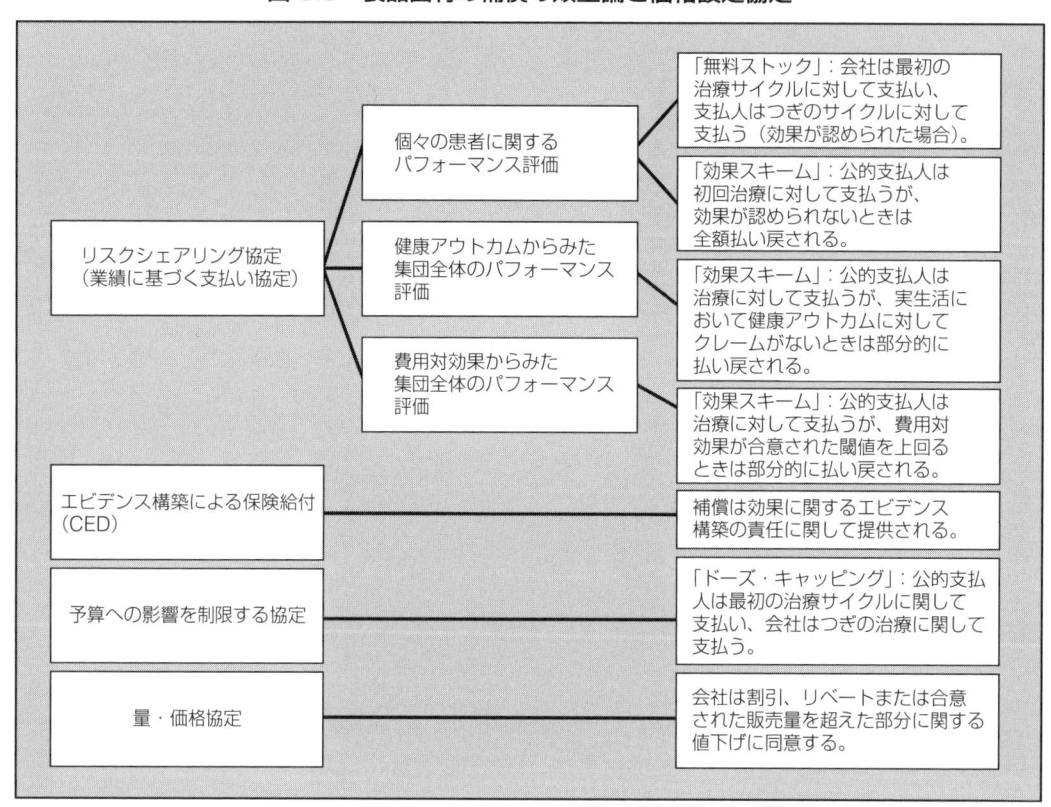

図 6.5 製品固有の補償の類型論と価格設定協定

分類	サブ分類	内容
リスクシェアリング協定（業績に基づく支払い協定）	個々の患者に関するパフォーマンス評価	「無料ストック」：会社は最初の治療サイクルに対して支払い、支払人はつぎのサイクルに対して支払う（効果が認められた場合）。
		「効果スキーム」：公的支払人は初回治療に対して支払うが、効果が認められないときは全額払い戻される。
	健康アウトカムからみた集団全体のパフォーマンス評価	「効果スキーム」：公的支払人は治療に対して支払うが、実生活において健康アウトカムに対してクレームがないときは部分的に払い戻される。
	費用対効果からみた集団全体のパフォーマンス評価	「効果スキーム」：公的支払人は治療に対して支払うが、費用対効果が合意された閾値を上回るときは部分的に払い戻される。
エビデンス構築による保険給付（CED）		補償は効果に関するエビデンス構築の責任に関して提供される。
予算への影響を制限する協定		「ドーズ・キャッピング」：公的支払人は最初の治療サイクルに関して支払い、会社はつぎの治療に関して支払う。
量・価格協定		会社は割引、リベートまたは合意された販売量を超えた部分に関する値下げに同意する。

出典：OECD事務局。

部分を引き出すことを可能にする。

予算への影響を制限する協定は、公的支払者が患者あたりの固定額を超えて支出することのないようにするためだけのものである。この協定は「ドーズ・キャッピング」患者アクセス制度において英国医療技術評価機構（NICE）と製薬企業間で締結されてきた（Box6.4参照）。たとえば国民健康保険（NHS）は、2年目以降の費用を製造者が負担するという条件でレナリドマイドによる多発性骨髄腫の治療について、最初の2年間への支払いに同意した。

エビデンス構築による保険給付（CED）制度は、イタリア、英国、米国、スウェーデンで導入され（Carlson et al., 2010）、特定の状況において2011年からオーストラリアで利用される予定である。この制度は、保険給付と、新たな臨床試験や「臨床現場」で達成された臨床効果を支払者に示すための企業によるデータ収集を結びつけるものである。CED制度は公的資金提供のための申請において製造者によって作成された臨床エビデンスの不確実性が高い場合に採用される。英国では、通常、CED制度では臨床試験に含まれる患者にかぎり保険給付の対象となる。スウェーデンのCED制度では、製品の実際の使用（肥満治療など）、罹患率および死亡率に対する長期的影響

（コレステロール製品）、生活の質（QOL）（インスリンデテミル（インスリンアナログ）など）または費用対効果（パーキンソン治療薬、子宮頸がんワクチンなど）などに関する情報に基づき、給付決定がなされる。イタリアでは、たとえば画期的な抗腫瘍薬やオーファンドラッグに関してウェブサイト上に「登録簿」を設け、このデータベースによって特定の医薬品の合理的かつ適切な使用についての情報を収集し、使用と支出を監視することで、リスクシェアリング協定に必要な情報を得ることを目的としている。CED制度の全体的な目標は、健康に対する製品の影響に関する情報を向上させることである。

リスクシェアリング協定は、製造者が主張する便益の不確実性が高い場合にも締結される。健康上の便益が潜在的に高い場合、第三者支払機関は新たな治療薬への公的資金適用に同意するが、主張された便益が臨床現場で観察されない場合には企業による払い戻し（少なくとも部分的に）を求めることになろう。多発性硬化症の治療に関して、2002年に英国のNHSと製薬企業数社によって締結された協定はもっとも有名な事例である。

リスクシェアリング協定はいくつかの形をとることがある。評価されるアウトカムは、臨床上の便益の観点（臨床反応、QOL向上など）から、または費用対効果の観点から（得られたQALYあたりの費用は一定の基準を超えてはならない）、それぞれ定義される。アウトカムは、個人レベル（すなわち、治療された各患者）か、治療対象全体を考慮した集団レベルで評価することがそれぞれ可能である。たとえば、ドイツでは、疾病金庫は骨粗しょう症関連の骨折が生じた場合、骨粗しょう症に関する患者の治療薬の払い戻しの協定についてノバルティス社と調印した。英国では、ヤンセン・シラグ社は治療の4周期後にポジティブな反応を示さない患者に関して多発性骨髄腫の治療薬の払い戻しに同意した。また、英国では、多発性硬化症の治療薬を生産する複数の企業は、平均でQALYあたり3万6,000ポンドとなるよう自社製品の価格の引き下げに同意した（IMS, 2009）。フランスでは、コンプライアンスを改善すると主張された統合失調症の治療の保険給付は、企業が実生活でコンプライアンスを監視し、コンプライアンス目標が達成されない場合には社会保障支出の一部を払い戻すことを条件に承認された。イタリアでは、二種類の協定が存在する。いわゆる「リスクシェアリング」協定では、製造者は治療に反応しない患者に関するNHS支出の一定の割合の払い戻しを求められる一方、「業績に基づく支払い」協定では、製造者は治療に反応しない患者に関する全費用を払い戻す。

これらの協定の多くは評価するには時期尚早である。プロセスの観点から、管理費とR&D費用（とくに、エビデンス構築のために負担する費用）が増加する可能性が高いが、協定による便益は費用を相殺することが見込まれる。カールソン他（Carlson et al., 2010）は、過去10年間に締結されたCEDおよび業績に基づく協定に関する入手可能なデータを検討し、当初CED協定に基づき給付された医薬品の一部はCED期間後に無制限給付または制限つきの給付の承認が得られたが、すべてが承認されたわけではないこともわかった。リスクシェアリング協定を評価した調査はわずか二つしかない。英国ファイザー社と北スタフォードシャー地方の保健当局の間の抗コレステロー

Box 6.5　英国における患者アクセス制度

英国は、2009年の医薬品規制制度において、費用対効果が高すぎて国民健康保険（NHS）資金調達のための英国医療技術評価機構（NICE）の基準を満たすことができない革新的な治療へのアクセスを促進する目的で、患者アクセス制度（PAS）を導入した。PASにはいくつかの形態がある。

- **無料ストック協定**：この協定は、企業が最初の治療周期の治療を無料で提供し、最初の周期の臨床反応がポジティブな結果である場合、NHSが以降のサイクルの費用を負担する。たとえば、UCB社は中等度から重度の関節リウマチ（セルトリズマブペゴル）の最初の12週間の治療を無料で提供し、臨床反応がポジティブである場合、NHSが引き続き治療に資金提供をすることに同意した。
- **ドーズ・キャッピング協定**：この協定は、最初のサイクルの治療による支払いをNHSが負担し、企業は以降の治療の費用を負担する。たとえば、NHSはラニビズマブによる急性滲出型黄斑変性症のための最初の14回分（片眼あたり）の治療の支払いを負担し、ノバルティス社は3年を上限として、以降の注射の費用を負担する。
- **割引協定**：この協定は、NHSに単に最小限の割引を提供するものであって（地域の購入者によってさらに交渉される可能性がある）、公的なものである。状況によっては、個人の治療全体の費用の上限を設定するという点において、ほかのOECD加盟国における製薬企業と公的または民間の支払者間で締結される通常の秘密協定とは異なる。たとえばロシュ社は、直接比較（head to head）の比較臨床試験の確定的な結果が得られて新たなNICEの評価が出るまで自社製品の価格を安価な競合製品と等しくするため、非小細胞肺がんの治療薬（エルロチニブ）の価格を14.5%割り引くことに同意している。

英国におけるPAS導入に関する最近の調査は、これらの制度の二つにしたがって病院が受けた払い戻しが、医療サービスへの支払いをおこなうプライマリケアトラスト（PCT）に還元されなかったという結論を下した。加えて、病院はPASを管理し企業から資金を取り戻すためのスタッフが不足していることに不満を表明した。NICEの新たなPAS担当部署の導入が促進される可能性が高く、地域の標準PASテンプレート作成からも恩恵を受けるであろう（Williamson, 2010）。

出典：NICEウェブサイト、Williamson（2010）、Pharmaceutical Price Regulation Scheme（2009）（www.dh.gov.uk/en/Publicationsandstatistics/Publications/DH_091825）。

ル薬に関する協定は、肯定的な医療効果で終了し（治療された集団はコレステロール値目標を達成した）、同社からの払い戻しはなかった。多発性硬化症に関する英国のNHS協定の結果はもっと複雑であった。肯定的な医療効果であったにもかかわらず、治療の費用対効果の評価は確実なものではなかった。

製品固有の協定は、革新的な治療への患者のアクセスを促すうえで新たな有効手段であることが十分に判明すると同時に、公的資金を治療価値と結びつけた可能性がある。しかし、今までのところ、その有用性を確信するにはエビデンスが不十分である。これらの協定がOECD加盟国で急速に発展しているため、便益と費用に関するその成果は評価される必要がある。評価は協定の構造（すべての協定は実行可能か）のほか、最終結果にも重点を置くべきである。

第5節　ジェネリック市場を開拓する努力

すべてのOECD加盟国は、ジェネリック市場の開拓が特許医薬品より安価な製品を提供し、革新的な医薬品に対する乏しい資金の再配分を可能にし、医療支出の効率を高める好機とみなしている。大半のOECD加盟国はジェネリックの使用を促す政策を導入している（表6.1参照）。しかし、医薬品販売に占めるジェネリック市場の割合はOECD加盟国ごとに幅広いばらつきを示している（図6.6参照）。

ジェネリックの参入は先発品による企業収益のドラスティックな減少をともなうことが多いため、製薬企業は自社製品の市場占有権期間を最大化し、ジェネリックの参入に対抗することを目的とした一連の戦略を策定してきた（OECD, 2008）。2000年から2007年にEU加盟の27か国において製薬企業がジェネリックの参入を遅らせるために用いた慣行に関する大規模な調査において、欧州委員会は合法的な戦略とあまり合法的でない戦略を識別したが、そのなかには以下が含まる。特許戦略（特許期限の不確実性を高めるために単一の製品に関連して連続的に特許を増やす）、特許侵害に対する訴訟、ならびに市場参入を制限するか遅らせるためのジェネリック企業との合意（European Commission, 2008）。欧州委員会は、公正競争法の遵守をより綿密に検査する必要性を示し、統一特許制度と統一訴訟制度の創出によってEU全体が恩恵を受けるだろうとの結論を下した。

しかし、ジェネリック市場の発展を阻んでいるのは主として製薬業界の行動だけであるという結論を下すのは間違っているかもしれない。多くの公共政策もこの市場の発展を妨げている。たとえば、特許を理由とした不承認「パテント・リンケージ」はジェネリックの参入に不当な遅延を強いる可能性がある。このルールにしたがうことで、販売承認の担当当局は、販売承認を付与する前に特許が失効するかどうかを確認することができる。大半のOECD加盟国は、特許期間満了になり次第、ジェネリックが市場に参入できるように、医薬品当局が特許期間満了前[8,9]にジェネリック

第 6 章　医薬品の償還と価格政策：市場競争と技術革新の促進

表6.1　ジェネリック医薬品利用促進政策

	INNでの処方			ジェネリック薬の代替			ジェネリック薬（または安価な薬）の処方／調剤／購入のインセンティブ			償還および価格政策	
	許可されない	許可される	必須	許可されない	許可される	必須	薬剤師にとってのインセンティブ	患者にとってのインセンティブ	医師にとってのインセンティブ	参照価格システム	価格リンケージ（はじめて発売されたジェネリック医薬品／先発医薬品に対する割引）
オーストラリア		X			X		F	F	—	Y	−12.5%[1]
オーストリア	X			X			N	n.a.	NF	N	−48%,−15%+S
ベルギー		X			X		NF	F	F&NF	Y	−30%
カナダ[2]		X[2]	X[2]		X[2]	X[2]	F[2]	F[2]	[2]	Y/N[2]	[2]
チリ		X[3]			X		N	F	NF[3]	N	N
チェコ	X				X		n.a.	F	F	Y	−20%
デンマーク	X					X	NF	F	NF	Y	N
フィンランド		X				X	NF	F	NF	Y	−40%
フランス		X			X		NF	F	NF&F	Y	−55%+S
ドイツ		X				X	NF	F	F	Y	N
ギリシャ	X			X			N	F	N	Y	−20%+S
ハンガリー		X			X		NF	F	N	Y	−30%,-10%,-10%
アイスランド		X			X		n.a.	F	n.a.	Y	n.a.
アイルランド		X			X[4]		N	F	NF	Y[4]	S
イタリア		X			X		F	F	NF	Y	−20%
日本		X			X		F	F	[5]	n.a.	−30%[5]
韓国		X			X		F	F	n.a.	n.a.	−32%,−15%
ルクセンブルク		X		X			n.a.	n.a.	NF	N	n.a.
メキシコ			X		X		F	F	NF	N	N
オランダ		X			X		F	F	n.a.	Y	N
ニュージーランド		X			X[6]		F	F	NF	n.a.	n.a.
ノルウェー		X			X		F	F	NF	N	S
ポーランド		X			X		NF	F	N	Y	−25%, −25%
ポルトガル			X		X		N	F	N	Y	−35%
スロバキア		X				X	NF	F	NF	Y	N
スペイン		X				X	NF&F[7]	F	NF&F[7]	Y	−30%
スウェーデン		X				X	NF&F	F	NF	N	N
スイス		X			X		F	F	N	N	−20%から−50%[8]
トルコ	X				X			F	—	Y	−20%
英国		X		X			F	F	NF	N	N
米国[9]							F[9]	F[9]	N	N	N

注：INN＝国際一般名、F＝財政的インセンティブ、N＝いいえ、n.a.＝データなし、NF＝非財政的インセンティブ、S＝段階的価格モデル（先発医薬品およびジェネリック医薬品とも最初の期間が過ぎると、価格は低下する）、Y＝許可あり。薬剤師のために、この表は薬物補償スキームによって提供されるインセンティブについてのみ検討する。マーケットインセンティブ（たとえば、製薬企業からのリベート、垂直的統合、その他）は含まない。価格リンケージとは、はじめて発売されたジェネリック医薬品（場合によっては、その後発売されたジェネリック医薬品）の（最高）価格を、先発医薬品の価格にリンケージさせる価格設定政策。それ以後の価格改定の枠組みは国ごとに異なることもある。

1. 価格の引き下げはジェネリックおよび先発医薬品に適用される。
2. カナダでは、処方薬とジェネリック代替の規制は州および統治領によって異なる。医師、薬剤師、患者にとってのインセンティブは薬物給付プランごとに異なる。参照価格はいくつかの薬物給付プランによってのみ利用されている。
3. 公的セクターにおいてのみ。
4. 導入予定。
5. 日本の場合、医師にとっての直接的インセンティブは存在しないが、医療施設にとっては存在する。ジェネリック価格は上市後も改定される。
6. 薬剤師が処方医と代替の調整をおこなう場合。
7. 地域による。
8. 先発薬市場での販売額による。
9. 国際一般名による処方および代替に関する法律は州ごとに異なる。医師、薬剤師、患者にとってのインセンティブは薬物給付プランごとに異なる。ジェネリックに関しては患者の雇用主負担払いであるが、その額は一般的に比較的低い。

出典：PPRI country profile（*http://ppri.oebig.at*）、個人的情報交換を含む。

StatLink：http://dx.doi.org/10.1787/888932319839

図6.6 ジェネリック市場の割合（2008年）

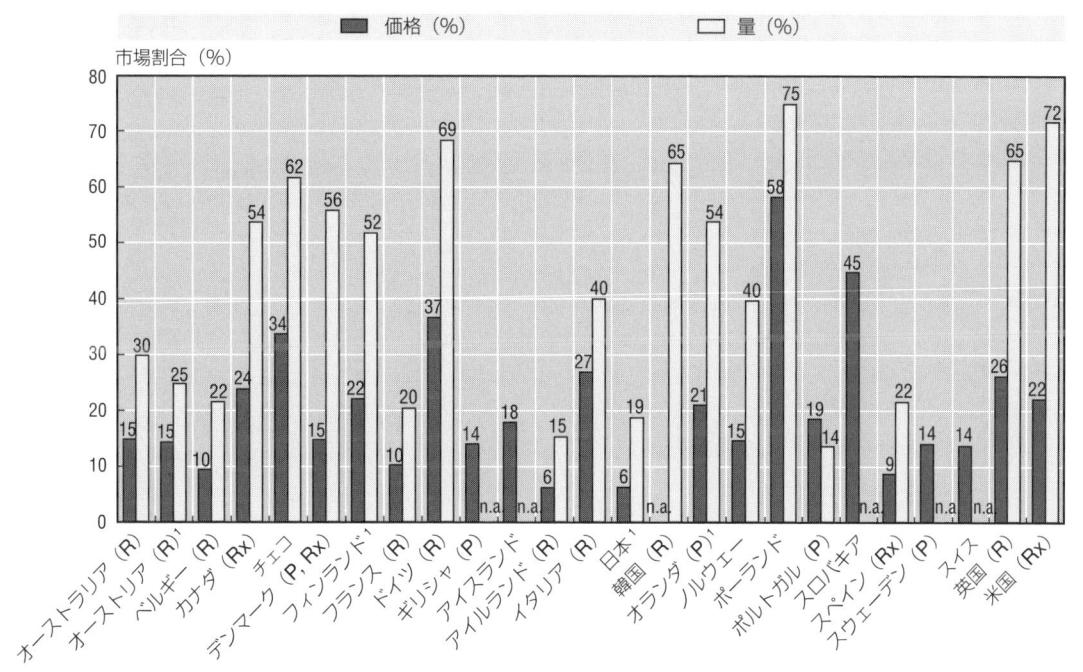

価格（％）／量（％）：オーストラリア（R）15/30、オーストリア（R）¹ 15/25、ベルギー（R）10/22、カナダ（Rx）24/54、チェコ 34/62、デンマーク（P, Rx）15/56、フィンランド¹ 22/52、フランス（R）10/20、ドイツ（R）37/69、ギリシャ（P）14/n.a.、アイスランド 18/n.a.、アイルランド（R）6/15、イタリア（R）27/40、日本¹ 6/19、韓国（R）n.a./65、オランダ（P）¹ 21/54、ノルウェー 15/40、ポーランド 58/75、ポルトガル 19/14、スロバキア（Rx）9/45、スペイン（P）n.a./22、スウェーデン 14/n.a.、スイス（R）14/26、英国（R）n.a./65、米国（Rx）22/72。

n.a. ＝データなし、P ＝地域薬局、R ＝償還薬（外来患者）、Rx ＝処方薬、左記以外は全医薬品に占める割合。
1. オーストリア、フィンランド、日本、オランダのデータは2007年。
出典：各国政府情報、EFPIA（2010）。

StatLink：http://dx.doi.org/10.1787/888932319630

　の申請を受け付け、販売承認を可能にする「ボーラー」条項を採用している。しかし、一部の諸国は引き続き販売承認を特許期間満了と結びつけている（スロバキア、メキシコなど）。

　加えて、多くの諸国では、価格設定および償還プロセスがジェネリックの参入に一層の遅延を強いている。しかしジェネリック製品の特異性を考慮して、ジェネリックの普及を迅速化するために手続きは確実に短縮されるか促進される可能性がある（EGA, 2009; European Commission, 2008）。たとえばオーストラリアでは、政府と主要な製薬産業協会の間の最近の協定により、2011年から販売承認と償還政策の担当当局が新製品の並行評価をおこなうことになっている。販売承認および償還・価格設定手続きに加えて、一部の諸国は薬剤師により相互に変更可能な「代替可能製品」グループを定義することによって代替機会を制限する別の措置を採用している。各国はこの手続きの費用と便益を検討し、より一般的レベルでの互換と代替に関する規定を定めることで、製品ごとの基本手順に基づき、薬剤師が代替可能性を判断することができる。

　参照価格制度と「価格リンケージ」は、状況次第でジェネリック間の価格競争を軽減する可能性がある。参照価格制度において、支払者は、ほとんどの場合、製品群に関してもっとも安価なジェネリックの価格を参照して最高償還価格（MRP）を設定する。消費者は個別価格とこの償還額の差額を支払わなければならない。この政策は、参照価格が頻繁に更新されない場合はとくに、ジェ

ネリック製造者または薬剤師がMRPを下回るジェネリック医薬品を販売するインセンティブをあまり提供せず、長期的には価格競争をかなり軽減する可能性がある。一方、参照価格制度は明確に医薬品市場におけるジェネリックの普及を支持しており、これは一部の諸国にとっては依然として最優先すべきことである。

多くの諸国では、定額割引――「価格リンケージ」として知られる慣行――によって、先発薬の価格との関連でジェネリックの価格を規制している。フランスでは、ジェネリックの価格は先発薬の価格より55％安く設定されている（表6.1参照）。第三者支払機関にとって、この政策は「費用に見合う価値」を保証するものではない。なぜなら、特許が満了した場合、ブランド医薬品に対して、生物学的に同等な製品より高い金額を支払う理由はないからである。製品ごとに個別の償還価格が設けられている場合は、第三者支払機関に対して費用に見合うよりよい価値を提示するが、企業がブランド・ロイヤルティから利益を得ることができる場合、この金額を上回る価格を設定する可能性がある。さらに、価格リンケージはジェネリック市場におけるダイナミックな価格競争を軽減するかもしれない。すなわち、価格設定が自由な市場では、競合者の数が増えれば、ジェネリック価格はより低下する可能性がある。一部の諸国は「段階的価格設定モデル」を導入しており、特許切れ市場の力学を生ずる期待から、先発薬（および時にはジェネリック）の価格を一定期間後に引き下げている（オーストリア、フランス、ノルウェーなど）。しかしこのアプローチは、より自由な市場におけるジェネリック価格ほど安価であることを保証するものではない。

OECD加盟国の大半は、医師が国際一般名（INN）で処方することや、薬剤師がブランド処方薬を同等の（より安価な）医薬品に代替することを認めている[10]（表6.1参照）。しかし、専門家の行動は法律のみによって影響を受けるわけではない。英国では処方せんの80％がINNで記載されるが、フランスでは12％にすぎない（PPRI, 2008b）。同様に、実際にはおこなわなくても、ジェネリックをブランド医薬品の代わりに処方することが薬剤師に認められている。ギリシャなど一部の諸国では、依然としてINNでの処方せん記載または薬局でのジェネリック代替を認めていないが、それら諸国ではジェネリックの市場シェアはひときわ低い。少数の国では、薬剤師によるジェネリック代替が強制されている（デンマーク、スウェーデンなど）。しかし、強制的なジェネリック代替制度でなくても、ポーランドや英国などの一部の国ではジェネリックが高い市場シェアをもつため（図6.6参照）、強制的な代替制度がジェネリックの高い浸透率を確保する必要条件とは思われない。

医師、薬剤師、患者に関する金銭的インセンティブは、ジェネリック市場の拡大を促すために創出されてきた。医師はより安価な代替品を処方するための金銭的インセンティブをさまざまな方法で提供されている。1990年代の米国における一部の医師グループまたは英国でのGPファンドホルダーに関しては、医師は患者1人あたりごとの公的補償を受け（人頭払い）、経済的な処方によって達成した節約分を所得とすることができる仕組みがある。ペイ・フォー・パフォーマンス（P4P）制度で定義されたように、医師がジェネリック処方に関して目標を達成した場合、追加の

支払いによって財政的に報いられるというものもある。たとえば、フランスの個別診療の改善に関する契約（CAPI）は、プライマリケア医によって任意ベースで締結されるが、報酬の支払いと一部のジェネリックグループに関するジェネリックによる処方の比率の目標を結びつけている（第4章参照）。その一方、参照グループの平均を上回る処方金額であった場合、ペナルティを科される可能性もある。この選択肢はドイツで用いられている。医師にペナルティを科すことは非常に困難であったが、これらのインセンティブにより、安価な医薬品の処方が助長された。

患者に関するインセンティブは窓口負担の支払いに左右される。利用者負担が策定される方法は患者に選択権がある場合は、ジェネリックの利用に影響を及ぼす可能性が高い。自己負担額が一定割合の場合（価格の比率として表される）には、ジェネリックのほうが定額の自己負担額が低くなり（「層構造」の自己負担制）、「参照価格」制度の場合には、患者はより安価な医薬品を選ぶことができるという金銭的利害がある。一部の諸国はジェネリックの利用を一層促進するために既存のインセンティブを補完している。たとえばスイスでは、2006年により安価である代替可能なジェネリックが存在するブランド医薬品の負担率を10％から20％へ引き上げた。フランスでは、2008年に患者がジェネリックによる代用を拒否する場合、医薬品に関する支払いの全額を前払いとし、後日償還されることを決定した（通常のルールでは第三者支払機関による薬剤師の直接払いである）。

薬剤師に関するインセンティブは、一般的にOECD加盟国の大半において、薬剤師の報酬制度がもつ（ジェネリック使用による）阻害要因を是正する形で存在している。すなわち、薬剤師の利益は、医薬品価格に関連して定められており、そのため、高価な製品を扱うことで得られる利益のほうが（絶対的に）高くなる。そのようなインセンティブの仕組みでは、高価な医薬品の代わりにジェネリックを用いる場合には薬剤師の利益は少なくなる。一部の諸国はこのインセンティブを逆転させるか、少なくとも利益中立となるようにしている（フランスなど）。その他の諸国は前向きなインセンティブを設定している。たとえばスイスでは、薬剤師のジェネリック代替によるフィーが設定されている。一部の国（ハンガリー、ノルウェー、ポーランドなど）では、薬剤師はより安価な製品の代替可能性について患者に伝える義務を負うが、これはジェネリック代替を促す金銭以外のインセンティブの機能をもつ。

ジェネリック拡大に向けた流通面での別の重要な機能としては、卸業者または薬剤師に対して、自社ジェネリックの市場シェアを拡大する目的でリベートや割引を交渉する製造業者としての能力があげられる。薬剤師が先発薬の代わりにジェネリックを用いる場合、一般的にどのジェネリックでも自由に手に取ることができるため、ジェネリック企業は市場シェアを拡大するために自社製品に関して高いリベートや割引交渉を用意している。熾烈な競争は一部の諸国において大きなリベートにつながり、薬剤師の収入を高めている。しかし、ジェネリックに関して価格規制または最高償還価格制度がある国における共通の懸念事項は、第三者支払機関および消費者が薬局レベルで生じるジェネリック価格競争から恩恵を受けないということである。たとえば、カナダでは、ジェネリ

ック企業から薬局へ与えられるリベートや割引は、支払者のジェネリック医薬品費の40％に達すると見積もられていた（Competition Bureau Canada, 2008）。

支払者がこれらのリベートから恩恵を受けるようにするために、OECD加盟国はさまざまな戦略を採用している。一部の諸国は製造者のリベートに上限を設けている（フランス、カナダ・オンタリオ州の公的薬剤給付）。

2007年、オーストラリアは「価格開示」に関する新たな政策の導入を開始した。この新たな取り決めにしたがい、薬剤給付制度（PBS）の給付対象となる同一成分と同一投与経路のすべての製品に関し、製造者の12か月間の割引が考慮され、「加重平均公表価格（WADP）」が計算される。現行のPBSの企業出荷価格とWADPの差が10％以上の場合、PBS価格は調整を受け、新たな価格が算定される。日本では、医薬品価格は定期的に（通常2年ごとに）政府の価格調査によって計算される実勢価格に近づくよう改定される。この仕組みにより、支払者と消費者はジェネリック間の価格競争から恩恵を受けることができる。

他の国では、保険者と製造業者との間の直接契約の仕組みを開発してきた。以下の議論はこれらの最近の展開およびその影響に関するエビデンスを提示している。

5.1 ジェネリック市場における契約、入札、調達、競争

契約、入札、公的調達方針は、OECD加盟国の一部の市場部門において何十年もの間用いられてきた。過去4年間に、一部の諸国は外来部門におけるジェネリック価格競争を促進することを目的として、価格競争を拡大するような契約機会を開拓してきた。一部の事例では大規模な値下げが得られたが、ジェネリック市場に対する長期的影響は不明確で、最近の調査では、有害なものとなる可能性すらある。医薬品支出に見合う価値が得られるような契約となるには慎重な設計が必要である。

米国では、保険者と薬剤給付管理会社（PBM）は1980年代から製薬企業と契約してきた。外来患者に供給される特許医薬品および特許切れ医薬品の両者とも、フォーミュラリへの「収載」「推奨レベル」「独占的収載」[11]と引き換えに、製薬企業から相当な割引または公表されないリベートを得ていた（US Federal Trade Commission, 2005）。1997年、ニュージーランドは外来患者向けの公的薬剤給付によって助成されるジェネリック医薬品に関する競争入札制を導入した。入札プロセスは大幅な価格の引き下げをもたらした。1997/98年度には平均で40％、1999/2000年度には60％となった。一部の製品については、価格の引き下げは5年間で84％から96％に達した（OXERA, 2001）。その他の諸国では、契約は主として病院部門において、また、国の機関による特定の医薬品の購入（主にワクチン）に関して用いられており、少数の国では外来部門での契約制度が最近になって開発されるようになっている（Leopold *et al.*, 2008; Kanavos, 2009）。

オランダでは、保険者は同一成分の製品群のなかから、償還対象となるものについてひとつもし

くは複数の製品を選択することが認められている。保険者は、一定期間、排他的な償還と引き換えに価格に対する割引またはリベートを得るため、製薬企業と契約する。この政策のもとでは、医師が特定の製品に関して医学上の必要性を認めないかぎり、フォーミュラリに収載されていない製品については、患者がその分の窓口負担を負わなければならない。

オランダの保険者は集団入札と個別入札の両方を用いている。2005年、オランダの民間保険会社7社（人口の約70％を対象とする）は、三つのよく売れている特許切れ成分（シンバスタチン、プラバスタチン、オメプラゾール）の購入に関して共同入札することを決定した。もっとも安い価格（またはそれを5％以上超えない）を提供する製薬企業が選ばれ、それらの企業の医薬品は患者に無料で提供される一方、それ以外の医薬品はまったく償還されなかった。健康保険審議会、ジェネリック協会および薬剤師会との間で2007年から2008年に結ばれた協定のために、集団入札はほかの成分までは拡大されなかった。しかし、個々の保険会社の主導で、33の物質が潜在的な入札のためのリストに掲載された。また、保険会社は追加的なインセンティブを用いることもできる。ある保険会社は、たとえば推奨薬を使用する患者については、外来医薬品に関して患者が負担する年間免責金額を免除することを決定した（Maarse, 2009; Kanavos, 2009）。

オランダにおける入札実施による初期の削減合計は相当なものであった（3億5,500万ユーロ）。一部の事例では値下げは90％に達し、ジェネリックによる代用は増加した。しかし薬局は、ジェネリック製造者からの割引（保険会社には還元されていなかった）で従来獲得していた収入の大幅な減少を経験しており、薬局の多くが財政を脅かされた。この損失を埋め合わせるために、薬剤師の調剤報酬は6ユーロから8.25ユーロに引き上げられ、薬剤師については2億ユーロの追加所得を生み出したが、疾病金庫では達成された削減の一部が相殺されることになった（Kanavos, 2009）。

しかしジェネリック製造者によると、現行の入札慣行はジェネリック市場に過度の値下げ圧力をかけており、企業がオランダ市場を撤退する可能性があるため、長期的にはジェネリック市場を危うくする。

ドイツでは、2007年の健康保険競争推進法により、疾病金庫の契約機会を促進するための一連のインセンティブが策定された。新法では、疾病金庫が値下げを得るために製薬企業（実際には主にジェネリック企業）と契約する場合、医師が公式に代替を排除しないかぎり、薬剤師は当初処方されたブランド薬の代わりに「推奨」薬を用いることを義務づけられている[12]。疾病金庫は二種類の契約入札制を有する。すなわち特定成分の購入に関する契約または一連の製品ポートフォリオに関する契約である。

これらの規定はドイツ独占禁止当局と製薬企業とによって異議申し立てがなされ、欧州裁判所によって審査された結果、同裁判所は、ドイツの疾病金庫は公的調達に関して欧州規則を遵守しなければならないと最終的に裁定した（Kanavos, 2009）。

カナダのブリティッシュコロンビア州、オンタリオ州、サスカチュワン州は、公的保険による少数のもっともよく売れている成分の購入のための入札を実施している。最高額の非公開リベートを

提供する企業が落札し、この企業は一定期間の排他的なリスト収載の権利を得る。この慣行を通じて得られる非公開リベートの額はわかっていない。しかし、ブランド医薬品メーカーがフォーミュラリ価格を75％引き下げた事例があり、このことから、潜在的な値下げがこれほどまでに大きな額に及ぶ可能性があることを示している。そのため、オンタリオ州政府は、ある医薬品（ラニチジン）に関する入札手続きを取り止めた（Competition Bureau Canada, 2008; Hollis, 2009）。

これらの経験はすべて、大幅な値下げや、場合によっては、ジェネリックの市場浸透の拡大によって、入札手続きで短期的な費用削減を可能にすることを示している。しかし、一部の企業がジェネリック市場から撤退することを決めた場合、長期的には価格競争が弱まるリスクもあり、市場集中を高める傾向もある。一部の事例では、落札者が市場に製品供給することができず、供給不足に陥ったこともある[13]。そのため、落札企業が確実に市場に製品供給できること（さもないと強制力のあるペナルティを科されるリスクがあること）を義務づけ、競合企業の国内市場からの撤退を防ぐような、入札手続きの慎重な設計が必要である。

第6節 結論

政策立案者は、手頃な価格の医薬品への国民のアクセスを確保し、医薬品支出の伸びを抑えながら、企業のR&D努力を持続させることを目的として、市場力学や医学の進歩がもたらす新たな難題に対応するために継続的な医薬品政策を適応してきた。これらの政策の影響については、必要に応じて国内市場および技術革新に政策を対応させるため、監視していく必要がある。

経済危機に立ち向かい、前例のない財政赤字に対処するために、一部のOECD加盟国は医薬品支出を削減するか、少なくとも、その伸びを抑制するための思い切った政策を最近導入した。一部の諸国は医薬品支出に見合う価値を最大化する目的で、より「合理的に」新しい医薬品の価格設定について決定する試みをおこなっている。新薬の保険適用について決定する際に、費用対効果や予算への影響が公式に考慮に入れられることがある。保険適用を制限することは評判が悪く、意思決定者は（公的支出の効率性を最大化するための）「経済的合理性」と人々の期待に応えるための圧力の間で板ばさみになっている。

このジレンマに対処するために、保険適用の決定に考慮されるべき基準を修正している諸国もあれば、公的支出とそこから得られる医療効果を結びつける革新的な価格設定協定を策定している諸国もある。より多くのエビデンスが収集されるまで決定は下されないものの、これらの取り決めのいくつかは、医療サービスの支払者が大きな財政リスクを負うことなく費用に見合う優れた価値を得るうえで有益な政策手段となる可能性があると思われる。

医薬品支出における費用に見合う価値を高める別の戦略は、ジェネリック医薬品の市場を拡大することである。OECD加盟国はジェネリックの使用を促す政策を実施している。医師は一般名で

処方する機会を与えられており、薬剤師はほぼすべての国においてブランド医薬品の代わりにジェネリックを用いる権限を与えられている。しかし、一部のOECD加盟国では、依然として、ジェネリック市場は未開拓であり、企業、医師、薬剤師、患者のための適切な経済的インセンティブが欠けていることを示している。さらに、一部の国では、価格競争が低調であるか、消費者や第三者支払機関の利益となっていない。たとえばドイツやオランダにおける入札手続きの積極的な利用は、短期間での、場合によっては、大規模な値下げにつながっている。しかし、そのアプローチにはリスクがないわけではない。過去の事例から、入札制度の設計においては、製品供給不足と長期的な過度の市場集中の問題を回避するために、慎重な策定が必要であることがわかっている。

注記

1. 支出計算において、「医薬品支出」には、外来患者に調剤される医薬品およびその他の非耐久医療財に関する支出額が含まれ、処方薬、一般用医薬品のほか、包帯、弾性ストッキング、失禁用品、コンドーム、その他避妊器具など、さまざまな非耐久医療財が含まれる。入院医療に使用される医薬品支出は含まれない。後者はデータが入手可能な国の医薬品支出の5%から15%に相当する。
2. *www.who.int/medicines/areas/policy/imsreport/en/index.html*（2010年5月18日閲覧）。
3. 病院で用いられる医薬品は、一般に「入院給付」を通じて公的および社会保障制度によって賄われる。
4. ドイツでは、居住者の10%が民間保険に加入している。民間保険会社には自社の保険給付内容を決定するある程度の自由があるが、ほとんどの場合、法定の健康保険会社と同じ医薬品を保険対象としている。
5. 外来処方薬市場における市場の失敗の主なものはつぎの通りである。消費者の価格感受性が低いこと（保険適用に起因）、特許医薬品に関する製造者の独占的な地位（治療法の選択肢がない場合にはとくに）、購入決定（医師、一般的に価格に敏感でない）と費用負担の義務（患者および第三者支払機関）の分離。薬剤給付が主として社会または公的制度によって提供される国では、医療支出の伸びを抑制し、効率的に使用する必要性は償還価格を規制するためのひとつの根拠となっている。
6. 病院で用いられる医薬品の価格規制に関する明白な傾向はない。多くの国々が最高表示価格を設定する一方、価格をまったく規制しない国もある。共通の特徴は、購入プロセスとして一般的に価格交渉を認めている点である。予算制約下にある病院は価格に敏感で、可能なかぎり価格交渉するために購買力を利用する。
7. 「オーファンドラッグ」は、基本的にまれな疾患のために開発された医薬品である。各国はある疾患がまれであるとするさまざまな基準を用いている。「まれな疾患」とは、米国では1,500人に1人未満、EUでは2,000人に1人未満、日本では2,500人に1人未満に発症する疾患をさす（訳注：日本では患者数5万人未満の疾患に用いられる医薬品がオーファンドラッグに指定される）。米国とEUはまれな疾患に関するR&Dへの民間投資を促進する政策（市場優先権の拡大など）を導入しており、そのため、「オーファンドラッグステータス」を付与される医薬品が満たすべき基準を定義している。EUでは、そのような基準は、「疾患の重症度」「満たされていない需要を満たすという事実」に加え、「有病率が2,000人に1人未満」または「予想投資収益率がマイナス」のいずれかであることというもので

8. 医薬品当局は、米国では5年間、EUでは8〜11年間続く「データの独占交渉期間」にジェネリックの申請を評価することができない。
9. 「特許満了」は、本書では特許および多くのOECD加盟国に存在する医薬品の補足保護証明の満了と同義語として用いられている。
10. 「代替権限」は、医師がINNで処方する場合には役に立たないか黙示的である。
11. 「リスト収載」は、医薬品が保険制度の適用を受けることを意味する。「推奨薬」の地位に基づき、医薬品は競合薬より安い自己負担金から恩恵を受ける。「独占的収載」は、医薬品がその薬効分類において、あるいはある化合物のなかで、薬剤給付の対象となる唯一の製品であることを意味する。
12. 医師による効率的な処方を促進することをめざす政策との整合性を確保するために、「推奨薬」は、医師の処方意図を監視し、必要に応じて金銭的ペナルティを科すため、用いられる統計から除外されている。
13. カラディンハ（Carradinha, 2009）によると、オランダとニュージーランドの両国は落札者が約束を守ることができなかったために供給不足を経験した。いずれの事例でも、競合者が製品を供給する準備があったことで解決に至った。

参考文献

Carlson, J.J. *et al.* (2010), "Linking Payment to Health Outcomes: A Taxonomy and Examination of Performance-based Reimbursement Schemes Between Health Care Payers and Manufacturers", *Health Policy*, in press.

Carradinha, H. (2009), "Tendering Short-term Pricing Policies and the Impact on Patients, Governments and the Sustainability of the Generic Industry", *Journal of Generic Medicines*, Vol. 6, No. 4, pp. 351-361.

Competition Bureau Canada (2008), *Benefiting from Generic Drug Competition in Canada: The Way Forward*, Competition Bureau Canada, Ottawa.

Council of the European Union (2009), "Second Joint Assessment by the Social Protection Committee and the European Commission of the Social Impact of the Economic Crisis and of Policy Responses", Council of European Union, Brussels.

EFPIA – European Federation of Pharmaceutical Industries and Associations (2010), *The Pharmaceutical Industry in Figures – Edition 2010*, EFPIA, Brussels.

EGA (2009), *How to Increase Patient Access to Generic Medicines in European Health Care Systems*, European Generic Medicines Association, Brussels.

European Commission (2008), *Executive summary of the Pharmaceutical Sector Inquiry Report*, Communication from the Commission, Brussels.

Faden, R. *et al.* (2009), "Expansive Cancer Drugs: A Comparison between the United States and the United Kingdom", *The Milbank Quarterly*, Vol. 87, No. 4, pp. 789-819.

Garau, M. and J. Mestre-Ferrandiz (2009), "Access Mechanisms for Orphan Drugs: A Comparative Study of Selected European Countries", *OHE Briefing*, No. 52, Office of Health Economics, London.

Habl, C. *et al.* (2008), *Referenzpreissysteme in Europa*, ÖBIG Forschungs- und Planungsgesellschaft mbH,

Vienna.

Hollis A. (2009), *Generic Drug Pricing and Procurement: A Policy for Alberta*, SPS Research Papers – The Health Series, Vol. 2, No. 1, University of Calgary, Calgary.

IMS (2008), "Defining Risk Sharing", *Pharma Pricing and Reimbursement*, No. 2, IMS, Norwalk, CT, pp. 78-80.

IMS (2009), "Innovative Pricing Agreements to Enhance Access Prospects", *Pharma Pricing and Reimbursement*, Vol. 14, No. 8, IMS, Norwalk, CT, pp. 238-243.

Kaiser Family Foundation (2010), "Prescription Drug Trends – May 2010 Fact Sheet", Kaiser Family Foundation, Washington.

Kanavos, P. (2009), *Tender Systems for Outpatient Pharmaceuticals in the European Union: Evidence from the Netherlands, Germany and Belgium*, London Schools of Economics, London.

Lee, T.H. and E.J. Emanuel (2008), "Tier 4 Drugs and the Fraying of the Social Impact", *The New England Journal of Medicine*, Vol. 359, No. 4, pp. 333-335.

Leopold, C., C. Habl and S. Vogler (2008), *Tendering of Pharmaceuticals in EU Member States and EEA Countries*, ÖBIG Forschungs- und Planungsgesellschaft mbH, Vienna.

LFN – Swedish Pharmaceucitcal Benefits Board (2007), *The Swedish Pharmaceutical Reimbursement System*, LFN, Solna.

Maarse, H. (2009), "Drug Preference Policy", *Health Policy Monitor*, October 2009, available at: *www.hpm.org/en/Surveys/BEOZ_Maastricht_-_Netherlands/14/Drug_preference_policy.html*.

Mason, A. and M. Drummond (2009), "Public Funding of Cancer Drugs: Is NICE Getting Nastier?", *European Journal of Cancer*, Vol. 45, pp. 1188-1192.

Moïse P. and E. Docteur (2007), "Pharmaceutical Pricing and Reimbursement in Mexico", OECD Health Working Paper, No. 25, OECD Publishing, Paris.

NICE (2008), *Social Value Judgements: Principles for the Development of NICE Guidance*, NICE, London.

NICE (2009), *Appraising Life-extending, end-of-life Treatments*, NICE, London.

Nikolentzos, A., E. Nolte and N. Mays (2008), *Paying for (Expensive)Drugs in the Statutory System: An Overview of experiences in 13 Countries*, London School of Hygiene and Tropical Medicine, London.

OECD (2008), *Pharmaceutical Pricing Policies in a Global Market*, OECD Publishing, Paris.（『図表でみる世界の医薬品政策：グローバル市場で医薬品の価格はどのように決められるのか』OECD編著、坂巻弘之訳、明石書店、2009年）

OECD (2010a), *OECD Health Data*, OECD Publishing, Paris.

OECD (2010b), *The OECD Innovation Strategy: Getting a Head Start on Tomorrow*, OECD Publishing, Paris.

OXERA (2001), *Fundamental Review of the Generic Drugs Market*, A report prepared for the Department of Health, OXERA, Oxford.

Paris, V. and E. Docteur (2006), "Pharmaceutical Pricing and Reimbursement in Canada", OECD Health Working Paper, No. 24, OECD Publishing, Paris.

Paris, V. and E. Docteur (2008), "Pharmaceutical Pricing and Reimbursement in Germany", OECD Health Working Paper, No. 39, OECD Publishing, Paris.

Paris, V., M. Devaux and L. Wei (2010), "Health Systems Institutional Characteristics: A Survey of 29 OECD Countries", OECD Health Working Paper, No. 50, OECD Publishing, Paris.

PPRI Participants (2007), *The United Kingdom Pharma Profile*, Publications/country reports, ÖBIG, Vienna, available at *http://ppri.oebig.at*.

PPRI Participants (2008a), *Denmark Pharma Profile*, Publications/country reports, ÖBIG, Vienna, available at *http://ppri.oebig.at*.

PPRI Participants (2008b), *France Pharma Profile*, Publications/country reports, ÖBIG, Vienna, available at *http://ppri.oebig.at*.

Raftery, J. (2008), "Paying for Costly Pharmaceuticals: Regulation of New Drugs in Australia, England and New-Zealand", *The Medical Journal of Australia*, Vol. 188, No. 1, pp. 26-28.

US Federal Trade Commission (2005), *Pharmacy Benefit Managers: Ownership of Mail-order Pharmacies*, US FTC.

Vogler, S., J. Espin and C. Habl (2009), "Pharmaceutical Pricing and Reimbursement Information (PPRI) – New PPRI Analysis Including Spain", *Pharmaceuticals Policy and Law*, Vol. 11, pp. 213-234.

Vogler, S. *et al.* (2007), "PPRI (Pharmaceutical Pricing and Reimbursement Information) Report", GOG-ÖBIG, Vienna, available at *http://ppri.oebig.at*.

Williamson, S. (2010), "Patient Access Schemes for High-cost Cancer Medicines", *The Lancet Oncology*, Vol. 11, pp. 111-112.

第7章

情報通信技術の効果的な活用：
医療制度の再設計

　情報通信技術（ICT）の利用には、医療過誤の削減、エビデンスに基づく臨床ガイドラインの遵守を通じた臨床ケアの改善、複雑な診療パスにおける重複と非効率性の防止など、医療サービスの提供を大幅に改善することができるエビデンスが示されている。ICTは、医療における費用に見合う価値を高める大きな潜在力を秘めているが、医療分野では、ICTの生産性のメリットの活用において経済のその他の分野に大きく遅れをとっている。本章は、医療制度の再設計においてより優れた成果をあげるためにICTが多用されている状況を考察する。

第 7 章　情報通信技術の効果的な活用：医療制度の再設計

第 1 節　序論

　情報通信技術（ICT）は、オンライン小売業から、製造業のジャストインタイムやコンピュータによる在庫管理などまで、近代経済のあらゆる部門を実質的に変えうる技術である。ICT は医療も変革させつつあり、ICT によって切り開かれた新たな可能性を最大限に利用する方法に関する教訓の多くは医療部門にもあてはまる。

　ICT の利用には、医療過誤の削減、エビデンスに基づく臨床ガイドラインの遵守を通じた臨床的ケアの改善、複雑な診療パスにおける重複と非効率性の排除など、医療サービスの提供を大幅に改善することができるエビデンスが示されている。ICT は、医療における費用に見合う価値を高める大きな潜在力を秘めているが、医療分野では、ICT の生産性のメリットの活用において経済のその他の分野に大きく遅れをとっている。

　情報技術だけでは、生産性やサービスの質の向上には、ほとんど役に立たない。ICT の価値は、データを生み出し、保存し、分析し、送信する技術的能力にだけではなく、臨床医が別の病院で撮られた X 線写真を検討したり、医師が直接薬局に処方せんを出したり、エキスパートシステムが適切な医薬品を選ぶうえで臨床医を支援したり、テレビ会議を通じて過疎・農村地域における診察の実施を可能にするなど、新しい医療提供のあり方についての可能性を提供することである。ICT 技術を通じた臨床ケアの改善には無限の可能性がある。最近のもっとも有望なアプリケーションは、複雑な疾病を管理するための情報を医療従事者が共有することにより、慢性疾患を管理するための連携を改善し、患者自身も治療により一層関わりをもつことを可能にする。

　医療サービスの提供のように複雑なシステムに新たな業務慣行を導入することは時間がかかる。研修や機器への多額の投資、混乱や満足度の低い成果などの代償を払って、構造、組織、技能のすべてを再定義しつつ、さまざまな新しい要素が効率的に連携して機能するようになる。医療はこの点においてとくに複雑であるが、これは、医療には非常に多くの関係者が関与し、その多くが相互に協力することに慣れていないためである。医療制度は、依然として、ICT 技術普及を促す大規模な変革がなされた他領域とは対照的に、規模と範囲の経済性がかぎられた小規模生産者、すなわち「家内工業」のようなものである。

　本章は、ICT の包括的な利用によって、さまざまな方法において医療における費用に見合う価値をどのように改善できるかを考察する。また、個人情報保護の問題やシステム全体の共通基準および連携の欠如など、ICT から最大限の利益を獲得する際の障壁に加え、電子カルテの導入が大半の国において低調な理由を検討する[1]。最後に、医療業績を改善し、理解しやすい共有データを効率的で質の高い医療提供のための土台として基礎を形成するには、どのように ICT を有効利用すべきかをみていく。

第2節　ICTは医療のために何ができ、何ができないか

2009年にOECDが実施した広範な調査『医療部門の効率の改善：情報通信技術の役割（*Improving Health Sector Efficiency: The Role of Information and Communication Technologies*)』（注1参照）では、医療の質と効率の向上、すなわち、オペレーションコストや管理費の削減、新医療に対する支援などを含む、ICT導入による潜在的な相互に関連する利益の範囲を特定している。

第5章で検討した通り、慢性疾患ケアは多くの注目を集めている。複雑な慢性疾患の治療は、さまざまな医療従事者や複数の医療提供者からのインプットを必要とするため、さまざまな人々が治療プロセスを理解し、利用する必要のある一連の複雑なデータが形成される。医療提供者全体での情報の共有は、臨床的な転帰を改善し、不必要な重複を防ぐために不可欠である。慢性疾患の重要性と医療における連携の新たな重要性は、医療におけるICT利用を増加させてゆくための推進力のひとつであるが、そこには臨床情報システムと臨床介入の統合、およびより一層の医療連携において大きな議論がある。

本章では、ICTが医療の質の向上に役立つ可能性があるとするデータが増えていることを示す。費用に対するICTの影響はより曖昧で、一部の事例においてのみ、ICTへの投資が医療費の減少につながったとする。たとえば、保険制度では、電子レセプトが管理費を引き下げうることを示すエビデンスがある。画像保管通信システム（PACS）の利用は、X線検査枚数の減少、ターンアラウンドタイムの改善、さらにはある程度のコスト削減をもたらした。しかし、一般的に、コスト削減は小規模なパイロット試験において実証されているのみで、大規模な環境での実証が困難であることがわかっている。

ICT利用が重要とされるのは、慢性疾患治療における統合型医療の改善のために必要な基盤をもたらすという点である。また、ペイ・フォー・パフォーマンス（P4P）など、インセンティブプログラムに必要とされる情報も提供する。そのためICTは、推進的役割を担っているが、それだけでは医療制度を改革するのに十分ではない。しかし、ICTが医療制度の業績を改善するより広範な戦略の一部に組み込まれた場合、劇的な効果をもたらす可能性がある。

Box 7.1 医療におけるICT

医療における情報通信技術（ICT）は、電子レセプトのような簡単なシステムから、医療提供者が臨床情報をほかの医療提供者と共有することを可能にする高度なシステムにまで及び、複雑性と潜在的可能性の程度が異なるさまざまなシステムを対象としている。以下は医療におけるICTの共通要素の一覧である（Jha, 2006; Blumenthal, 2006）。

電子診療記録／電子カルテ（Electronic Medical Record, EMR）は、診療記録の電子版であり、医療提供者の所見の電子文書化、検査結果や放射線医学検査結果の電子視聴および医師の電子処方オーダー（CPOE）(e-prescription) を含む。

電子健康記録（Electronic Health Record, EHR）は、展開中の新たな概念であるが、医療連携のために複数の医療提供者に接続されたEMRから切り出されたデータサブセットである。

医師の電子処方オーダー（Computerised Physician Order Entry, CPOE）は、投薬およびその他の治療指示、さらには付帯的サービスをコンピュータに直接入力することである。

画像保管通信システム（Picture Archiving and Communication System, PACS）は、臨床検査結果および放射線医学検査結果の保存、検索、配信、提示専用のコンピュータまたはネットワークシステムである。

遠隔医療／電子通信ツールは、統合健康記録、電子メールおよびウェブメッセージ（医療チームメンバー間、医師、研究所、放射線科および薬局間ならびに患者との間で使用）、医療提供者と遠隔地に住む患者間の遠隔医療または電子通信、高齢者や慢性疾患のある者の在宅遠隔監視を含む。

	基本的なシステム	完全に機能するシステム
健康情報とデータ：5つの機能		
患者の人口統計学的データ	X	X
患者の問題のリスト	X	X
患者が服用した薬の電子的なリスト	X	X
臨床記録	X	X
病歴とフォローアップを含む記録		X
オーダーエントリー管理：5つの機能		
処方薬オーダー	X	X
臨床検査オーダー		X
放射線検査オーダー		X
処方せんの電子的送信		X
電子的オーダー送信		X
結果の管理：3つの機能		
検査結果の表示	X	X
画像データの表示	X	X
電子画像の返信		X
臨床意思決定支援：3つの機能		
薬物相互作用や禁忌の警告		X
検査結果の範囲外（異常値）の強調表示		X
ガイドラインベースの介入やスクリーニングのリマインダ		X

出典：DesRoches *et al.* (2008).

> デローシュ他（DesRoches *et al.*, 2008）は、デルファイ法を用いて、効果的な外来電子健康記録を構成する主要な機能を定義した。システムを「完全に機能」させるための機能はつぎの４つの領域で構成される。患者の臨床および人口統計データの記録、臨床検査および画像化データの結果の視聴・管理、オーダーエントリー（電子処方を含む）の管理、臨床決定の支援（薬物相互作用または禁忌についての警告など）。

第3節　いかにして ICT は医療の費用に見合う価値を向上させることができるか

3.1　患者の安全の向上

近年、最近の多くのデータに基づいた米国医学研究所（IOM）の推定で、医療過誤による死亡割合は交通事故よりも高いことが示された（IOM, 2001）。これまでの ICT が果たしてきた最大の貢献は、医療過誤を減らし、患者の安全を向上させてきたことである。頻発する医療過誤として以下の三種類があげられる。すなわち、物忘れや不注意によるミス、判断や計画におけるミス（ルールに基づくミス）、そして知識不足によるミスである。ICT は、医療従事者が情報を入手し共有することを容易にすることによってこのような種類の過誤を防ぐことができる。

よくある医療過誤は間違った薬剤投与であり、これは薬物有害反応（ADR）につながる。薬物有害反応は米国における主な死亡原因のひとつと推定されている（死亡原因の第4位から第6位と推定される）。医薬品の処方せんがコンピュータ化されれば、エキスパートシステムが薬物有害反応をチェックすることができる。

このシステムは、複数の薬を服用する患者の潜在的な薬物有害反応（ADR）のほか、患者年齢など、医薬品の禁忌を警告する。また、一般的にペニシリンやサルファ剤に対するアレルギーなど、反応の既往に関する患者情報も含んでおり、これらの医薬品が処方される場合には警告を発する。研究からは、ICT システム（電子処方を含む）が医療過誤を減らし、薬物有害反応の出現を減らすことが示されている（Chaudhry, 2006）。コクラン共同計画によるシステマティック・レビューによれば、電子処方は医療の質を向上させるが、その費用対効果については曖昧である（Durieux *et al.*, 2008）。

臨床決定支援：エビデンスに基づく臨床ガイドラインの遵守

近年、エビデンスに基づく臨床ガイドラインの遵守が医療の質と患者のアウトカムを改善すると

いう論拠を示す文献が多数報告されている。ICTはとくに、ぜんそく、糖尿病、心不全などの慢性疾患の管理において、ガイドラインまたはプロトコルに基づく診療の遵守を高めるうえで、重要な役割を果たすことができる。とりわけ、がん検診などの予防的サービスの利用を高めるうえで重要である。エビデンスに基づく臨床ガイドラインの詳細な議論については第3章、疾病管理プログラム（DMP）については第5章を参照されたい。

3.2 僻地集団のための遠隔医療

ICTは、医療施設から遠く離れて暮らす者に対して質の高い医療へのアクセスを改善する機会を提供する。たとえば、西オーストラリア州の農村地域では、遠隔性と人口密度の低さが医療サービスの提供を困難にしている。ICTは、遠隔医療、電子健康記録や電子メッセージを通じて遠隔地に住む人々にサービスへのアクセスを確保する。カナダのブリティッシュコロンビア州では、遠隔医療の導入により、胸部手術患者が自らの住む場所の近くで診療・診断を受けることが可能になった。図7.1は、2003年に遠隔医療が導入されてから、診察を受けた患者数が大幅に増加した推移を示している。導入後わずか1年で、遠隔医療が次第に患者と医師の両方にもっともよく利用されるサービスとなったことがわかる。

3.3 効率性向上

ほかの部門における生産性向上を考えると、医療部門におけるICTの導入が生産性を向上させ、長期的には医療支出の削減につながることが望まれる。上記のように、ICTの導入が効率向上につながることが見込まれる領域は数多くある。効率向上の一部は、プライマリケアと二次医療間の効果的な連携によって医療サービス——とくに高価な入院治療——の利用を減らすことによる配分効率を通じてもたらされるかもしれない。また、臨床検査および診断検査の重複の防止や、非常に費用のかかる可能性のある医療過誤の防止など、技術効率の改善の余地もある。さらに管理業務においては、保険料徴収や請求業務など、複雑な財務会計システムをもつ保険制度においてとくに効率向上が期待できる。

ICTがコストを削減する可能性については、ある程度のデータがある。もっともよく引用される肯定的な効果は通常、医療サービスの利用減少によるものである。退院レポートの迅速な電子的提供やコンピュータ化されたオーダリングシステムの利用など、もっとも効果的な情報の共有は、臨床および放射線検査の利用を——場合によっては24％も——引き下げる可能性がある（Chaudhry et al., 2006）。ICTの臨床決定支援機能はほとんどの場合、処方行為にも影響を及ぼし、代替的治療法の「相対的有効性」情報を医師に伝えることでコストを削減する可能性がある。

請求書（レセプト）作成などの管理プロセスにおけるICTの活用は、大半の諸国においてもっ

図 7.1　遠隔医療の効果：カナダ

ブリティッシュコロンビア州におけるアウトリーチクリニックでみられる胸部手術、1998～2005 年

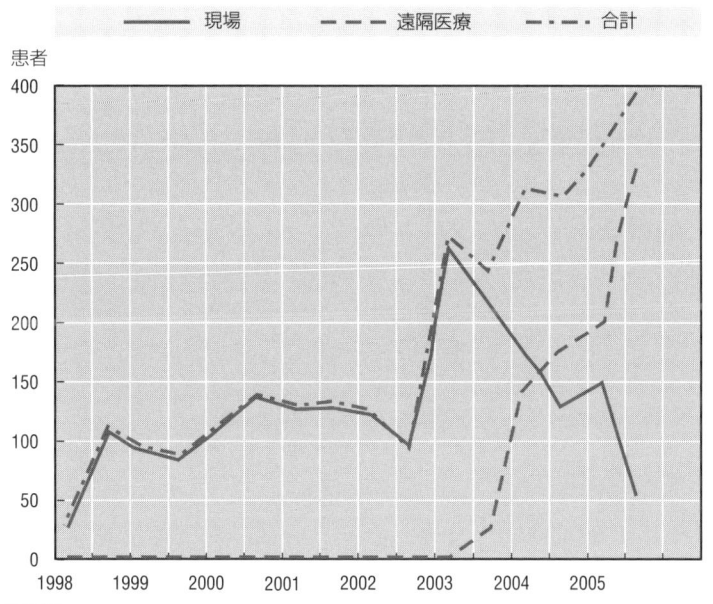

[グラフ：現場、遠隔医療、合計の3本の折れ線。縦軸「患者」0～400、横軸1998～2005]

出典：Humer *et al.*（2006）。

とも効果的な費用削減の可能性がある。OECD（2010）は、ニューイングランド医療情報交換ネットワーク（NEHEN）における電子レセプト導入の結果として、膨大な管理費の削減を報告している。紙ベースの取引1件あたりの提出に際して人件費に5米ドルかかっていた請求は、NEHEN 導入後には取引ごとに15セントで電子的に処理された。1998年7月から2000年2月にかけて、2年未満で、NEHEN は取引100万件あたりの年間会員費用を1,040万米ドルから140万米ドルに引き下げることができた。この90％のコスト削減は、主に請求書と請求関連情報を手作業で処理するために必要な時間の縮小によって達成されたものである。

　理論上、ICT は臨床医の時間を節約することによって臨床サービスの費用を削減することができる。カナダのブリティッシュコロンビア州では、画像保管通信システム（PACS）が広く導入されており、放射線専門医の87％が報告と診療の効率改善を報告しており、93.6％は、放射線検査の検討に費やす時間が減少したことを示唆している。しかし、OECD が実施した6か国（オーストラリア、カナダ、オランダ、スペイン、スウェーデン、米国）におけるレビューにおいて、電子カルテの使用を受けて仕事量が減ったと報告した一般開業医はほとんどおらず、電子処方の利用によって、1日あたり約30分の削減があったと報告したのはスウェーデンの医師のみであった（OECD, 2010）。西オーストラリア州のコメディカル医療スタッフも改善を報告しており、電子メールの利用によりさまざまな活動の時間が削減されたとし、この改善は、患者データへのアクセスの容易さ、高速通信、質が高くより完全なデータの利用可能性と関連があるとした。

> **Box 7.2**　カナダのブリティッシュコロンビア州における慢性疾患の疾病管理ツール
>
> 　2002年、ブリティッシュコロンビア州保健省は慢性疾患の管理に関連する問題を特定した。これには、HbA1cを用いて定期的に血糖値レベルを測定していたのはわずか39%にすぎず、糖尿病の臨床ガイドラインの遵守が低いことや、予防措置の利用が低いことが示されていた。そこで、ブリティッシュコロンビア州では、糖尿病、うっ血性心不全およびうつ病に関するウェブベースの情報システム「慢性疾患疾病管理（CDM）ツールキット」を開発した。CDMは臨床ガイドラインをフローチャートに組み込み、医療従事者が慢性疾患の治療を監視できる機能を含んでいる。CDMツールは、HbA1c、血圧、脂質検査を受けた糖尿病患者の比率を2001/02年度の21.8%から2004/05年度には48.6%に高めた。

　ICTは費用のかかる医療過誤も減少させる。投薬ミスを原因とする追加的入院とプライマリケアでの診察はかなりの数に及んでいる。ある英国での調査では、投薬ミスによる薬物有害反応（ADR）が466英ポンドと推定している。また、ICTは慢性疾患に関する医療連携を改善する可能性がある。ブリティッシュコロンビア州では、慢性疾患の疾病管理ツールが導入された後、糖尿病治療の管理費用が2001/02年度から2004/05年度において、患者1人あたりの平均で4,400カナダドルから3,966カナダドルに減少した（Box7.2参照）。PACSや請求業務などの狭い領域を除き、ICTがコストを削減するというエビデンスはかぎられている。より広範な意味での疾病管理プログラムの要素としてのICTは、しばしば費用対効果が高く、医療の質を改善するが、これらのプログラムがコストを削減することはめったにないというエビデンスもある（医療連携に関する第5章を参照）。

3.4　ICTの高額な先行費用は便益発生に時間がかかる

　医療ICTの投資費用を決定することは難しい。OECDへ提供された費用の見積もり額は概算であり、包括的な医療予算から医療ICT費用だけを分離することは困難である。場合によっては、国および地域のプロジェクトは段階的におこなわれ、第1段階（フィージビリティ調査）の予算しか見積もられていない可能性もある。実際の予算は、プロジェクトの最終的な範囲の定義によって明らかに左右される。示された合計額は資本投資や運用費用の総額の可能性もあり、取得原価および導入費用（研修など）を含む場合も含まない場合もある。このような困難はあるものの、表7.1では3か国の政府が資金提供するICT機関の当座予算（2008/09年度）の見積もり額を示した。3か国における政府の財政支援は、総保健医療支出の0.1%から0.3%の範囲内で、1人あたりの投資

情報通信技術の効果的な活用：医療制度の再設計　第 7 章

表 7.1　ICT イニシアティブのための最新の予算：米国、カナダ、オーストラリア

組織／イニシアティブ	米国 国のコーディネータ事務局	カナダ カナダ医療インフォウェイ	オーストラリア オーストラリア政府医療・加齢部門
総保健医療支出（100 万米ドル為替レート）、対 GDP 比（％）[1]	2,198,764[2] (16.0%)	154,329[3] (10.6%)	90,243[4] (9.1%)
ICT イニシアティブに関する最新の予算（100 万米ドル為替レート）	2,061[5]	455[6,7]	268[8,9]
最新の 1 人あたりの投資額（米ドル）[10]	6.83	13.8	11.96

1. *OECD Health Data 2009*。
2. 2007 年データ。表 7.1 および 7.2 の数値に eHealth イニシアティブにおける地方／準州の投資額は含まれず、投資は独自に、またはカナダ医療インフォウェイと協力しておこなわれる（Infoway）。インフォウェイ・プロジェクトでは地方／準州にコストは配分される（典型的には、インフォウェイ：75％, 地方／準州：25％）。
3. 2008 年データ。
4. 2007-08 年データ。*Australia's Health 2010*, Chap. 8, pp. 406 onwards。
5. HHS の 2010 年度データ。Congressional Justification for Departmental Management, includes ARRA funds。
6. "Building a Healthy Legacy Together, Annual Report 2008/2009", Canada Health Infoway。
7. 2009 年為替レート。1 米ドル＝ 1.10 カナダドル。
8. Personal communication – E-health-Policy and Future Directions, Department of Health and Ageing, Australia、および最新情報は 2010 年 7 月に提供される。
9. 2009-10 年為替レート。1 米ドル＝ 1.1476 オーストラリアドル。
10. *OECD Population Data, 2007*。

出典：Protti（2007）、Anderson（2006）。

StatLink：http://dx.doi.org/10.1787/888932319858

表 7.2　政府が割り当てる予算の総額：カナダ、英国

組織／イニシアティブ	カナダ カナダ医療インフォウェイ （2001 ～ 2010 年）	英国 医療プログラムに関す国民健康保険サービスコネクティング （2002 ～ 2015 年）
総保健医療支出（100 万米ドル為替レート）、対 GDP 比（％）[1]	154,329 (10.6%)	235,816 (8.4%)
割り当てられる予算総額（100 万米ドル為替レート）	1,430[2]	20,633[3]
1 人あたりの総投資額（米ドル）	35.81	338.38

1. *OECD Health Data 2009*。
2. 2010 年 3 月為替レート。1 米ドル＝ 1.10 カナダドル。
3. 英国会計検査院。2015 年 12 月為替レート。1 米ドル＝ 0.61 英ポンド。

出典：Protti（2007）、Anderson（2006）。

StatLink：http://dx.doi.org/10.1787/888932319877

額は 7 米ドルから 14 米ドルまでさまざまである。オーストラリアの 1 人あたりの投資額は、2010/11 年度の eHealth（e- ヘルス）に関する予算発表を受けて増加した。

プロッティ（Protti, 2007）は、1 人あたりの総投資費用の概算値について、システムの精巧さの程度に応じたレベルによって異なり、カナダにおける推定値 129 米ドルから、カイザー・パーマネンテ（米国）の会員 1 人あたり 552 米ドルに及ぶことを報告した。アンダーソン他（Anderson *et al.*, 2006）は、カナダと英国を含む 6 か国に関して同様の推定をおこなった。プロッティとアンダーソン他の推定額および OECD の推定額において目を引くのは、英国における 1 人あたりの医療 ICT 投資額が比較的大きいことである（表 7.2 参照）。カイザー・パーマネンテが費やす 1 人あたりの額には及ばないものの、ほかの国と比べて突出している。

Box 7.3　ICT 普及の段階

1990年代初めに、OECDは情報技術の普及のための概念的枠組みを構築した。この枠組みはICTを評価することは「動く標的」の評価であると認識している。各国の普及状況はアクセスの増加から始まるS字カーブをたどる。IT普及の臨界期に達すると、政策的利益はアクセスからデータの質と業績への影響に変わる。

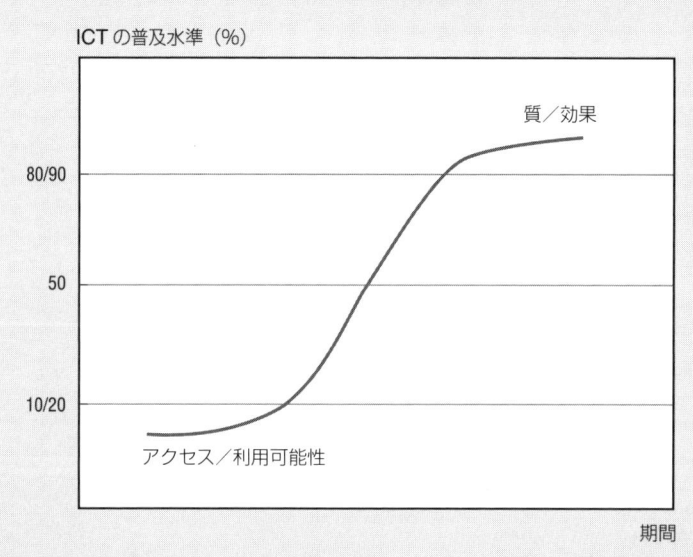

出典：OECD（2010, p.115）。

ICTが低水準にある場合、利用可能性やインフラへのアクセスに関する指標またはICTを導入する準備に関心が集まる。ICTの利用が進むにつれ、各国はICTの利用目的および程度（強度）をより重視するようになる。米国では、利用が低調であり、もっとも重要な問題は普及率の引き上げである。電子的健康記録が広く普及している北欧諸国では、制約はシステムのさまざまな要素や個人情報保護の問題に結びついている。

この高い数字は、英国のプログラムに関して報告された総支出が2015年まで続くという事実によってある程度説明がつく。加えて、総額には「NHSCFH（NHS Connecting for Health）」が支払う中央費用とシステム配置によって生ずる現地費用の概算が含まれている。最近の英国会計検査院（NAO, 2008）は、現地費用が過小評価されていることを示唆しているが、その他の多くの諸国と

は異なり、英国と米国のプログラムのトップダウン型と中央集権型の性質を考えると、両国は医療ICTの総費用のより現実的な見積もりをおこなっているものと思われる。

医療ICTソリューションの導入費用は、先行投資で発生し、導入による便益は、金銭的か臨床的かを問わず、必ずしも直ちに発生するわけではない。臨床医と購入者の要求に応えることができる程度の機能レベルに達するには長い時間がかかる。カナダのICTへの投資に関するレビュー『カナダEHR：予想される費用と便益（*Pan Canadian EHR: Projected Costs and Benefits*）』によれば、費用–便益分析による推計で10年後も依然としてマイナスになることが報告されている。しかし、20年後にはコスト削減は相当なものになると思われる。

第4節　電子健康記録の利用は一部の例外を除き低調である

OECDは最近、OECD加盟の10か国において医療部門におけるICTの導入と利用をどのように監視し評価しているかに関する調査に着手した。同調査は以下を考察している。

- 政策ニーズと情報要件。
- 今後、開発や導入が見込まれる一般的または最先端の動向。
- 国際的に比較可能な指標の選択に関する枠組み。
- 国際的行動および将来の研究に関する領域。

この調査から、大半のOECD加盟国がICT導入の第一歩を踏み出しているにすぎないことがわかった。とりわけ、医療連携のためにデータが共有される、医療提供者全体のICTの統合は、ほぼすべてのOECD加盟国において初期段階であった。

臨床ケアにおけるICTの導入は、有望であるにもかかわらず、困難であり、リスクをともなう事業であることがわかった。OECD加盟国全体のICT導入は非常に不均等なままである。米国の2008年の調査では、プライマリケア医による電子健康記録のもっとも基本的な機能の利用がわずか13％にすぎないことが示されている。オーストラリアや英国では、多くの北欧諸国と同様に、電子健康記録はプライマリケアのほとんどどこにでも存在するが、もっとも高度な機能の利用は低調で、ほかの部門との医療情報の共有は主として紙ベースのままであることが多い。たとえば、フィンランドは病院での電子健康記録の普及率はほぼ100％であり、プライマリケアでもほぼ同様である。しかし、これらの環境間の紹介や退院許可などの重要書類の電子情報の交換は遅れている（図7.2）。

OECD諸国全体のICTの監視はきわめてかぎられている。一般的に、経済全体のICTの普及率の測定への関心が高まっているという事実にもかかわらず、統計局（カナダ、米国、チェコを除

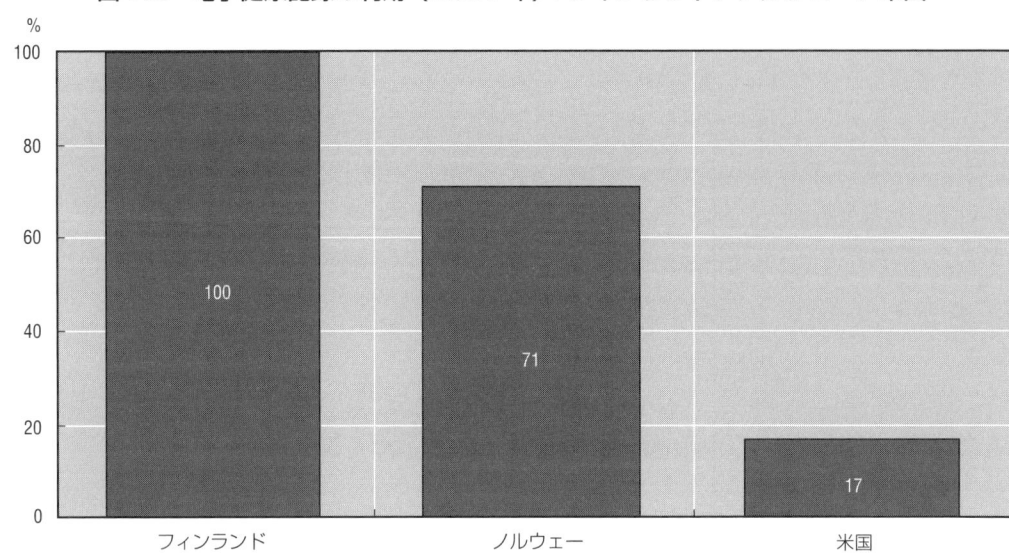

第7章 情報通信技術の効果的な活用:医療制度の再設計

図7.2 電子健康記録の利用(2007年):フィンランド、ノルウェー、米国

フィンランド	ノルウェー	米国
100	71	17

出典:Finn Telemedicum and STAKES、Office of the Auditor General of Norway、DesRoches et al.(2008)。
StatLink:http://dx.doi.org/10.1787/888932319649

く)は、医療部門におけるICTの利用に関する情報を収集していない。ほとんどの調査は低い計画性のもとで実施されており、大半がプライマリケア部門に重点を置いている。

第5節 ICTが広範に採用されるにはいくつかの課題を克服しなければならない

ICTの導入と利用における課題を理解することは、より広範なICTの普及の実現に不可欠である。以下では、医療部門におけるICTの可能性を実現するために対処する必要のある主要な課題を検討する。

5.1 インセンティブを調整し、便益と費用を平等に分配する必要がある

今までのところエビデンスの大半は、コスト削減についての確証がなく、患者の治療の質の改善を示しているため、ICT導入のビジネスケースの構築は困難である。質の向上に支払いや少なくとも何らかの報酬がともなわない場合、健康管理組織は電子健康記録のようなICTの導入および維持に関する費用の負担に慎重になる可能性がある。ICTの利用を妨げている別の問題は、どのように費用が分担されるかである。ICTの利用増加から利益を享受する者は、導入費用を負担する者でないことが多い。

医療提供者が支払いを受ける方法は、インセンティブの問題であり、医療提供者がどう行動するかにおいて重要な役割を果たしている。支払制度は行動を決定する唯一の要因ではないが、金銭的インセンティブは、病院のような医療提供施設や医療提供者が下す意思決定において非常に重要な役割を担っている。残念ながら、ほとんどの医療制度には新たな情報システムに投資する医療提供施設へのインセンティブがない。ほとんどの支払制度では、電子情報の取り扱いにあたっての医療施設に対する追加的支払いもない。多くの場合、電子的記録システムは支払者から求められる必要な情報を生み出すことはない。そのため、医療部門におけるICTの利用が低調なのは驚くべきことではない。

　病院に関する伝統的な支払制度では、患者の電子カルテを備えることに対する追加的支払いはない。病院への支払いの根拠となる診断群分類（DRG）などの高度システムでさえ病院の電子診療記録を要求してはいない。このことは、電子健康記録の普及率の低い米国でさえも、世界でもっとも精巧な支払制度が存続していることを説明できる。プライマリケアにおける伝統的な支払方式は出来高払い（FFS）および人頭払いである。FFSでは、通常、電子診療記録、電子処方、臨床決定支援システムの保有に対する特別な支払いはない。同様に人頭払いでも、大規模なITプログラム導入以前の英国の一般診療での利用においても明らかなように、電子健康記録を用いることを要求してはいない。

　支払制度はICTの利用を促す必要がある。これはICTの利用を高めるための多くの成功したプログラムの中心となる政策である。ITへの投資は、プライマリケアと病院の業績を改善するより広範な戦略の一部であることが多く、成果に対して支払うより広範なインセンティブ制度や、疾病管理などの慢性疾患治療を改善する改革と結びついていることに留意することが重要である。多くの場合、ペイ・フォー・パフォーマンス（P4P）制度は、ICTの導入に金銭的インセンティブを提供する報告業務および正規の電子書式による医療の質に関するデータ提出に対して支払うことから始まる。報告業務に対する支払いは、より本格的なペイ・フォー・パフォーマンス制度にとって必須の前段階である。

　ICTから利益を享受する者からその費用を負担する者へと資金を再配分するようなICTの新しいビジネスモデルが必要である。現在の環境では、医療提供者は費用の全部ではないが、大半を負担しているにもかかわらず、わずかな恩恵（主に患者のアウトカムの改善）しか享受していない。

5.2　ICTの目的を医療制度の目的と一致させるためのより広範なガバナンスの課題

　医療におけるICTの導入に関するOECDのケーススタディから浮かび上がった問題のひとつは、「ガバナンス」または「スチュワードシップ（管理・報告の責務）」に関する、より広範な課題である。複雑なICTプログラム導入に着手する場合、基本的な医療目標は、相互運用性の基準など、多くの技術的問題に埋もれてしまうことがよくある。これらのシステムが、医療従事者の役割発揮

Box 7.4　相互運用性とレガシーシステム

　相互運用（可能）性とは、さまざまなコンピュータシステムがほかのシステムとデータを交換し、ほかのシステムからのデータを利用できることをさす。単にデータを紙形式からデジタル形式に変換するだけでは相互運用性を十分に確保しているとはいえない。これは診断、治療、医薬品、臨床検査やX線検査などの事項に関して、機械可読コードによる標準語を用いて情報を送受信する方法を規定する標準規則を必要とする。

　レガシーシステムとは、すでに導入済みのシステムをさす。レガシーシステムをほかのIT機能に接続しようとする際に問題が生じることがある。現在、多くの医療提供者はすでに電子的健康記録などに専用システムを用いている。ユーザーはこれらのシステムの扱いに慣れており、新システムのやり方を学ぶことは混乱を引き起こす可能性があるため、システムを変更することは難しい。2005年、オランダは、電子健康記録を作成し支援するベンダーが数多く存在し、この問題に直面した。システムの多くは相互運用が可能なものではなかった。その後、オランダは電子健康記録の相互運用性を標準化した新しいプログラムを導入した。

相互運用性の4段階分類法

　オランダは情報技術センターの主導のもと、三つの要因（人間の関与の量、ICTの精巧さ、基準の導入）に基づく相互運用性の理解に関する分類体系が構築された。

- **レベル1．非電子的データ**：情報共有のためにICTが用いられていない。口頭または書面にて共有される情報。一般的な例：郵便および電話。
- **レベル2．コンピュータで送信可能なデータ**：基本的ICTによる標準化されていない情報の送信。ドキュメント内の情報は電子的に操作できない。コンピュータによるデータ処理またはデータ論理は利用できない。一般的な例：フリーテキストの電子メール、スキャンした文書の交換、ファックス送信、画像、PDF。
- **レベル3．コンピュータで編集可能なデータ**：標準化されていないデータを含む構造化メッセージの送信。さまざまな組織がさまざまな定義を用いており、共通のデータディクショナリがないために、互換性のないデータとなることが多い。一般的な例：フリーテキストのセキュアメール、互換性のない／独自仕様のファイル形式、HL7（Health Level Seven）メッセージ。
- **レベル4．コンピュータで解釈可能なデータ**：標準化および符号化データを含む構造化メッセージの送信。これは理想的な状態であり、全システムが同一の形式と標準語を用いて情報を交換する。各ファイルから全コンテンツを抽出し、電子的に変換することができ、もはや人間の介入を要しない。例：コード化医薬品の電子処方、PACS（画像保管通信システム）診断リスト、診断群分類（DRG）用の診断および治療に関する自動交換。

表 7.3　データ利用の相互運用性の欠如に対する各国の取り組み

重点領域	オーストラリア	カナダ	オランダ	スペイン	スウェーデン	米国
製品保証	なし	あり	あり	あり	あり	あり
標準設定活動	あり	あり	あり	あり	あり	あり
販売者適合と利用可能性の要件	あり	あり	あり（概念レベルで検討中）	なし	なし	なし

出典：Center for Information Technology Leadership、Walker *et al.*（2005）。

を支援し、患者に自らの医療情報へのアクセスを確保するという基本的な医療制度の目標を見失わないようにすることが重要である。

　より広範なガバナンスには、一般に、定義と実施されるための基準が必要である。健康管理組織は増え続ける多くのIT製品を利用できるものの、それらのシステムは相互に通信し合うことができないことが多いため、情報共有の利益を阻んでいる。「連携」は依然として深刻な問題である。電子健康記録システムは、システム間および同一ソフトウェアのバージョン間の双方で相互運用が可能でなければならず、臨床情報は送信された時点ですでに有効に活用できるものでなければならない。また、二次的なデータ解析が効果的に実施されるには、一貫性のあるデータ収集も必要である。

　情報交換を可能にする基準の構築は、引き続き政治的および実施上の課題である。基準の構築は、技術的、社会的、商業的必要性との関連で、地域と世界の両レベルで検討されなければならない。現在、この問題は市場の失敗として広く認識されており、各国の政府が介入する必要がある。

　相互運用性を前進させるために、多くの政府は、標準設定を調整する特定の組織または機関を設立し、全国レベルで戦略を策定している。ベンダーやユーザーに加え、国際標準化組織から圧力を受けて、各国は基準の策定と改良においてよりオープンに協力しはじめている。

　医療におけるICT導入の主要な制約は、異なる要素とさまざまな利害関係者のすべてを統合するガバナンスの問題である。ICTはシステムのすべての要素がうまく機能してはじめて潜在的能力を発揮する。実施を遅らせたさまざまの遅延や予期せぬ技術的問題点に苦しめられた英国の主要なICTプログラムからも明らかなように、ICTプロジェクトは管理が難しいことで有名である（NAO, 2006）。

5.3　ICTの将来的な成功の秘訣は最初に個人情報保護と秘密保持の問題を解決することである

　OECD（2010）から、多くの諸国がさまざまな医療ITソリューションの導入で大きな成功を収めてきたことが明らかになったものの、安全性／個人情報保護の問題は依然として最大の課題のひとつである。医療情報は、とくに性感染症、AIDSや精神疾患（薬物乱用を含む）など、不利・不

名誉なレッテルが貼られるような病気についてはきわめて慎重な対応を要する。電子健康記録には喫煙や飲酒などの個人的行動についての情報や性的嗜好に関する情報が含まれることがある。こうした個人情報が雇用に悪影響を与えたり、保険会社による保険適用の拒否や保険料のを引き上げに利用されたり、地域における社会的統合を阻害したりする可能性があるとの懸念がある。多数の調査によると、大多数は個人的医療情報の保護を非常に心配している。

ほとんどの諸国は、電子健康記録システムの導入の重要な争点として法的なハードルの存在をあげている（OECD, 2010）。たとえば医療情報の共有に関連する多くの法律問題がある。多くの諸国では、医療情報は患者のものであり、情報の公開や利用については同意が必要である。OECDによって検討された一部の国の医療制度においては、患者の同意は当然のこととされている（患者は開示の禁止を選択する権利をもつ）。ほかの国では、同意があらかじめ求められる（オプトインという）。年金のような他領域と同様に、多くの行動経済学研究が、参加には同意が必要であるシステムと比べて、オプトアウト（意思不表明は参加とする）が利用率を高めることにつながることを示している（Thaler et al., 2009）。

個人情報保護の問題は、患者ケアのための連携した情報システムの構築および同システムのさまざまな部分に及ぶ医療情報の広範な共有にとって、主要な「路上の障害物（road block）」と多くの人々からみなされている。全国的な電子処方を享受するスウェーデンにおいてさえ、いまのところ、法的規制により、一般開業医が自らの患者が処方されてきた薬剤の完全なリストにアクセスできない。

医療分野におけるICT普及への長い道程のはじめに個人情報保護の問題に対応することが重要である。適切な個人情報の保護は、新しいICTシステムと政策の設計に最初から組み込まれていなければならない。個人情報保護に関する目的と範囲が不明瞭であると、予期せぬ結果を招くこともある。個人情報の保護が情報の共有を阻む場合、患者のための、しかし潜在的に大きな医療の質の向上は損なわれることもありうる。

第6節　ICTは医療制度の業績改善のための幅広い取り組みの基盤である

ICTは、医療の質を改善し、費用に見合う価値を高めるための重要な手段となりうる。医療情報の共有は価値重視の医療制度に不可欠である。電子的診療記録は、臨床の質の評価改善においてもっとも期待が見込める。ICTは、慢性疾患の疾病管理の新たな課題に対応し、プライマリケアと二次医療の間だけでなく、医療と社会的ケアの間の統合をも可能にす臨床ケア再編の中核となる。

これまでに得られたデータによれば、業績を改善するためには単なるICTへの投資以上のものが必要であることが示されている。またICTの目的と広範な医療制度の目標とが一致する場合には、インセンティブの調整、サービスの提供の再設計、および医療の質に尽力する共通の文化に医

療提供者を組み込むことなどが必要となる。これらの要素がすべて整うことにより、低価格でのアウトカムの向上（入院の減少と入院期間の短縮）など、真の業績向上を実現することが可能である。

ほかの部門と同様に、ICTへの投資が自動的に生産性の伸びを促すわけではない。1987年にソローによって最初に表現された「生産性パラドックス」がある（Solow, 1987）。すなわち、「コンピュータ技術はあらゆる場所でみられるが、生産性データには現れない」というものである。経済的成果の改善は、どの程度が技術によるもので、どの程度が社内運営や顧客、競争者、供給者との関係などの企業の管理方法の改善によるものかはほとんどわからないというものである。「生産性パラドックス」は10年後に、多くの累積されたエビデンスから、IT集約型産業があまりITに依存しない産業に比べて生産性の伸びが大きいことが示されることによって解決された（Colecchia and Shreyer, 2002）。IT投資による生産性向上の遅れは、ひとつには新技術の利用につきものの習熟プロセスによるものであった。

医療分野におけるICTについては、さらに別の生産性パラドックスがある。今日まで、ICTが生産性の大幅な向上につながっているというエビデンスは非常にかぎられている。PCR検査での利用や管理請求書業務に関するものなどの例外もある。しかし、業績のよいシステムでのデータでは、すべての要素がうまく含まれることで何が可能になるかを示している。ICTはペイ・フォー・パフォーマンス（P4P）や疾病管理プログラムの基盤など、医療における業績改善に関する多くの有望分野における重要な構成要素であるため、医療制度における費用に見合う価値を改善するうえで不可欠な要素である。

第7節　結論

ICTは、医療過誤の削減、エビデンスに基づく臨床ガイドラインの遵守を通じた臨床ケアの改善、複雑な診療パスにおける重複と非効率の排除など、医療における費用に見合う価値を高める点で、大きな潜在力を秘めている。ICTから最大限の利益を獲得するには、個人情報保護の問題やシステム全体の共通の基準および連携の欠如に対処しなければならない。

もっとも有望なアプリケーションは、医療従事者が複雑な疾病を管理する情報を共有することができれば、慢性疾患を管理するための治療の連携を改善し、患者が自分自身の治療により深い関わりをもつことを可能にする。ITは、ガイドラインの遵守やプロトコルに基づく診療の遵守を高め、ぜんそく、糖尿病、心不全など、とくに慢性疾患の管理において重要な役割を果たすことができる。とりわけ、ITシステムはがん検診などの予防的サービスの利用を高めるうえで重要である。

ITは生産性向上とコスト削減に関して、臨床検査および診断検査の重複の防止や非常に費用のかかる可能性のある医療過誤の防止など、技術効率の改善を実現することができる。さらに、管理における技術効率の向上は、保険料の徴収や請求業務など、複雑な財務会計システムをもつ保険制

度にとってとくに可能になるかもしれない。

より広範なガバナンスには、一般に定義され、一貫して実施される基準が必要である。健康管理組織は増え続ける多くのIT製品を利用できるが、それらのシステムは相互に通信することができないことが多いため、情報共有の利益を阻んでいる。電子健康記録システムは、システム間および同一ソフトウェアのバージョン間の双方で、相互運用が可能でなければならず、臨床情報は送信された時点ですでに有効に活用できるものでなければならない。

さらに、支払制度はICTの利用を促す必要がある。ITへの投資は、プライマリケアと病院の業績を改善するより広範な戦略の一部であることが多く、より広範なインセンティブ制度と結びついていることに留意することが重要である。最後に、ICTから利益を享受する者からその費用を負担する者へ資金を配分するようなICTの新しいビジネスモデルが必要である。現在の環境では、医療提供者はICT費用の全部ではないが大半を負担しているにもかかわらず、わずかな恩恵（主に患者のアウトカムの改善）しか享受していない。

注記

1. 本章はOECDによる2010年発行のより広範な報告書『医療部門の効率の改善：情報通信技術の役割（*Improving Health Sector Efficiency: The Role of Information and Communication Technologies*）』に基づいている。この報告書はOECD加盟6か国（オーストラリア、カナダ、オランダ、スペイン、スウェーデン、米国）の詳細な検討に基づき作成された。OECDは、医療におけるICT導入に関する加盟国間で共通する定義とデータを構築してきた。

参考文献

Anderson, G.F., B.K. Frogner, R.A. Johns and U.E. Reainhardt (2006), "Health Care Spending and Use of Information Technology in OECD Countries", *Health Affairs*, Vol. 25, No. 3, pp. 819-831.

Australian Health Information Council (2007), "E-health and Future Directions", Department of Health and Ageing, Australia.

Blumenthal, D., C. DesRoches, K. Donelan et al. (2006), "Health Information Technology in the United States: The Information Base for Progress", Robert Wood Johnson Foundation, Princeton, NJ.

Canada Health Infoway (2009), "Building a Healthy Legacy Together", *Annual Report 2008/2009*.

Chaudhry, B. et al. (2006), "Systematic Review: Impact of Health Information Technology on Quality, Efficiency and Costs of Medical Care", *Annals of Internal Medicine*, Vol. 144, pp. E-12-E-22.

Colecchia, A. and P. Schreyer (2002), "ICT Investment and Economic Growth in the 1990s: Is the United States a Unique Case? A Comparative Study of Nine OECD Countries", *Review of Economic Dynamics*, Vol. 5, No. 2, pp. 408-442.

DesRoches, C., E. Campbell, S. Rao, K. Donelan, T. Ferris, A. Jha, R. Kaushal, D. Levy, S. Rosenbaum, A. Shields (2008), "Electronic Health Records in Ambulatory Care: A national survey of physicians",

New England Journal of Medicine, Vol. 359, pp.50-60.

Durieux, P., L. Trinquart, I. Colombet, J. Niès, R. Walton, A. Rajeswaran, M. Rège Walther, E. Harvey, B. Burnand (2008), "Computerized advice on drug dosage to improve prescribing practice", *Cochrane Database Systematic Reviews* (3): CD002894.

Halamka, J.D. (2000), "New England Healthcare EDI Network – The New England Approach to HIPAA", available at: *www.ehcca.com/presentations/HIPAA2/106.pdf*.

HHS – US Department of Health and Human Services (2010), "Congressional Justification for Departmental Management".

Humer, M., A. Luoma and B. Nelems (2006), "Distant Thoracic Surgical Patient Assessment in Rural British Columbia: The Evolution from On-site Clinics to Telemedicine Clinics, 1985-2005", *BC Medical Journal*, Vol. 48, No. 6, pp. 279-284.

Jha, A., T.G. Ferris, K. Donelan, C. DesRoches, A. Shields, S. Rosenbaum and D. Blumenthal (2006), "How Common Are Electronic Health Records in the United States? A Summary of the Evidence", *Health Affairs*, Vol. 25, pp. 496-507.

NAO – UK National Audit Office (2006), "The National Programme for IT in the NHS: Progress since 2006", Report by the Auditor general.

OECD (2007), *OECD Population Data 2007*, OECD Publishing, Paris.

OECD (2009), *OECD Health Data 2009 – Statistics and Indicators for 30 Countries*, OECD Publishing, Paris.

OECD (2010), *Improving Health Sector Efficiency: The Role of Information and Communication Technologies*, *OECD Health Policy Studies*, OECD Publishing, Paris.

Protti, D. (2007), "Canada's EHR Journey: Pragmatic Progress and Promising Potential", Powerpoint presentation to OECD Expert Meeting on ICT in the Health Sector, Paris.

Pyra Management Consulting Services Inc. (2008), "Emerging Trends in Diabetes Care and Management".

Solow, R.M. (1987), "We'd Better Watch Out", *New York Times Book Review*, 12 July.

Thaler, R.H. and C. Sunstein (2008), *Nudge: Improving Decisions about Health, Wealth, and Happiness*, Yale University Press.（『実践行動経済学：健康、富、幸福への聡明な選択』リチャード・セイラー，キャス・サンスティーン著、遠藤真美訳、日経BP社、日経BP出版センター発売、2009年）

Wagner, E.H. (1998), "Chronic Disease Management: What Will it Take to Improve Care for Chronic Illness?", *Effective Clinical Practice*, Vol. 1, pp. 2-4.

Walker, J. *et al.* (2005), "The Value of Health Care Information Exchange and Interoperability", *Health Affairs*, Supplement Web Exclusive: W5-10–W5-18.

訳者あとがき

　OECDでは、ほぼ5年おきに保健大臣会合を開催している（*www.oecd.org/health/ministerial*）。2010年10月の会合は、2004年開催後の2回目となるもので、「経済危機後の保健医療制度の優先課題（Health System Priorities in the Aftermath of the Crisis）」をテーマに、加盟各国の閣僚級の参加による議論がなされた。議題は、1）「厳しい財政下における医療制度の優先課題（Health system priorities when money is tight）」、ならびに2）「健康的な選択（Healthy choices）」の二点であり、本書は、第一のテーマについての背景レポートである。会議では、2008年9月に始まる国際的な財政危機のもとでも医療の質とパフォーマンス向上のための構造改革の継続が重要であることが合意され、コミュニケとして取りまとめられた（*http://www.oecd.org/dataoecd/4/55/46163626.pdf*）。

　会議開催の2010年10月以降も、欧州ならびに米国も債務危機に直面しており、世界経済の急速な減速がなお懸念されている。また、わが国では、2011年3月に東日本大震災に見舞われ、日本国内での財政状況は一層困難さを増している。OECD加盟国における対GDP比でみた日本の総保健医療支出の位置は2008年度で22位と、依然として低い位置にあるが、財政状況としては、社会保障基金収支は継続的に悪化している。こうした社会経済状況を受け、2011年4月の『OECD対日経済審査報告書2011年版（*OECD Economic Surveys: JAPAN 2011*）』では、財政健全化計画が不可欠として、その中の社会保障支出の改革と増加抑制政策を優先事項として指摘している。

　本書の各章に通底する重要なキーワードが「費用に見合う価値（Value for Money, VFM）」である。VFMとは、「支払ったお金に相当するだけの価値」を意味するとされ、近年、公共部門に民間活力を導入するとするニューパブリックマネジメントのもとで、その考え方が重視されている。VFM導入の目的は、公共政策の説明責任（アカウンタビリティ）を高めることにあり、そのために政策評価が実施される。政策評価においては、政策の有効性に加え、効率性（費用対効果）と経済性（費用節約）も勘案される。

　本書においては、世界的な財政危機のもとでも、医療の質や国民の健康を向上させることが重要であることが主張されており、医療支出を直接的にコントロールする医療資源投入（医師数など）のコントロールや患者のアクセス制限などの伝統的な手段だけではなく、疾病管理や統合型医療、情報システム、支払制度、医薬品償還制度などについての可能性と、これら領域のVFM評価の現状や今後の方向性を示している。わが国では、2010年後半から、中央社会保険協議会などの場で、新薬の薬価算定についての医療経済評価の利用可能性が議論されるようになっているが、医薬品にかぎらず、今後の医療制度設計の政策議論に本書が活用されることを願っている。

　本書は、筆者（坂巻）にとって、3冊目の翻訳となるOECDの著作物である。今回は、私の研

訳者あとがき

究室の研究員でもあり、医療政策の国際比較にも精通している小林大高氏とともに翻訳作業を進めた。本書の翻訳・出版にあたっては、今回も、明石書店の安田伸氏には多大なご助力を頂いた。本書の作成にご尽力された皆様にもあわせて、心から感謝申し上げる。

2011年10月

訳者を代表して　坂巻 弘之

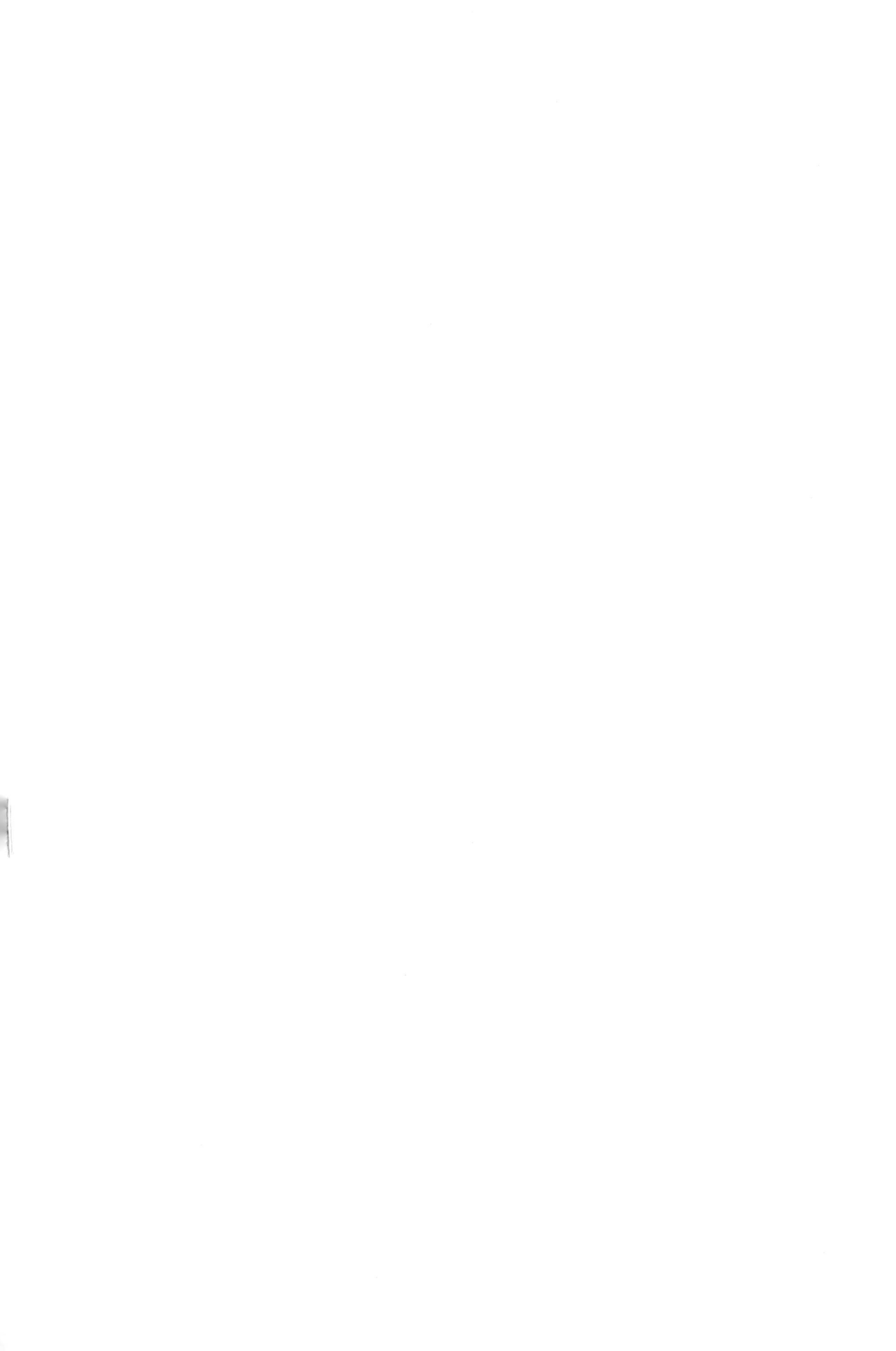

◎訳者紹介

小林 大高（こばやし・だいすけ）　KOBAYASHI Daisuke

　1970 年生まれ。1993 年東京薬科大学薬学部卒業。1998 年東京学芸大学大学院教育学研究科社会教育専攻（独語独文学）修了。学術修士。1996 ～ 1997 年ドイツ・ハインリッヒ・ハイネ大学デュッセルドルフ留学。2000 年日本大学薬学研究所嘱託（植物療法学）。2002 ～ 2006 年医療経済研究機構協力研究員。2007 年国会議員政策担当秘書試験合格。2010 ～ 2011 年参議院議員川田龍平政策担当秘書。2011 年衆議院議員柚木道義政策担当秘書。2010 年より名城大学薬学部研究員。専門は、医療制度論、医療統計学、医療社会学。主な著書に『日米欧の薬局と薬剤師』（共著、じほう、2001 年）、『これは便利！　セルフメディケーションのヒント』（共訳、じほう、2005 年）、『世界の薬剤師と薬事制度』（共著、ムイスリ出版、2011 年）ほか。

坂巻 弘之（さかまき・ひろゆき）　SAKAMAKI Hiroyuki

　1956 年生まれ。1978 年北海道大学薬学部卒業。1992 年慶應義塾大学大学院経営管理研究科修了。経営学修士、医学博士。2000 ～ 2006 年財団法人医療経済研究・社会保険福祉協会主席研究員兼研究部長。2006 年財団法人医療科学研究所客員研究員。2006 年より名城大学薬学部教授（現職）。専門は、医療経済評価（薬剤経済学）、疾病管理、医療費分析。主な著訳書に『やさしく学ぶ薬剤経済学』（単著、じほう、2003 年）、『学習の社会的成果：健康、市民・社会的関与と社会関係資本』（共訳、OECD 教育研究革新センター編著、明石書店、2008 年）、『図表でみる世界の医薬品政策：グローバル市場で医薬品の価格はどのように決められるのか』（単訳、OECD 編著、明石書店、2009 年）、『薬剤師のための医療制度論』（単著、ムイスリ出版、2011 年）ほか。

OECD 医療政策白書

費用対効果を考慮した質の高い医療をめざして

＜第2回 OECD 保健大臣会合背景文書＞

2011年11月25日　初版第1刷発行	編著者：OECD
	訳　者：小林大高
	坂巻弘之
	発行者：石井昭男
	発行所：株式会社明石書店
	〒101-0021
	東京都千代田区外神田6-9-5
	TEL　03-5818-1171
	FAX　03-5818-1174
	http://www.akashi.co.jp
	振替　00100-7-24505

組版：朝日メディアインターナショナル株式会社
印刷・製本：モリモト印刷株式会社

（定価はカバーに表示してあります）　　　　ISBN978-4-7503-3492-9

図表でみる世界の保健医療〈2009年版〉
OECDインディケータ
OECD編著　鐘ヶ江葉子訳
●3000円

図表でみる教育 OECDインディケータ（2011年版）
経済協力開発機構（OECD）編
●8400円

図表でみる国民経済計算 2010年版
マクロ経済と社会進歩の国際比較
OECD編　中村洋一監訳　髙橋しのぶ訳
●2800円

図表でみる世界の主要統計
経済、環境、社会に関する統計資料
OECDファクトブック〈2010年版〉
経済協力開発機構（OECD）編著　トリフォリオ訳
●7600円

図表でみる世界の行政改革
政府・公共ガバナンスの国際比較
OECD編著　平井文三訳
●3800円

図表でみる世界の社会問題 2
貧困・不平等・社会的排除の国際比較　OECD 社会政策指標
OECD編著　高木郁朗監訳　麻生裕子訳
●2600円

脳からみた学習
新しい学習科学の誕生
OECD教育研究革新センター編著
小泉英明監修　小山麻紀、徳永優子訳
●4800円

子どもの福祉を改善する
より良い未来に向けた比較実証分析
OECD編著　高木郁朗監訳
熊倉瑞恵、関谷みのぶ、永由裕美訳
●3800円

OECD保育白書
人生の始まりこそ力強く：乳幼児期の教育とケア(ECEC)の国際比較
OECD編著
星三和子、首藤美香子、大和洋子、一見真理子訳
●7600円

OECD対日経済審査報告書 2011年版
特集：日本の教育改革
日本の経済政策に対する評価と勧告
OECD編著　大来洋一監訳
吉川淳、古川彰、牛嶋俊一郎、出口恭子訳
●3800円

OECD国際経済統計ハンドブック　統計・知識・政策
OECD編著　エンリコ・ジョバンニーニ著
髙橋しのぶ訳
●2800円

OECD規制影響分析　政策評価のためのツール
経済協力開発機構（OECD）編著
●4600円

生きるための知識と技能 4
OECD生徒の学習到達度調査（PISA）2009年調査国際結果報告書
国立教育政策研究所編
山本哲三訳
●3800円

PISA 2009年調査 評価の枠組み
OECD生徒の学習到達度調査
経済協力開発機構（OECD）編著　国立教育政策研究所監訳
●3800円

PISAの問題できるかな？
OECD生徒の学習到達度調査
経済協力開発機構（OECD）編　国立教育政策研究所監訳
●3600円

PISAから見る、できる国・頑張る国
トップを目指す教育
経済協力開発機構（OECD）編著　渡辺良監訳
●4600円

〈価格は本体価格です〉

医療の質 国際指標
OECD医療の質指標プロジェクト報告書
OECD編著　岡本悦司訳
●3000円

医療の質 国際指標2
OECD医療の質指標プロジェクト報告書
OECD編　児玉知子、岡本悦司訳
●2800円

世界の労働市場改革
雇用の拡大と質の向上、所得の増大をめざして
OECD編　樋口美雄監訳　戎居皆和訳
●5000円

世界の医療制度改革
質の良い効率的な医療システムに向けて
OECD編著　阿萬哲也訳
●2500円

世界の社会政策の動向
能動的な社会政策による機会の拡大に向けて
OECD編　井原辰雄訳
●3800円

世界の高齢化と雇用政策
エイジ・フレンドリーな政策による就業機会の拡大に向けて
OECD編著　濱口桂一郎訳
●3000円

格差は拡大しているか
OECD諸国における所得分布と貧困
OECD編著　小島克久、金子能宏訳
●5600円

移民の子どもと格差
学力を支える教育政策と実践
OECD編著　斎藤里美監訳
布川あゆみ、本田伊克、木下江美訳
●2800円

科学技術人材の国際流動性
グローバル人材競争と知識の創造・普及
OECD編　門田清訳
●3800円

国境を越える高等教育
教育の国際化と質保証ガイドライン
OECD教育研究革新センター、世界銀行編著
斎藤里美監訳　徳永優子、矢倉美登里訳
●3800円

国際比較：仕事と家族生活の両立
OECDベイビー＆ボス総合報告書
OECD編　高木郁朗監訳　熊倉瑞恵、関谷みのぶ、永由裕美訳
●3800円

日本の労働市場改革
OECDアクティベーション政策レビュー：日本
OECD編著　濱口桂一郎訳
●3800円

日本の若者と雇用
OECD若年者雇用レビュー：日本
OECD編　濱口桂一郎監訳　中島ゆり訳
●2800円

日本の大学改革
OECD高等教育政策レビュー：日本
OECD編著　森利枝訳　米澤彰純解説
●3200円

教育のトレンド2
図表でみる世界の潮流と教育の課題
OECD教育研究革新センター編著
立田慶裕監訳　宮田緑訳
●2400円

地図でみる世界の地域格差
OECD地域指標（2009年版）オールカラー版
都市集中と地域発展の国際比較
OECD編著　神谷浩夫監訳
●3800円

〈価格は本体価格です〉

図表でみる 世界の医薬品政策

グローバル市場で医薬品の価格はどのように決められるのか

OECD編著　坂巻弘之訳　B5版／240頁　◎3800円

国際比較可能なデータをもとに、各国の医薬品に関する価格政策及び製薬企業の動きについて詳論し、新薬、ジェネリック薬などの医薬品の価格決定と償還政策が各国の政策と国際的な相互作用の中でどのように行われているのかについて概説する。

●内容構成●
- 第1章　OECD諸国の医薬品部門の主な特徴
- 第2章　医薬品業界とその活動状況
- 第3章　医薬品価格設定と償還及びより広範な医薬品政策環境
- 第4章　保健医療政策の目標達成に対する医薬品価格政策の影響
- 第5章　国の価格設定・償還の実施方法が他国における医薬品価格と利用可能性に及ぼす影響
- 第6章　医薬品価格政策が医薬品のイノベーションに与える影響

学習の社会的成果　健康、市民・社会的関与と社会関係資本

OECD教育研究革新センター編著　NPO法人教育テスト研究センター（CRET）監訳　坂巻弘之ほか訳
●3600円

教育と健康・社会的関与　学習の社会的成果を検証する

OECD教育研究革新センター編著　矢野裕俊監訳　山形伸二、佐藤智子、荻野亮吾、立田慶裕、籾井圭子訳
●2800円

教育とエビデンス　研究と政策の協同に向けて

OECD教育研究革新センター編著　岩崎久美子、菊澤佐江子、藤江陽子、立田慶裕、豊浩子訳
●3800円

学習成果の認証と評価　能力の可視化

OECD編著　山形大学教育企画室監訳　松田岳士訳
●2800円

よくわかる国際貿易　自由化・公正取引・市場開放

OECDインサイト①　パトリック・ラヴィラルフ・ラティモア著　OECD編　濱田久美子訳
●2400円

よくわかるヒューマン・キャピタル　知ることがいかに人生を形作るか

OECDインサイト②　ブライアン・キーリー著　OECD編　立田慶裕訳
●2200円

よくわかる国際移民　グローバル化の人間的側面

OECDインサイト③　ブライアン・キーリー著　OECD編　濱田久美子訳
●2400円

よくわかる持続可能な開発　経済、社会、環境をリンクする

OECDインサイト④　トレイシー・ストレンジ、アン・ベイリー著　OECD編　濱田久美子訳
●2400円

〈価格は本体価格です〉